연필로 풀어보는

ABGA 판독법

All You Really Need to Know
to Interpret
Arterial Blood Gases

Lawrence Martin, M.D. 지음
박 명 재 옮김

군자출판사

연필로 풀어보는 ABGA 판독법 2nd ed.

All You Really Need to Know to Interpret Arterial Blood Gases

첫째판 1쇄 인쇄 | 2007년 10월 5일
첫째판 1쇄 발행 | 2007년 10월 10일
첫째판 2쇄 발행 | 2010년 3월 10일
첫째판 3쇄 발행 | 2015년 7월 13일

지 은 이 Lawrence Martin, M.D.
옮 긴 이 박명재
발 행 인 장주연
편집디자인 임현주
표지디자인 이지선
발 행 처 군자출판사
등록 제 4-139호(1991. 6. 24)
본사 (110-717) 서울특별시 종로구 창경궁로 117 (인의동 112-1)동원회관 BD 6층
전화 (02) 762-9194/5 팩스 (02) 764-0209
홈페이지 | www.koonja.co.kr

ISBN 978-89-7089-953-4

정가 22,000원

Acknowledgment for Korean Version

I would like to congratulate Dr. Myung Jae Park on translating **'All You Really Need to Know to Interpret Arterial Blood Gases'** into Korean. His prodigious undertaking now gives access to my work in the native language of Korean physicians and students. From his emails I know this has been a long, 'on again off again' project, but one that has truly been a 'labor of love'. Dr. Park's reward for the translation will come each time you learn something useful about blood gas interpretation.

One of my original reasons for writing this book was that I could find no good explanation of blood gas interpretation in standard texts. After giving a lecture, seminar or bedside instruction relating to blood gases, I found students had no where to turn for in-depth study. Important concepts like the Alveolar gas equation, oxygen saturation and acid-base balance are discussed in standard physiology texts, but seldom if ever in a useful clinical context. And clinical textbooks are way too crowded to devote much space to blood gas interpretation. I saw need for a text the student could truly learn from, at his or her own pace, one that taught blood gas physiology along with clinical interpretation. I began transforming my 'handouts' into chapters, and the result is 'All You Really Need to Know to Interpret Arterial Blood Gases.'

The basic idea – which is central to my book in any language – is that the only way to learn this sometimes difficult subject is to work on blood gas problems, to put pencil to paper, to be challenged. One cannot learn the complexities of blood gas interpretation simply by attending a lecture or reading about it. As but one example, you can hear or read about the alveolar gas equation many times, but until you actually calculate the alveolar-arterial PO_2 difference in various situations (on room air, with supplemental oxygen, at altitude, etc.), you really won't have a solid understanding of how the equation works, or how to use it clinically.

So I certainly hope Korean physicians and students approach the book with that thought in mind. If you really want to learn proper blood gas interpretation, pick up a pencil and work on the problems as you come across them in the book. Take your time, don't hurry. And, when you learn something that once was confusing but now seems clear, give thanks to Dr. Park for his magnificent translation.

Lawrence Martin, M.D.
Cleveland, Ohio, USA

역자 서문

1996년 미국흉부학회(ATS) 참석 시 이 책을 학회장에서 구입 하였습니다. 귀국 도중 비행기 안에서 읽어보니 ABGA의 해석을 증례와 문제를 이용하여 간단하게, 실제적으로 해설한 책이어서 학생, 전공의들이 읽어보면 ABGA를 쉽게 이해하는데 큰 도움이 되겠다는 생각이 들었고 우리말로 번역해 읽게 하면 더 좋겠다는 생각을 하였습니다.

그러나 일상에 바빠 진행하지 못하고 있던 중 갑작스럽게 단기 일본연수를 떠나게 되었습니다. 나고야대학병원 집중치료부에서 일과를 마치고 아무도 없는 숙소에 돌아와 외로움(?)을 달래며 또 시간을 소모하는 방편으로 번역을 시작하였습니다. 일본의 선배의사들이 일본어로 좋은 책들을 쓰거나 번역하여 후배들로 하여금 자기 모국어로 의학을 배우게 하는 것을 직접 보게 된 것도 번역을 시작한 요인이었습니다. 물론 이 책도 당시에 벌써 일본어로 번역되어 있었습니다. 그러나 "영어로 된 의학서적을 번역하는 것이 의미가 있을까?" 라는 고민은 지금도 하고 있습니다. 의학서적의 경우 번역된 책이 오히려 이해를 어렵게 하는 경우가 있다고 느낀 적이 종종 있었기 때문입니다.

아시는 바와 같이 ABGA는 상태가 급격히 변하는 중환자에서 자주 시행되는 기본적인 응급검사이므로 응급환자나 중환자치료에 있어서 신속하고 정확한 해석이 필수적인 검사입니다. 그러나 임상에서 가끔 잘못 해석되어 중요한 결정이 늦어지는 경우도 있는 것이 현실입니다. 이 책을 원문으로 보는 것도 좋지만 "ABGA를 해석하고 공부할 때 빨리 찾아볼 수 있는 서적은 우리말로 된 책이 더 현실적이겠다."라고 생각하고 번역을 하였습니다. 저의 작은 바람은 많은 학생, 전공의들, 중환자와 마취환자를 돌보는 의료진이 ABGA를 해석할 때 시행착오를 최소화할 수 있는 지식을 이 책을 통해 쉽게 습득해서 실제 환자들을 볼 때 최선의 결정을 할 수 있게 됐으면 하는 것입니다.

한 가지 우려는 저의 부족함으로 원문의 내용을 오역한 부분이 있을 수 있다는 것이며 이에 대하여는 지적해 주시면 감사 하겠습니다. 그리고 한글로 바꾸면 오히려 혼란이 올 수 있는 용어는 원문 그대로 표기하여 교과서 번역과 같이 완전한 한글 번역에 집착하기 보다는 참고서를 만드는 기분으로 번역하여 이 책의 목적인 "빠른 이해와 실제 임상에서의 신속한 적용"이 달성될 수 있도록 하였습니다.

번역을 대략 마친 후 판권 문제 등으로 출판을 진행하지 못하고 있다가 어느덧 강산이 한번 바뀌었고 연수 당시 어린 아기였던 아이들도 사춘기 청소년으로 변신하였고 이 책도 개정판이 나왔습니다. 이에 따라 10여 년 전에 번역한 원고를 바탕으로 개정된 부분을 다시 번역, 수정하였습니다. 한림의대 강남성심병원 신장내과 노정우 교수님께서 초판의 6장을 번역하여 주셨던 것을 지면을 통해 감사드립니다. 원고가 사장되지 않고 책으로 나올 수 있도록 도와주신 대한의학서적 진원일 과장님과 출판을 진행하신 군자출판사 장주연 대표이사님께 감사드립니다. 또한 표와 그림의 설명을 번역해 준 경희의대 호흡기내과의 최혜숙, 김이형, 나승연 선생에게 감사드립니다.

끝으로 당시 연수기간 동안 혼자서 두 아이(은진, 은강)를 돌보느라 수고를 많이 하였고 지금도 자기의 일을 충실히 하며 또 저를 포함한 세 아이를 돌보느라 항상 기도하며 수고하는 사랑하는 아내 우인숙에게 마음 속 깊이 고마움을 전하고 싶습니다.

2007년 10월

경희대학교 의과대학 호흡기내과

박 명 재

제2판 저자서문

이 책의 초판이 나온 1992년 이 후 ABGA는 크게 달라진 것이 없다. 물론 기본 생리학적 기전도 달라진 것이 없고 검사법도 그다지 달라진 것이 없다. 그럼에도 개정판이 필요한 이유가 몇 가지 있다.

첫째로 비침습적 혈액가스 검사 – pulse oximeter를 통한 SpO_2와 end-tidal PCO_2 ($PetCO_2$) – 에 대한 추가적인 내용보완이 필요했다. 이 두 검사는 현재 일상적으로 널리 사용되고 있다. ABGA를 위한 동맥혈 천자 횟수가 전국적으로 감소된 것은 아마도 이들 비침습적 검사가 임상에서 활발하게 이용되고 있기 때문이다. 기계환기를 시행받고 있는 환자 중에서 안정적인 환자는 ABGA를 하지 않고 비 침습적 검사로 감시하는 경우가 흔하다. 이 주제와 관련된 심도 깊은 내용이 PCO_2, 산소포화도를 다루는 장에 추가될 것이다.

또 개정판에서는 몇 가지 중요한 생리학적인 내용을 좀 더 상세히 설명하고자 한다. 학생, 전공의들과 토론할 때 PaO_2, SaO_2, oxygen content의 근본적 차이에 대해 혼동하는 것을 자주 경험한다. 대부분 이것들이 서로 어떻게 연관되었는지, 또 빈혈, carboxyhemoglobin, methemoglobin과는 어떤 관계가 있는지에 대해 혼동하고 있다. 이 주제와 관련 내용은 명확한 이해와 강조점을 확실히 하기 위해 대부분 다시 썼고 내용도 대폭 보완하였다. Anaion gap, 전해질 등 같은 부분은 내용을 보완하였고 혼합 산–염기장애의 원인을 알기 위해 사용하는 bicarbonate gap의 여러 예제도 추가하였다.

또한 '모든 것을 종합하여 공부하자'의 세 번째 장을 추가하였는데 여기에서는 임상적인 평가와 검사의 순서에 대해 다루었다. 초판에서는 '모든 것을 종합하여 공부하자'의 두 장에서 ABGA결과의 해석에 대한 내용만을 언급하였으나 2판에 추가된 세 번째 장에서는 ABGA가 언제 필요한지 또한 대체할 수 있는 다른 검사는 없는지에 대해서 기술하였다. 이 장에서는 대부분 ABGA 결과가 생략된 간단한 환자 시나리오를 16개 준비하였고 이런 상황에서 어떤 검사가 필요한지 예를 들어 ABGA가 필요한지, 또는 co–oximetry만 필요한지, pulse oximetry만 필요한지 아니면 아무 검사도 필요 없는지 등을 답해야 할 것이다.

초판에서 정맥혈가스 소견은 생략하였다. 그 이유는 정맥혈가스 소견은 대부분의 임상의사가 꼭 알아야 할 내용은 아니라고 생각하였기 때문이다. 많은 학생, 전공의들에게 혼합 정맥혈가스 소견을 해석하라는 요구를 한적도 없으나 이들이 정맥혈가스 소견에 대해 배우고 싶어하기 때문에 '정맥혈가스: 반드시 알아야 할 것을 넘어선 문제' 를 다룬 장을 추가하였다.

또한 개정판에서 달라진 내용은 더 많은 그림, Pre, Post-test의 추가, 참고문헌의 보강 및 우리의 인터넷 주소*(역자 주; http://www.mtsinai.org/pulmonology; 현재 접속 되지 않음)를 추가하였다.

언제나 그렇듯이 환자를 돌보는데 유용한 기본적인 가스교환에 대한 이해가 무엇보다 중요하다. 이 책을 통해 이러한 지식을 배우려면 계산기는 필요 없지만 **연필이 반드시 필요**하다. 만일 이 책에 제시된 대로 공부하면 ABGA 해석 시 반드시 알아야 할 기본지식을 배울 수 밖에 없을 것이다. 여기에서 더 나아가 만일 당신이 각 장을 주의깊게 읽고 또 모든 문제를 풀고 연습하면 ABGA를 다른 사람에게 가르칠 수 있는 충분한 전문지식을 얻게 될 것이다.

로렌스 마틴, M.D., FACP, FCCP
Cleveland
larry.martin@adelphia.net

---

*저자의 현재 홈페이지 주소는 http://www.lakesidepress.com/abcindex.htm이다.

제1판 저자 서문 : 기본 검사

환자 진료 시 자주 사용하는 몇 가지 기본 검사가 있다. 기본 검사란 환자들에게 널리 시행되고 중요한 소견을 제공해주며 필요에 따라 반복적으로 시행할 수 있고 또한 환자의 협조 여부에 따라 결과가 달라지는 것이 아니다. 내 생각으로는 다음과 같은 것들이 기본 검사에 속한다고 생각한다.

1. 동맥혈가스분석(ABGA)
2. 흉부엑스선(Chest X-ray)
3. 온혈구계산(CBC)
4. 심전도(EKG)
5. 세균에 대한 그람 염색
6. 혈청 전해질, BUN, 혈당치
7. 소변검사(U/A)

이런 검사를 잘 이해하면 할수록 환자를 더욱 잘 돌볼 수 있다는 것은 의심할 여지가 없다. 물론 CT, 심초음파검사, 관류스캔, 도플러검사, 효소검사, 폐기능검사 등 각 장기의 기능을 (예: 갑상선기능, 간기능, 췌장기능)알 수 있는 검사도 그 나름대로의 역할이 있고 종종 진단에 결정적인 역할을 하기도 한다. 그러나 환자의 병력청취 및 이학적 검사와 더불어 위에 나열한 일곱 가지 기본 검사는 많은 만성질환 환자를 포함한 거의 모든 환자를 진료할 때 기본이 된다.

위의 일곱 가지 검사 중 임상에서 일상적인 검사가 가능하게 된 시기를 보면 ABGA가 가장 뒤늦게(즉, 가장 최근에) 가능하게 되었다. 동맥혈천자는 1912년 독일의사 Hurter에 의해 처음 시도되었다. 그리고 ABGA를 처음으로 진단에 사용한 것은 1919년에 Hurter의 동맥혈 천자법을 이용하여 W.C. Stadie가 헤모글로빈의 불완전한 산소화로 심한 청색증을 보이는, 폐렴을 앓고 있는 중환자에서 산소포화도를 측정한 것이다(Stadie 1919).

이 후 40년간 ABGA는 환자에게 일상적으로 시행하기 보다는 연구용 목적으로 더 많이 사용되었다. ABGA를 측정하기 위해서는 특수한 기계가 필요하였고 시행하기도 어려웠다. 1950년대가 되어서야 PaO_2, $PaCO_2$ 및 pH를 신속하고 재현성이 있게 측정할 수 있는 전극이 개발되었다.

1953년 Leland Clark는 처음으로 근대적인 혈액가스 선극의 원형이 되는 플라티늄

산소전극을 발명하였다(Clark 1953, Clark 1956). 이후 상업화된 pH와 $PaCO_2$ 전극이 개발되었고 1960년대 중반에 이르러서야 몇몇 대학병원에서 수동이고 복잡하지만 동맥혈 pH, $PaCO_2$ 및 PaO_2측정이 가능하게 되었다. 1973년 최초의 상업적인 자동혈액가스분석기가 개발되었다(Radiometer, ABL1). 이후 다른 회사(Severinghaus, 1986)에서도 이와 같은 기계가 제작되었다. 오늘날 응급실을 운영하는 대부분의 병원에서는 언제든지 ABGA 측정이 가능하다.

전극을 이용하여 동맥혈 가스를 검사하는 ABGA가 현재 새로운 경쟁자 - 비 침습적 검사 - 를 만나고 있다. 동맥혈 천자의 필요성을 대체하기 위해 pulse oximeter(맥박산소계측기)로 산소포화도를, end-tidal gas analysis(종말호기분석)로 PCO_2를 측정하는 방법이 널리 사용되고 있다. 또한 신생아나 영아들에게는 PO_2와 PCO_2를 측정할 수 있는 피부전극도 널리 사용되고 있다. 또 흥미로운 것은 혈관 속에 광학 센서를 설치하여 혈액가스 결과를 계속적으로 측정할 수 있는 새로운 기술이 개발된 것이다. 비록 침습적인 방법이나 광학센서를 이용한 측정법은 환자의 pH, $PaCO_2$ 및 PaO_2를 모니터링 하는데 있어서 새로운 지평을 열어 주었다.

기술적인 측면을 넘어서 더 중요한 것은 측정된 결과를 적절하게 임상에 적용하는 것이다. 모든 ABGA는 한번 또는 그 이상의 측정을 통하여 산소화, 환기 그리고/또는 산-염기 평형상태를 알 수 있는 소견을 제공한다. 어떤 검사법으로 ABGA 결과가 나왔는지 관계없이 이 결과를 어떻게 해석하며 또 얼마나 바르게 사용하는 것을 가르치는 것이 이 책의 목적이다.

이 책은 생리학 교과서가 아니므로 비록 흥미롭지만 기본적인 ABGA 해석을 배우는데 중요하지 않은 혈액가스생리의 몇 가지는 - 예를 들면 shunt방정식, 이산화탄소 해리곡선, oxygen uptake에 관한 Fick공식 등 - 생략하였다. 또 이 책은 모든 임상적인 상황을 다룬 개론서는 아니기 때문에 신생아의 ABGA 소견, 혼합정맥혈 측정법, 그리고 고압산소 치료 시 혈액가스의 변화 등에 대한 설명 등은 생략하였다. 그러나 이에 관한 것과 기타 다른 특별한 주제에 대한 참고문헌은 부록에 제시하였다.

나는 모든 문제를 가볍게 다루는 백과사전식의 책을 만들려는 것이 아니라 ABGA에 대해 깊이 있고 또 임상적으로 유용한 최초의 그리고 최고의 책을 만들려고 노력하였다. ABGA를 환자진료에 사용하는 대부분의 의사들은 이 책을 통하여 정말 알아야 할 필요가 있는 것들을 반드시 찾을 수 있을 것이다.

로렌스 마틴, M.D.
Cleveland

C·O·N·T·E·N·T·S

이 책을 최대한 활용하는 법

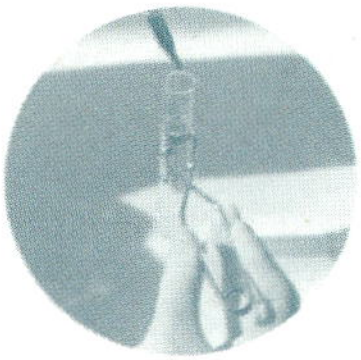

1. 연필을 준비하라.

이 책은 중요한 검사인 ABGA에 대한 매우 실제적인 책이다. '임상에서 어떻게 ABGA를 해석할 것인가?'가 이 책의 핵심이다. 따라서 실제 환자와 실제 임상상황이 제시되어 있다. 연필 없이 맨손으로 이 책을 읽지 말라. 계산기는 없어도 되나 빈 종이는 필요할 수 있다. 필요한 계산은 책의 여백에 해도 된다. 그러나 연필은 꼭 준비하라. 연필로 종이에 써보지 않으면 – 임상문제나 다른 질문들에 대한 본인 자신의 답을 써보기 전에 – 주어진 상황을 깊이 생각해보지 않게 되고 따라서 이 책에서 얻을 수 있는 최대한의 지식을 얻을 수 없다.

책의 본문에서 번호가 매겨진 임상문제들(예; 임상 문제 2.1)의 답은 각 장의 끝부분에 있다. 본문 내 추가문제의 경우 부호로 표시되고 그 문단 안에 답을 제시하였다.

문제와 질문들:
번호가 매겨진 임상문제: 각 장 끝부분에 정답을 기재
번호가 안 매겨진 문제( ): 바로 다음 문단에 답을 설명

만나게 되는 모든 문제에 대하여 연필로 답해야 한다. 이 조언을 따르면 ABGA 해석의 기본을 배울 수 있을 것이다. 만약 연필을 사용하지 않으면 지식을 얻었는지, 정말 중요한 것을 배웠는지 알 수 없다. 종이에 연필로 직접 써보는 것이 이 책이 가르쳐 주고자 하는 내용을 충실히 배울 수 있는 신뢰할 수 있는 유일한 방법이다.

따라서 연필을 준비하기 바란다.

2. Pre-test를 풀어보고 정답을 확인해 보라(부록 B).

3. xxi쪽의 속성코스에 대한 안내를 읽어보고 xix쪽의 속성코스를 먼저 읽던지 아니면 1장부터 시작하여라.

4. 일정한 속도로 책을 읽고 항상 각각의 문제에 멈춰서 연필로 답을 적어보기 바란다.

5. 다음 장을 공부하기 전 이미 공부한 장의 문제와 답을 확실히 이해하도록 한다.

6. 심볼이나 잘 모르는 용어에 대해서는 부록 C, D를 참고하여 익숙해지도록 한다.
7. 책을 모두 공부한 후 post-test를 풀어본다(부록 A).
8. 잘못된 점, 이상하다고 느낀 점, 발전적인 제안 등은 본인 (또는 역자)에게 편지나 e-mail로 연락하기 바란다.

Lawrence Martin, M.D.

University Physicians Clinical Practice (UPCP), Pulmonary Division, 9000 Mentor Avenue, Mentor, OH 44060

FAX: 440-974-4273

E-mail: larry.martin@adelphia.net

Director, Case Management, UHHS-Richmond Heights Hospital, Richmond Heights, OH Chairman, Dept. of Medicine, UHHS-Richmond Hts. Hosp., Richmond Hts., OH

Associate Professor of Medicine, Case Western Reserve University School of Medicine, Cleveland

박명재

경희대학교 의과대학, 의학전문대학원

경희의료원 호흡기내과

FAX: 02-968-1848

E-mail: parkmj2@gmail.com

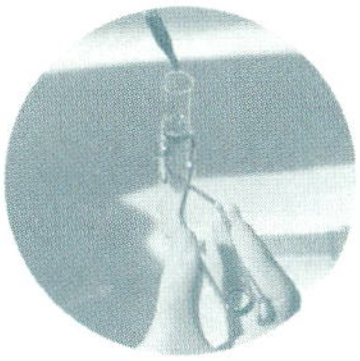

Pre-test

바로 이 문제들을 풀어보라. 만약 90%이상 맞춘다면 이 책을 다른 친구에게 주라. 이유는 이 책이 아마도 당신에게는 필요 없다고 생각되기 때문이다.

방법: 다음의 10개의 설명이나 문제들에 맞는 **답이 없을 수도, 하나일 수도 또는 여러 개일 수**도 있다. 정답이라고 생각하는 답가지에 모두 표시한 후 부록 B에서 정답을 확인하라.

1. $PaCO_2$의 정상범위는 35-45 mmHg이다. $PaCO_2$가 정상에서 28 mmHg로 변하였다면 환자는
   a. 과환기를 하고 있다.
   b. CO_2생성량보다 더 많은 폐포환기를 하고 있다.
   c. 반드시 정상보다 빠른 호흡을 하고 있을 것이다.
   d. 반드시 급성 호흡성 알칼리증을 보일 것이다.
   e. 가스교환의 새로운 안정상태에 도달하였다.

2. $PaCO_2$에 대한 설명으로 옳은 것은?
   a. $PaCO_2$는 CO_2생산에 비례하고 폐포환기에 반비례한다.
   b. 흡기 공기압이나 흡기 내 산소농도의 변화가 없는 상태에서 만약 $PaCO_2$가 증가하면 PaO_2는 감소한다.
   c. $PaCO_2$가 120 mmHg이상이라도 추가적인 산소를 흡입시키면 정상 산소분압을 유지할 수 있다.
   d. 폐질환이 있는 환자 중 $PaCO_2$가 높고, 낮음을 환자 옆에서 평가할 수 있는 것은 호흡수나 의식상태이다.
   e. 에베레스트산 정상(대기압 253 mmHg)에 무사히 무산소등정을 하기 위해서는 $PaCO_2$가 20 mmHg이하여야 한다.

3. PaO_2는 다음과 같은 이유 때문에 감소하겠다고 예측할 수 있다.
   a. 빈혈
   b. V–Q 비가 낮은 unit의 증가에 따른 V–Q 불균형
   c. 대기호흡 상태에서 $PaCO_2$의 증가
   d. 일산화탄소 중독
   e. 고도가 상승할 때

4. 환자의 정확한 산–염기 장애를 평가하기 위해서는 어떤 조합의 결과가 유용한가?
   a. pH, $PaCO_2$
   b. pH, PaO_2
   c. $PaCO_2$, PaO_2
   d. $PaCO_2$, HCO_3^-
   e. pH, SaO_2(헤모글로빈의 산소 포화도)

5. 다음의 기술 중 산–염기 평형을 바르게 설명한 것은?
   a. $PaCO_2$가 급격히 증가하는 경우 신장의 보상작용이 일어나기 전에는 HCO_3^-가 증가한다.
   b. 한 환자에서 대사성 산증 및 대사성 알칼리증이 동시에 존재할 수 있다.
   c. 한 환자에서 심한 anion gap metabolic acidosis와 hyperchloremic metabolic acidosis가 동시에 존재할 수 있다.
   d. Anion gap이 20이상인 경우 확인된 다른 이유가 없는 한 대사성 산증이라고 추정하는 근거로 생각할 수 있다.
   e. 이론적으로 Henderson–Hasselbach공식으로 bicarbonate(중탄산염)치를 계산할 수 있으며 통상적인 전해질 검사 시 측정되는 CO_2치와 같다.

6. PaO_2에 대한 다음의 기술 중 옳은 것은?
   a. 혈액의 Rt – Lt shunt가 없는 경우 PaO_2는 폐포 내 산소분압 및 alveolar–capillary interface(폐포와 폐모세혈관과의 접촉면)에 의해서 만 결정된다.
   b. PaO_2는 SaO_2의 유일한 결정요소이다.
   c. 산소분자는 헤모글로빈과 화학적으로 결합하여 가스분압에 영향을 미치지 않는다.

d. 정상 심폐기능을 갖고 있는 등산가에서 고도상승에 따라 PaO_2가 감소하는 것은 대기압 감소가 유일한 원인이다.

e. 대기압에 노출된 컵안에 들어 있는 물의 PO_2는 컵을 들고 대기호흡을 하고 있는 건강한 사람의 PaO_2보다 항상 높다.

7. 환자의 동맥혈 oxygen content(산소함유량, CaO_2)를 결정할 때 수치나 단위를 포함하여 다음의 설명 중 옳은 것은?

a. 100 ml의 헤모글로빈은 1.34 mL의 산소와 결합한다.

b. 정상 CaO_2는 16–22 mg/dL이다.

c. 정상적으로 용해된 산소는 전체 CaO_2의 2.0% 이하이다.

d. 정상적으로 안정 시 혼합정맥산소함유량(MVO_2)은 CaO_2의 약 25% 이하이다.

e. 산소포화도(SaO_2)가 10% 감소하면 같은 %의 hemoglobin content의 감소를 초래하고 역시 10%의 헤모글로빈에 결합된 oxygen content의 감소를 초래한다.

8. ABGA 결과(pH, $PaCO_2$, PaO_2, SaO_2)는 단순하면서도 중요한 관계를 갖고 있다. 이 관계를 바르게 설명한 내용은?

a. 폐포 PO_2는 alveolar gas equation(폐포가스방정식)에 의해 $PaCO_2$와 관련되는데 $PaCO_2$가 증가하면 폐포 PO_2는 감소한다.

b. PaO_2는 혈액 pH와 역상관 관계를 보인다. 즉 pH가 증가함에 따라 PaO_2는 떨어진다.

c. 만약 $PaCO_2$가 증가하는데도 HCO_3^-가 변하지 않는다면 pH는 항상 떨어진다.

d. PaO_2는 SaO_2와 직상관 관계를 보인다.

e. SaO_2는 헤모글로빈에 결합된 동맥혈 oxygen content와 직상관 관계를 보인다.

9. 올바른 ABGA의 해석에 있어서 필요한 용어나 생리학적인 기술 중 옳은 것은?

a. 과호흡, 저호흡은 임상적인 용어로 ABGA로 진단되는 것은 아니다.

b. $A-aO_2$ difference는 나이의 증가와 FiO_2의 증가에 따라 증가한다.

c. 해수면에서 대기호흡 시 PaO_2는 100 mmHg 이상 올라갈 수 없다.

d. $A-aO_2$ difference가 계속 음수인 것은 생명현상에서 보기 어렵다.

e. 만약 동맥혈 pH가 정상이라면 임상적으로 의미 있는 산–염기 장애는 없다.

10. 비 침습적인 혈액가스 감시에 대한 설명으로 옳은 것은?
    a. Carboxyhemoglobin이 과다한 경우 pulse oximeter로 측정한 SpO_2는 잘못 높게 나온다.
    b. Pulse oximeter로 SpO_2를 측정하기 위해서는 맥박이 만져져야 한다.
    c. 심혈관계가 안정적인 경우 pulse oximeter와 co-oximeter의 정확도는 비슷하다.
    d. End-tidal PCO_2는 동시에 측정한 $PaCO_2$에 비해 같거나 높게 나온다.
    e. End-tidal PCO_2는 심폐소생술 시행 중 혈류순환의 회복을 확인하는데 사용할 수 있다.

ABGA 해석의 속성코스

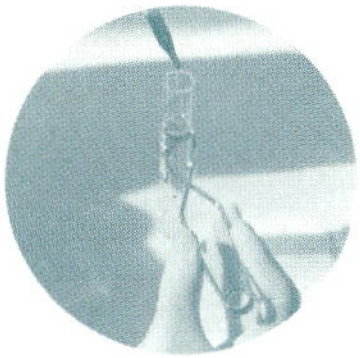

ABGA 속성코스에 대한 안내

제 1-8장까지는 모든 임상의사가 '반드시 알아야 할 필요가 있는' 기초적인 내용이다. 임상문제와 자기평가문제는 책 내용을 이해하면서 풀 수 있도록 본문에 포함시켜 놓았다. 제 9-11장은 '모든 것을 종합하여 공부하자'로 ABGA에 대해 배운 지식을 종합해 공부 할 수 있도록 구성하였다.

이 책에서 다룬 분량이 실제 공부하고 싶은 양보다 많을 수 있다. 따라서 속성코스를 먼저보고 책 전체를 읽기 원하는 독자나, 현재 공부할 시간이 부족하여 책 전체를 읽기 어려운 독자를 대상으로 ABGA 해석 시 필요한 내용을 요약한 'ABGA 해석의 속성코스'를 준비했다.

ABGA 속성코스에는 자세한 설명을 생략한 4가지 방정식이 포함되나 문제와 그림은 모두 생략하였다. 이것은 누구나 알아야 하는 모든 것은 아니지만 1-8장의 요약이며 책의 서두에 기술했으므로 독자들이 자신의 공부 목적에 가장 잘 부합하는 방법으로 활용하면 좋겠다. 'ABGA 속성코스'를 ABGA 학습의 시작점으로, 마지막 복습으로, 또 언제든지 ABGA 지식을 되새김하는데 사용할 수 있다.

배우는 것은 자신 스스로에게 달려있다. 열심히 공부하기 바란다!

4가지 공식과 3가지 생리적 과정 (제1, 2장 요약)

ABGA 결과는 측정된 수치와 계산된 수치가 섞여 있다. 다음의 검사 결과를 얻으려면 동맥혈 검체를 나누어 ABG analyzer, co-oximeter의 두 가지 다른 기계를 사용하여 검사하여야 한다. 대부분의 검사실에서 HCO_3^-, base excess, CaO_2는 계산에 의해 구한다.(역자주; 현재 대부분 병원의 검사실에는 두 기계가 하나로 합쳐진 기계로 ABGA를 검사한다. 그러나 검사처방은 분리된 경우가 대부분이므로 근무하는 병원의 검사처방 항목을 확인해 둘 필요가 있다.)

정상 ABGA 소견*

pH	7.35 – 7.45
$PaCO_2$	35 – 45 mmHg
PaO_2	70 – 100 mmHg**
SaO_2	93 – 98%
HCO_3^-	22 – 26 mEq/L
%MetHb	< 2.0%
%COHb	< 3.0%
base excess	–2.0 에서 2.0 mEq/L
CaO_2	16 – 22 mL O_2/dL

* 해수면에서 대기호흡 시
** 나이에 따라 달라진다.

ABGA는 폐포환기, 산소화, 산–염기 평형 등 3가지 생리학적인 과정을 이해하는데 유용한 정보를 제공한다. 4가지 공식은 임상적인 상황에서 이 과정을 이해하는데 도움을 준다.

공식	생리학적 과정
1) $PaCO_2$ equation	폐포 환기
2) Alveolar gas equation	산소화
3) Oxygen content equation	산소화
4) Henderson–Hasselbalch equation	산–염기 평형

1. $PaCO_2$와 폐포환기 (제3장 요약)

폐포환기는 폐포로 이동하여 가스교환에 참여한 공기의 양이며 L/min의 단위로 표시된다. 폐포환기는 대사에서 발생한 많은 양의 CO_2를 몸 밖으로 배출하는 유일한 과정이다. CO_2는 조직 속의 모세혈관에 들어간 후 혈액순환을 통해 폐로 이동하며 폐포환기를 통해 폐포안으로 들어온 신선한 공기와 교환된다. 균형을 유지한 상태에서 혈액으로 들어가는 CO_2의 양과 폐를 통해 배출되는 CO_2의 양은 같으며 정상적인 사람은 대략 200 mL CO_2/분이다.

그러나 균형이 깨질 때 즉 CO_2생성량이 폐포환기량을 초과할 때는 $PaCO_2$가 증가하고 CO_2생성량보다 폐포환기량이 증가하면 $PaCO_2$가 감소한다. 따라서 $PaCO_2$는 CO_2생성량과($\dot{V}CO_2$) 정비례적인 관계에 있고 폐포환기량($\dot{V}A$)과는 반비례적인 관계가 있다. 이런 중요한 관계는 $PaCO_2$ equation에 반영되어 있다.

$$PaCO_2 = \frac{\dot{V}CO \times 0.863}{\dot{V}A}$$

상수 0.863은 $\dot{V}CO_2$(mL/min STPD), $\dot{V}A$(L/min BTPS)의 단위를 $PaCO_2$의 단위인 mmHg로 변환하기 위해 사용한다. 임상적으로 $\dot{V}CO_2$와 $\dot{V}A$는 알 필요가 없고 $PaCO_2$로 반영되는 이 둘 사이의 비율만 알면 된다. 다음에서 높은, 정상의, 또 낮은 $PaCO_2$에 대한 정의를 설명하고 있다.

$PaCO_2$ (mmHg)	혈액 내 상태	폐포 환기 상태
> 45	hypercapnia	저환기 상태
35–45	eucapnia	정상 환기 상태
< 35	hypocapnia	과환기 상태

Hypoventilation(저환기), hyperventilation(과환기)은 측정된 특정 $PaCO_2$를 설명하는 용어이므로 이것으로 환자의 호흡수나 호흡의 깊이, 호흡노력의 정도를 알 수 없다.

Hypercapnia는 흔하며 또 심각한 호흡기 문제이다. $PaCO_2$ equation에서 $PaCO_2$가 증가하는 유일한 생리학적인 이유는 CO_2생성량에 비해서 폐포환기가 부족한 것이다. 폐포환기량($\dot{V}A$)은 총 환기량($\dot{V}E$)에서 사강호흡량($\dot{V}D$)을 뺀 것인데 hypercapnia는 부족한 $\dot{V}E$ 또는 증가된 $\dot{V}D$ 아니면 이 두 가지의 혼합에 의해서 발생한다.

부족한 $\dot{V}E$의 예 : 안정제의 과량복용, 호흡근의 마비, 중추성 무호흡
증가된 $\dot{V}D$의 예 : COPD, 심한 제한성 폐질환 (빠르고 얕은 호흡)

$PaCO_2$ equation은 임상적으로 $PaCO_2$를 왜 믿을 만하게 평가할 수 없는지 그 이유를 보여준다. $PaCO_2$로 환자의 $\dot{V}CO_2$나 $\dot{V}A$를 알 수 없고 또 $PaCO_2$를 통해 $\dot{V}CO_2$나 $\dot{V}A$의 비율도 결정할 수 없기 때문이다. $PaCO_2$와 임상상황의 관계를 예측할 수 있는 방법은 없다. **호흡수, 호흡의 깊이, 호흡 노력 등의 어떤 조합도 어떤 $PaCO_2$를 나타낼 수 있고 그 반대도 마찬가지이다.** 심한 호흡곤란이 있는 환자에서 $PaCO_2$는 높을 수도, 정상일 수도, 낮을 수도 있다. 임상적으로 호흡에 아무 문제가 없어 보여도 $PaCO_2$는 높을 수도, 정상일 수도, 낮을 수도 있다.

환자 옆에서 총 또는 분당환기량=(일회호흡량 × 호흡수)을 측정하여도 환자의 $\dot{V}CO_2$나 $\dot{V}D$를 알 수 없고 따라서 $\dot{V}A$나 $PaCO_2$에 대해서 어떤 정보를 주지 못하며 반대도 마찬가지이다. 환자의 환기상태가 의심스러울 때는 침습적인 ABGA를 통해서 또는 비침습적인 $PetCO_2$를 통해서 반드시 $PaCO_2$를 측정하여야 한다. 더구나 일단 PCO_2를 측정하면 임상적인 상황에 비추어 해석하여야 한다.

호흡기의 심각한 장애를 의미하는 것 말고도 hypercapnia가 환자에게 위험한 상황을 초래하는 3가지 이유가 있다.

- $PaCO_2$의 증가는 PAO_2를 감소시킨다.(공식2)
- $PaCO_2$의 증가는 pH를 감소시킨다.(공식4)
- Baseline $PaCO_2$가 높을수록 $\dot{V}A$가 일정량 감소할 때 더 큰 $PaCO_2$의 상승을 일으킨다(예를 들어 똑같이 $\dot{V}A$가 1L/min 감소한 경우 baseline $PaCO_2$가 40 mmHg일 때 보다 50 mmHg인 경우에 $PaCO_2$가 더 많이 상승한다).

$PaCO_2$는 alveolar gas equation을 통해 폐포 PO_2를 알 수 있어 산소화 상태를 파악할 수 있고 Henderson-Hasselbalch공식을 통해 pH를 알 수 있어 산-염기상태를 파악할 수 있는데 이 공식들에서 $PaCO_2$는 하나의 구성 요소이다. 두 공식은 다음에 설명된다.

2. PaO_2, PAO_2와 alveolar gas equation (제4장 요약)

PaO_2, 즉 동맥혈의 산소분압은 PaO_2이고 단위는 mmHg이다(이 단위는 torr이라고도 하며 1 mmHg = 1 torr이다). PaO_2는 용해된 산소분자(헤모글로빈에 결합되지 않은)가 산소 전극에 의해 측정된 결과이므로 전체 혈액 내 얼마나 많은 산소가 있는지는 알 수 없다(제 5, 6장을 보라). 대부분의 기도 또는 폐포 질환(예: 천식, 무기폐, 기관지염, 폐렴, 폐부종, 폐색전증)에서 보이는 생리학적인 소견인 환기-관류 불균형이 있으면 PaO_2가 감소된다.

PaO_2의 상한선은 평균폐포PO_2(PAO_2)에 의해 결정된다. 평형상태에 이른 순간에 측정된 PaO_2는 절대로 계산된 PAO_2보다 높을 수 없다. 또한 A-a PO_2의 차이가 음수(-)으로 나오는 것은 살아있는 환자에서는 불가능하다. PaO_2의 하한선은 여러 요소에 의해 결정되는데 주로 수 백 만개의 폐포단위의 환기-관류 불균형의 정도에 따라 좌우된다. 정상 PaO_2는 나이에 따라 달라지는데 해수면압에서 대기호흡을 하는 경우 정상

PaO_2는 어린이의 100 mmHg에서부터 80세의 70 mmHg정도의 범위에 있다. PaO_2 = 109−0.43×나이(세)이다. 나이에 따라 정상적으로 PaO_2가 감소하는 이유는 자연적인 폐탄성의 감소로 환기−관류 불균형이 악화되기 때문이다.

PaO_2가 측정치인데 반해 PAO_2는 alveolar gas equation을 이용하여 계산한 수치이다. 요점만 말하자면 PAO_2는 흡입PO_2(PIO_2)에서 폐포PCO_2($PaCO_2$)×1.2를 뺀 것이다. $PACO_2$는 $PaCO_2$와 같다고 본다. 따라서 이 공식을 정리하면

$$PAO_2 = PIO_2 - 1.2(PaCO_2)$$

여기에서

$$PIO_2 = FIO_2(P_B - 47)$$

PIO_2는 FIO_2와 대기압의 함수관계이고 47 mmHg는 정상체온에서의 수증기압이며 P_B에서 빼야 하는 수치이다. PAO_2는 PaO_2와는 달리 나이에 따라 변하지 않고 alveolar gas equation의 변수가 변하지 않는 한 일정한 수치를 보인다.

폐에서 산소가 적절하게 전달되는가? 이에 대한 답은 계산된 PAO_2와 측정된 PaO_2의 차로 알 수 있다. P(A−a)는 보통 A−a gradient라고 표현하지만 실제로 폐포−동맥혈의 산소분압 차이를 반영하는 것은 아니고 오히려 폐의 환기−관류 불균형의 상태를 반영한다. 정상적으로 $P(A-a)O_2$는 나이와 FIO_2의 증가에 따라 증가한다. FIO_2가 1.0일 때 정상 $P(A-a)O_2$는 110 mmHg까지 상승한다.

PAO_2를 모르면 어떤 PaO_2 결과도 적절하게 해석할 수는 없다. PaO_2 90 mmHg는 정상인가? 또 PaO_2 28 mmHg는 비정상인가? 어떤 PaO_2 결과를 바르게 해석하려면 alveolar gas equation에 포함되어 있는 변수를 알아야 한다. 해수면압에서 대기 호흡하는 사람의 $PaCO_2$가 정상이라면 PaO_2 90 mmHg는 정상이나 만일 이 환자의 $PaCO_2$가 25 mmHg라면 PaO_2 90 mmHg는 비정상인 것이다. 왜냐하면 이 경우 alveolar gas equation으로 계산하면 PAO_2와 PaO_2가 각각 120 mmHg, 105 mmHg로 정상보다 약 15 mmHg 높아져야 정상이기 때문이다. 해수면압에서 100% 산소를 호흡하는 사람의 PaO_2가 90 mmHg이면 비정상적인 소견이며 심한 호흡 장애를 시사하는 소견이다. 폐가 정상적이라면 이 경우 PAO_2는 600 mmHg, PaO_2는 500 mmHg를 넘어야 한다.

산소 전달(transfer)이라는 측면에서 볼 때 만약 에베레스트산(29,028 feet, 약 8,850 m) 정상을 무산소 등정한 등산가의 PaO_2가 28 mmHg라면 이는 정상이다. 이 정도의 고도에서의 대기압은 253 mmHg이므로 극심한 과환기 상태($PaCO_2$ = 7.5 mmHg)에서도 PAO_2와 PaO_2는 각각 35 mmHg, 28 mmHg밖에 되지 않는다. 또 만일

8% 농도의 산소를 호흡하는 사람의 PaO_2가 28 mmHg라면 이 또한 정상이다. 이 경우 비록 저산소혈증의 상태지만 어떤 폐질환이나 산소전달과정의 문제 때문에 발생한 것은 아니다.

요약하면 $PaCO_2$, FIO_2, 대기압 등 alveolar gas equation의 변수들 통해 PAO_2를 파악한 후 PaO_2를 해석하여야 한다. 낮은 PaO_2인데 $P(A-a)O_2$가 증가된 경우 환기-관류 불균형을 의미하고 따라서 폐질환이 원인일 가능성을 시사한다. 대부분의 낮은 PaO_2를 보이는 환자는 환기-관류 불균형을 보이고 따라서 $P(A-a)O_2$는 증가되어 있다. 다음의 표는 낮은 PaO_2와 증가된 $P(A-a)O_2$를 보일 수 있는 다른 여러 원인을 나열하였다.

낮은 PaO_2의 원인	$P(A-a)O_2$
호흡기 외의 원인	
심장 내에서의 Rt – Lt shunt	증가
PIO_2의 감소	정상
낮은 혼합정맥혈 oxygen content	증가
호흡기 원인	
폐에서의 Rt – Lt shunt	증가
환기-관류 불균형	증가
확산장애	증가
저환기($PaCO_2$의 증가)	정상

3. 산소포화도(SaO_2) 와 oxygen content (제5, 6장 요약)

조직은 대사작용을 위해 산소분자가 필요하다. 그러나 PaO_2나 SaO_2는 혈액 내 얼마나 많은 산소가 있는지 말해주지 않는다. 혈액에 얼마나 많은 산소가 들어있느냐 하는 것은 oxygen content, CaO_2(units mL O2/dL)로 알 수 있다. CaO_2는 다음과 같이 계산된다.

$$CaO_2 = \text{헤모글로빈에 결합된 } O_2\text{의 양} + \text{혈장 속에 용해된 } O_2\text{의 양}$$

$$CaO_2 = (Hb \times 1.34 \times SaO_2) + (0.003 \times PaO_2)$$

헤모글로빈에 결합된 산소의 양은 hemoglobin content(Hb, g/dL)에 헤모글로빈의 산소운반 능력(1.34 mL O_2/g Hb)과 동맥혈 헤모글로빈의 산소포화도를 곱한 수치이다.

또한 혈장 속에 용해되어 있는 산소의 양은 용해상수(0.003 mL O_2/dL/mmHg)에 PaO_2를 곱한 수치이다.

PaO_2, SaO_2 그리고 CaO_2는 각각 산소화의 다른 측면을 대표한다. PaO_2는 PAO_2와 폐포-모세혈관 경계면에 따라 변한다. PaO_2는 혈장 내에 녹아 있는 산소의 양을 나타내며 hemoglobin content나 헤모글로빈의 특성에 따라 달라지지 않는다. SaO_2는 산소해리곡선의 위치와 PaO_2와의 함수관계이며 산소해리곡선의 위치는 pH, $PaCO_2$, 2,3-DPG에 의해 좌우된다. CaO_2는 SaO_2와 hemoglobin content의 함수관계이며 부분적으로는 PaO_2와 함수관계이다.

저산소혈증은 일반적으로 혈액 내 '낮은 산소'로 정의된다. 그러나 더 구체적으로 저산소혈증은 낮은 PaO_2, SaO_2, 그리고/또는 CaO_2로 각각 분류될 수 있다. 저산소증은 저산소혈증보다 더 일반적인 용어이며 이 용어는 모든 저산소혈증의 원인을 포함하여 몸 전체의 산소가 감소한 것을 의미한다.

저산소증의 원인-일반적인 분류

1. 저산소혈증
   a. 감소된 PaO_2 – 폐질환이 가장 흔한 원인(가장 흔한 생리적 기전: V-Q 불균형)
   b. 감소된 SaO_2 – 가장 흔한 원인은 PaO_2의 감소이다. 가능성이 있는 다른 원인은 일산화탄소중독, methemoglobinemia 또는 산소해리곡선의 우측이동 등이 있다.
   c. 감소된 hemoglobin content – 빈혈
2. 조직으로의 산소전달 감소
   a. 심박출량의 감소 – 쇼크, 울혈성 심부전
   b. Lt – Rt systemic shunt (폐혈성 쇼크에서 볼 수 있다.)
3. 조직에서의 산소 흡수장애
   a. 미토콘드리아 중독 (예: 청산가리 중독)
   b. 산소해리곡선의 좌측이동(예: 급성 알칼리증, 일산화탄소 중독 또는, 헤모글로빈의 구조적 이상 등)

Carboxyhemoglobin

모든 혈액가스검사실에서 PaO_2는 전부 측정하지만 SaO_2를 전부 측정해서 보고하는 것은 아니며 대부분 측정된 PaO_2와 표준 산소해리곡선을(환자의 측정된 pH와 체온으로

조정된) 이용하여 계산한 SaO_2를 보고한다. 따라서 계산된 SaO_2는 PaO_2의 변화없이 SaO_2가 감소할 수 있는 두 가지 중요한 이유 – 일산화탄소중독, methemoglobinemia – 를 반영할 수 없기 때문에 잘못 해석될 위험이 있다.

일산화탄소는 무색, 무취의 가스이며 탄화수소연료의 불완전 연소로 인해 발생한다. 일산화탄소는 두 가지 방법으로 저 산소혈증을 유발한다. 첫째로 일산화탄소가 헤모글로빈에서 산소를 밀어내고 carboxyhemoglobin(COHb)를 만들어 SaO_2와 oxygen content를 감소시킨다. 둘째로 일산화탄소는 산소해리곡선을 좌측으로 이동시킨다. 좌측이동으로 인하여 산소는 헤모글로빈에 더욱 단단히 결합하게 되어 어떤 주어진 PaO_2에서 조직이 사용 가능한 산소가 줄어들게 된다.

도시인의 정상 %COHb는 3%미만이다. 또 흡연자들의 COHb은 흔히 5-10% 정도이다. 측정된 SaO_2 소견이 PaO_2에 비해서 예상 외로 낮을 때는 반드시 과도한 COHb를 의심해보아야 한다 (예를 들어 PaO_2가 80 mmHg인데 측정된 SaO_2는 75%인 경우). 일산화탄소중독의 확진은 COHb를 직접 측정하면 가능하며 대부분의 최신 co-oximeter는 SaO_2와 %COHb를 동시에 측정한다.

Pulse oximeter는 oxyhemoglobin과 carboxyhemoglobin을 구별할 수 없으므로 일산화탄소 중독을 진단하는데 사용할 수 없다. 측정된 SaO가 65%이고 COHb가 30%인 환자에서 pulse oximeter 결과는 95%일 수 있다. COHb는 정맥혈로도 측정이 가능하므로 일산화탄소 중독의 진단에는 동맥혈검체가 필요 없다.

Methemoglobin

정상적인 헤모글로빈은 ferrous 또는 Fe^{++}상태의 철분을 포함하고 있다. 이런 상태의 헤모글로빈은 폐포모세혈관에서 산소와 결합한다. Methemoglobin은 ferric 또는 Fe^{+++}상태의 철분을 갖고 있으며 이런 형태의 헤모글로빈은 산소와 결합하지 못한다. 이렇게 산화된 헤모글로빈은 대부분 약에 의해 발생하는 경우가 많고(nitrate, 국소마취제등) 시간이 지나면 회복된다(물론 심한 경우는 methylen blue등과 같은 환원제로 치료해야 한다). COHb와 같이 과다한 methemoglobin은 PaO_2를 감소시키지 않고 SaO_2만 감소시킨다. 정상 PaO_2인데 심한 청색증을 보이는 경우 methemoglobinemia를 의심하여야 하며 co-oximeter로 직접 측정할 수 있다. 그러나 일산화탄소와는 달리 심한 methemoglobinemia는 pulse oximeter의 SaO_2를 정비례하지는 않지만 어느 정도는 낮춘다(이 문제를 자세히 공부하려면 6장을 참고).

4. pH와 Henderson-Hasselbalch equation (제7, 8장 요약)

수소이온의 농도는 carbonic acid와 bicarbonate농도와 관계가 있다. Henderson-Hasselbalch equation은 다음과 같이 pH로 수소이온농도를 표시한다.

$$pH = pK + \log \frac{[HCO_3^-]}{0.03[PaCO_2]}$$

산도를 나타내는 pH는 혼동을 일으키는 용어 중 하나인데 이는 작은 pH의 변화가 큰 또 반대방향의 수소이온 농도의 변화를 표현하기 때문이다. 즉 pH가 1.00 증가하면 수소이온농도 $[H^+]$가 10배 감소한 것을 의미한다. 따라서

pH	$[H^+]$ (nMol/L)
7.00	100
7.30	50
7.40	40
7.50	32
8.00	10

임상적, 또 생리학적 산-염기장애의 변화가 항상 혈액 속에 반영되는 것은 아니다. 어떤 주어진 ABGA 소견은 (예를 들면 낮은 pH, 낮은 $PaCO_2$, 낮은 HCO_3^-) 여러 가지 과정이 합쳐진 결과이며 따라서 같은 pH라도 여러 다른 임상적인 상황을 의미할 수 있다. 습관적으로 ~혈증(~emia)으로 끝나는 용어는 혈액의 변화만을 나타내는 것이고 ~증(~osis)로 끝나는 용어는 혈액의 특정한 변화가 있거나 또는 있을 수 없는 생리학적인 과정에 사용된다. 다음의 용어는 산-염기장애을 설명할 때 널리 받아들여지는 정의다.

산혈증(Acidemia): 혈액 pH < 7.35

산증(Acidosis): 단독으로 발생, 산혈증을 일으킬 수 있는 일차적 생리학적인 변화. 예를 들면 저관류로 발생한 lactic acidosis에 의한 대사성 산증, 급성 저환기로 인한 호흡성 산증 등이 있다. 그러나 만약 같은 환자에서 동시에 산증과 알칼리증이 같이 있다면 환자 혈액의 pH는 높거나, 정상이거나 낮을 수 있다.

알칼리혈증(Alkalemia): 혈액 pH > 7.45

알칼리증(Alkalosis): 단독으로 발생, 알칼리혈증을 일으킬 수 있는 일차적 생리학적인 변화. 예를 들어 과도한 이뇨제 치료로 인한 대사성 알칼리증, 과환기로 인한 호흡성 알칼리증 등이 있다. 그러나 만약 같은 환자에서 동시에 산증이 있다면 환자 혈액의 pH는 높거나, 정상이거나 낮을 수 있다.

일차성 산-염기장애: HCO_3^-나 $PaCO_2$의 일차적인 변화로 나타나는 4가지의 산-염기장애 중 하나. 만약 HCO_3^-의 변화가 먼저 일어났다면 질환은 대사성 산증(감소된 HCO_3^-와 산혈증)이거나 대사성 알칼리증(증가된 HCO_3^-와 알칼리혈증)일 것이다. 만약 $PaCO_2$의 변화가 먼저 일어 났다면 문제는 호흡성 알칼리증(감소된 $PaCO_2$와 알칼리혈증)이거나 호흡성 산증(증가된 $PaCO_2$와 산혈증)일 것이다.

보상작용: 일차적인 산-염기상태의 변화에 대한 HCO_3^-나 $PaCO_2$의 이차적인 변화. 보상작용을 4가지 일차적인 산-염기장애를 설명하는데 사용된 용어로 분류하지 않는다. 예를 들어 대사성 산증에 대한 보상작용으로 과환기 상태($PaCO_2$가 낮음)에 있는 환자를 호흡성 알칼리증 상태에 있다고 하지 않는다. 왜냐하면 과환기 상태는 대사성 산증을 보상하기 위해서 일어난 것이지 실제로 호흡성 알칼리증은 존재하지 않기 때문이다. 만약 호흡성 알칼리증이 일차적이고 단독으로 발생한 것이라면 알칼리 혈증이 발생하기 때문이다. 보상되지 않은 단순 대사성 산증의 환자에서 알칼리 혈증이 절대로 발생할 수 없다.

일차성 산-염기질환

4가지 산-염기 질환을 다음과 같이 정의하였다. 각각의 임상적인 질환은 다음 페이지에 기술하였다.

호흡성 알칼리증: 일차적으로 $PaCO_2$가 감소해 결과적으로 pH가 상승하는 산-염기장애. 보상작용은 신장의 bicarbonate서 배설을 통하여 일어나며 이때 HCO_3^- 감소는 일차적인 변화가 아니므로 대사성 산증이라고 말하지 않는다.

호흡성 산증: 일차적으로 $PaCO_2$가 증가해 결과적으로 pH가 감소하는 산-염기장애. 신장의 bicarbonate 배설이 감소해서 bicarbonate가 증가하는데 이때 HCO_3^-의 증가는 일차적인 변화가 아니므로 대사성 알칼리증이라고 말하지 않는다.

대사성 산증: 일차적으로 HCO_3^-가 감소해서 결과적으로 pH가 감소하는 산-염기장애. 이차적인 호흡기의 과환기 반응을 통해 보상작용이 일어난다. 이때 $PaCO_2$의

감소는 일차적인 변화가 아니므로 호흡성 알칼리증이라고 말하지 않는다. 대사성 산증은 임상적인 편의를 위해 anion gap을 기준으로 2가지로 분류한다. Anion gap(AG)은

$$AG = Na^{+} - (Cl^{-} + CO_2)$$ 로 계산한다.

이 공식에서 CO_2는 혈청전해질검사 시 일상적으로 검사되는 총 CO_2(total CO_2)이며 대부분 bicarbonate를 구성한다. 이런 방법으로 계산한 정상 AG은 12±4 mEq/L이다. 만약 K^+을 이용 AG를 계산한다면(역자 주; $AG = Na^{+} - (Cl^{-} + K^{+})$를 이용한다면) 정상 AG은 16±4 mEq/L이다(AG의 정상치는 검사실마다 다르기 때문에 AG에 근거해 임상적인 결정을 할 때는 자신이 근무하는 병원의 정상치를 알고 있어야 한다).

높은 AG metabolic acidosis은 측정되지 않는 anion이 – 즉 예를 들어 lactic acidosis에서 lactate anion이 – 혈액 내 증가할 때 발생한다. 정상 AG을 보이는 대사성 산증은 다음 두 가지 중 한 가지 기전으로 일어난다. 측정되는 anion인 Cl^-가 포함된 과다한 산(acid)이 혈액 내 증가하거나 아니면 신장이나 장을 통하여 bicarbonate가 손실될 때 발생한다.

대사성 알칼리증: 일차적으로 HCO_3^-가 증가해 결과적으로 pH가 상승하는 산-염기 장애. 대사성 알칼리증은 혈액 내 bicarboante가 과도하게 증가하거나 HCl이 감소하면 발생한다. 전자는 알칼리액을 주입한다든지 신장이 HCO_3^-를 과도하게 재흡수(이뇨제 치료 시 흔히 발생)하여 발생하며 후자는 NG tube suctioning(비위관 배액)이나 구토로 HCl이 손실될 때 일어난다. 호흡기의 저환기 반응을 통해 이차적인 보상작용이 일어난다. 이때 $PaCO_2$의 증가는 일차적인 변화가 아니므로 호흡성 산증이라고 말하지 않는다. 대사성 알칼리증에 대한 보상작용은 다른 3가지 산-염기 장애에서보다 예측하기가 어렵다(더 자세한 내용은 8장을 참고).

4가지 일차성 산-염기 장애의 몇 가지 임상적인 원인

대사성 산증

증가된 AG : lactic acidosis, ketoacidosis, 약물중독(aspirin, ethylene glycol, methanol)

정상 AG : 설사, 일부 신 질환(renal tubular acidosis, interstitial nephritis)

대사성 알칼리증

Cl^-에 반응을 보이는 경우 : 즉 NaCl 또는 KCl치료에 반응을 보이는 경우 (contraction alkalosis, corticosteroid, gastric suctioning, vomiting)

Cl⁻에 반응을 보이지 않는 경우 : hyperaldosterone상태 (Cushing syndrome, Batter syndrome, 심한 K^+감소)

호흡성 산증(= 호흡부전)

중추신경 억제 (예 : 약물중독)

호흡근력 장애 (예 : 중증 근무력증, Guillain-Barre syndorme)

폐나 기도질환 (예 : COPD, 심한 천식발작, 심한 폐부종 등)

호흡성 알칼리증

저산소혈증(높은 고도를 포함)

불안

쇼크

어떤 급성 폐손상(폐렴, 경한 천식발작, 경한 폐부종, 폐색전증 등)

혼합 산-염기장애를 진단하는 비법

한 환자에서 종종 한가지 이상의 산-염기 장애가 동시에 존재한다. 다음은 혼합 산-염기장애를 진단하는데 유용한 비법이다.

비법 1. 혈청 전해질: Na^+, K^+, Cl^-, 그리고 CO_2를 모른 상태에서 산-염기장애를 진단하기 위하여 ABGA 결과를 해석하지 말라.

- 정상 범위를 벗어난 혈청 CO_2는 항상 어떤 종류의 산-염기장애의 존재를 의미한다(검사실 또는 검사 결과를 옮겨 쓸 때의 오류가 아닌 경우).

  높은 혈청 CO_2 = 대사성 알칼리증 이나/또는 bicarbonate retention
  (호흡성 산증에 대한 보상작용으로써)

  낮은 혈청 CO_2 = 대사성 산증이나/또는 bicarbonate excrection
  (호흡성 알칼리증에 대한 보상작용으로써)

- AG을 계산하자. 만약 AG > 20 mEq/L이면 환자는 anion gap metabolic acidosis일 가능성이 높다.
- 만약 AG이 증가되어 있으면 bicarbonate gap(BG)를 계산해 보자.

$$BG = \Delta AG - \Delta CO_2 = (AG - 12)-(27 - CO_2)$$

다음 계산식으로 간단히 계산해도 된다.

$$BG = Na^+ - Cl^- - 39$$

• BG에 대한 정상범위는 일치된 의견이 없다. 그러나 6 mEq/L이상 벗어난 결과는 증가된 AG과 CO_2가 조화를 이루지 못한다는 것을 의미하고 혼합 산-염기장애가 있을 수 있다는 것을 시사한다.

BG > +6 mEq/L = 대사성 알칼리증 이거나/또는 bicarbonate retention (호흡성 산증에 대한 보상작용으로써, 높은 혈청 CO_2와 같음)

BG < −6 mEq/L = hyperchloremic metabolic acidosis 이거나/또는 호흡성 알칼리증에 대한 보상작용으로써 bicarbonate의 배설

비법 2. 한 가지의 산-염기장애만 있다면 정상 pH를 보일 수 없다. 한 가지의 산-염기장애만 있을 때도 pH가 정상범위(7.35−7.45)일 수 있으나 이 때는 산-염기 장애의 정도가 가벼운 경우에나 가능하고 HCO_3^-나 $PaCO_2$가 뚜렷한 이상 소견을 보이는데도 pH가 정상이라면 두 가지 이상의 일차적인 산-염기장애가 혼합되어 있는 것이다. 예: pH = 7.40, $PaCO_2$ = 20 mmHg, HCO_3^- = 12 mEq/L의 소견을 보이는 폐혈증 환자의 경우는 급성 호흡성 알칼리증과 급성 대사성 산증이 혼재된 불안정한 혼합 산-염기장애의 상태이다.

비법 3. 주어진 $PaCO_2$의 변화에 대한 pH와 HCO_3^-의 변화를 예측할 수 있는 단순한 법칙이 있다. 만약 $PaCO_2$의 변화로 인해 예상되는 pH나 HCO_3^-의 변화가 크거나, 작으면 환자는 아마도 대사성 산-염기장애를 갖고 있다. 일차적인 저환기(호흡성 산증)나 과환기(호흡성 알칼리증)에서 $PaCO_2$가 10 mmHg 변할 때 예상되는 pH와 HCO_3^-(mEq/L의 단위로)의 변화를 아래의 표와 같은 공식을 만들었다.

CONDITION	ACUTE	CHRONIC
Respiratory acidosis	pH ↓ by 0.07	pH ↓ by 0.03
	HCO_3^- ↑ by 1	HCO_3^- ↑ by 3−4
Respiratory alkalosis	pH ↑ by 0.08	pH ↑ by 0.03
	HCO_3^- ↓ by 2	HCO_3^- ↓ by 5

이 공식은 호흡성 산증, 알칼리증이 있는 혼합 산-염기장애를 진단할 때 상당히 유용하다. 급성 CO_2 retention 시(예; 급성 저환기 상태) 는 hydration reaction(수화반응)이 오른쪽으로 이동하여 결과적으로 HCO_3^-가 약간 증가한다. 급성 CO_2 배출 시(예; 급성 과환기증) 는 hydration reaction이 왼쪽으로 이동하여 결과적으로 HCO_3^-

가 약간 감소한다. 이런 변화는 즉각적인 반응이고 신장이나 신장의 보상작용과 관계 없이 일어난다.

- Hypercapnia가 있는 상태에서 HCO_3^-가 약간 낮거나 정상인 경우 동반된 대사성 산증의 존재를 의미한다. 예. pH = 7.27, $PaCO_2$ = 50 mmHg, 그리고 HCO_3^- = 22 mEq/L
- Hypocapnia가 있는 상태에서 HCO_3^-가 약간 높거나 정상인 경우 동반된 대사성 알칼리증의 존재를 의미한다. 예. pH = 7.56, $PaCO_2$ = 30 mmHg, 그리고 HCO_3^- = 26 mEq/L

비법 4. 완전히 보상된 대사성 산증에서 $PaCO_2$의 수치는 동맥혈 pH의 끝자리 두 숫자와 같다(예: pH 7.25, $PaCO_2$ 25 mmHg). 이 관찰결과는 대사성 산증에서 예측된 호흡성 보상작용을 계산하는 다음과 같은 공식을 반영한다.

$$\text{예측된 } PaCO_2 = [1.5 \times \text{혈청 } CO_2] + (8 \pm 2)$$

이와는 반대로 대사성 알칼리증에 대한 보상작용($PaCO_2$를 증가시킴으로 보상하는 데)은 상당히 다양하며 어떤 경우는 $PaCO_2$의 증가가 없거나 아주 적다.

요약: 산-염기장애의 진단을 위한 임상적 접근법과 검사실적 접근법

- ABGA 결과와 전해질 소견으로부터 산-염기장애의 존재를 확인하라. 혈청 CO_2를 확인하라. 만약 비정상이라면 산-염기장애가 존재한다. 만약 AG이 약간 증가하였다면 대사성 산증이 있는 것이다. 만약 BG가 0에서 벗어나 있으면 (양수 또는 음수 모두) 추가적인 산-염기장애가 있는 것이다.
- pH, $PaCO_2$ 그리고 HCO_3^-를 검토해서 명백한 일차성 산-염기장애가 있는지 살펴본다. 만약 여기에서 벗어나면 혼합 산-염기장애가 있는 것을 시사한다.(비법 2-4)
- 산-염기장애를 설명하기 위하여 완전한 진찰(병력청취, 이학적 검사, 과거의 ABGA 결과, 혈청 전해질 결과를 포함한 다른 검사결과)을 시행한다. 공존하는 임상상황으로 인하여 반대의 산-염기장애가 발생할 수 있기 때문이다. 그래서 산증이 명백한 경우라도 pH가 높아서 알칼리증처럼 보이기도 하거나 명백한 알칼

리증이 있는데도 pH가 낮은 산증처럼 보이기도 한다.

- 먼저 임상상황의 원인질환을 치료하라. 이를 통해 대부분의 산–염기장애를 교정할 수 있다. 만약 생명을 위협하는 정도의 심한 산혈증, 알칼리혈증인 경우 pH가 7.30–7.52 ($[H^+]$ = 50–30 nMol/L)의 범위에 이르도록 치료하면 된다.
- **언제나 임상적 판단을 적용하여야 한다.**

Chapter 1

ABGA를 해석한다는 것은?

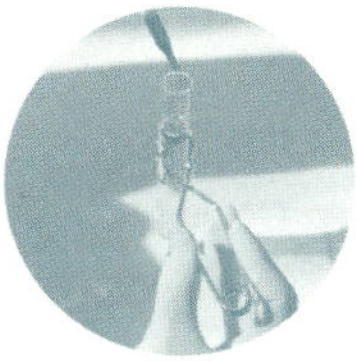

>> 하나의 혈액검체, 두개의 기계

하나의 혈액검체

이 책은 ABGA 결과를 해석하고 사용하는 방법에 관해 쓴 책이다. ABGA는 보통 radial artery(요골동맥), brachial artery(상완동맥), femoral artery(대퇴동맥)에서 헤파린이 코팅된 주사기로 채혈한 동맥혈을 얼음에 보관한 채로 검사실로 운반, 즉시 시행하는 검사이다. 채혈에서 결과 보고까지 보통 10-20분 정도 걸린다.

엄격히 말해 'blood gas'는 통상적인 조건에서 혈액 속에 미량이라도 용해되어 있는 모든 가스를 포함한다. 이런 관점에서 볼 때 다음 중 어떤 것이 'blood gas'에 포함될 수 있는지 아래 답가지에 표시해 보자. 용어는 알파벳 순서로 나열되어 있다**(책을 그냥 눈으로 읽지 말고 당신이 생각한 답가지에 반드시 연필로 동그라미 표시를 해보라)**.

a. base excess(염기과잉)
b. bicarbonate(중탄산염)
c. carbon dioxide(이산화탄소)
d. carbon monoxide(일산화탄소)
e. glucose(포도당)
f. helium(헬륨)
g. hemoglobin
h. krypton(크립톤)
i. nitrogen(질소)
j. oxygen(산소)
k. pH

이산화탄소, 일산화탄소, 헬륨, 크립톤, 질소 그리고 산소는 보통의 조건에서 가스 상태로 존재하며 또한 혈액 내에 용해되기 때문에 이를 모두 'blood gas'로 부른다.

pH는 비록 가스는 아니지만 ABGA에서 통상적으로 검사하므로 현재는 ABGA의 한 항목으로 확고한 위치를 갖고 있다. 마찬가지로 bicarbonate(중탄산염) 또한 혈액 내 가스가 아닌 carbonic acid(탄산)의 anion(음이온)이지만 ABGA의 한 검사항목으로 보통 계산되고 있다. Base excess(염기과잉)는 혈액 내 모든 buffer base(완충염기)를 정상화하기 위해 필요한 산이나 염기의 양을 반영한다(7장 참고).

비록 포도당은 혈액 안에서 용해되지만 이는 가스가 아니고 실온에서 결정화되는 물질이다. 마찬가지로 헤모글로빈은 적혈구내에 존재하는 산소를 운반하는 물질이며 어떤 조건에서도 가스 상태가 되지는 않는다.

질소, 크립톤 그리고 헬륨은 불활성 가스이며 혈액 속에 용해된다(특히 뒤의 두 가지 가스는 미량 용해되어 있다). 불활성 가스는 임상적으로 문제를 일으키지 않으므로 ABGA 검사 시 이런 것들을 측정하지 않는다(질소는 bend(잠함병)나 수중 잠수와 관련된 질환의 원인이나 이런 문제는 특수 분야의 의학이고 ABGA로는 진단되지는 않는다).

일산화탄소는 가스이며 헤모글로빈과 결합된 것은 %carboxyhemoglobin(%일산화탄소 헤모글로빈, %COHb)으로 측정할 수 있다. 10% carboxyhemoglobin은 헤모글로빈의 산소결합 가능 부위의 10%가 일산화탄소로 결합되어 있는 것이다. 일산화탄소를 용해된 상태(일산화탄소 분압으로써, PCO)로 측정할 수 있으나 혈액에 용해된 양이 소량이므로 PCO를 직접 측정한 결과를 %COHb로 간접적으로 표현한 것에 불과하다. 따라서 대부분의 검사실에서는 %COHb로 측정하도록 준비되어 있다.

요약하면 ABGA는 통상적으로 혈액 내 모든 가스를 측정하는 것은 아니며 ABGA 결과지에 보이는 검사항목이 전부 다 혈액 내 가스도 아니다. 이산화탄소와 산소는 항상 측정하며 분압의 형태인 $PaCO_2$, PaO_2로 각각 표시한다. 대부분의 검사실에서 일산화탄소는 %COHb로 측정하도록 되어 있다. 그리고 질소, 헬륨 그리고 크립톤(물론 그 외 다른 불활성 가스를 포함하여)은 측정하지 않는다.

두 가지 검사

ABGA 기계는 pH, $PaCO_2$, PaO_2를 직접 측정하고 bicarbonate와 base excess는 계산하여 결과를 보고한다. 모든 병원은 아니지만 대부분 병원의 검사실에서는 ABGA 기계와 함께 co-oximeter(그림 1.1)라는 기계를 갖고 있다. Co-oximeter는 소량의 동맥혈 검체로 hemoglobin content(g/dL)와 hemoglobin binding과 관련된 수치; SaO_2, %COHb, %methemoglobin, hemoglobin content(g/dL)를 측정한다. 그리고 이 결과로부터 동맥혈 oxygen content(CaO_2)를 계산할 수 있다. 대부분의 검사실은 기계를 하나만 쓰거나 아니면 둘 다 쓰는 형태로 나뉘어 있다. 그러나 최근 기술의 발전에 의하여 두 개의 기계를 하나의 기계로 합쳐서 한번 주입한 검체로 두 가지 검사(blood gas 및 co-oximetry측정)가 가능하게 만든 것도 있다(그림 1.2).

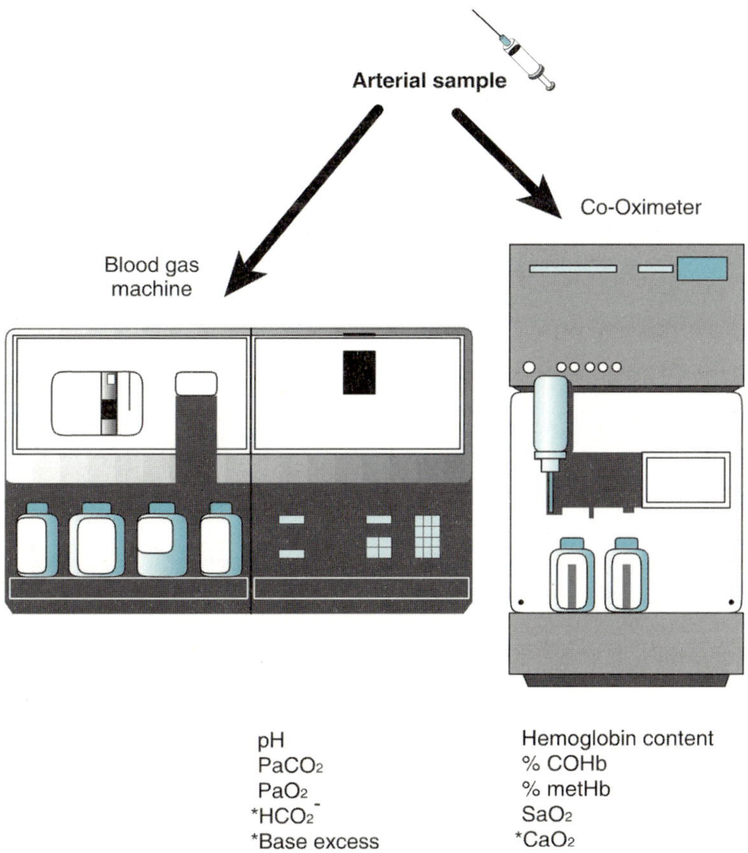

그림 1.1. 2종류의 혈액가스 검사기기: 측정한 수치와 계산된 수치(*)

'**두 가지 검사기계, 두 가지 검사결과**'를 강조하는 이유는 ABGA를 판독하는 수많은 의사들이 co-oximetry가 별도의 검사라는 사실을 모르기 때문이다. 따라서 이 검사가 가능하지 않을 수 있고 또 가능하더라도 담당 의사가 구체적으로 이 검사를 처방하지 않으면 시행되지 않기 때문이다.

만일 co-oximetry가 가능하지 않거나 또 가능하더라도 검사를 처방하지 않으면 우리는 일산화탄소중독, methemoglobinemia 등과 같이 생명에 심각한 위험을 초래할 수 있는 상황을 놓칠 수 있다. 이 경우 환자에게 동반된 폐질환이 없으면 PaO_2는 정상이며 PaO_2를 가지고 계산된 SaO_2는 실제 측정한 결과에 비해 높게 '정상'으로 잘못 보

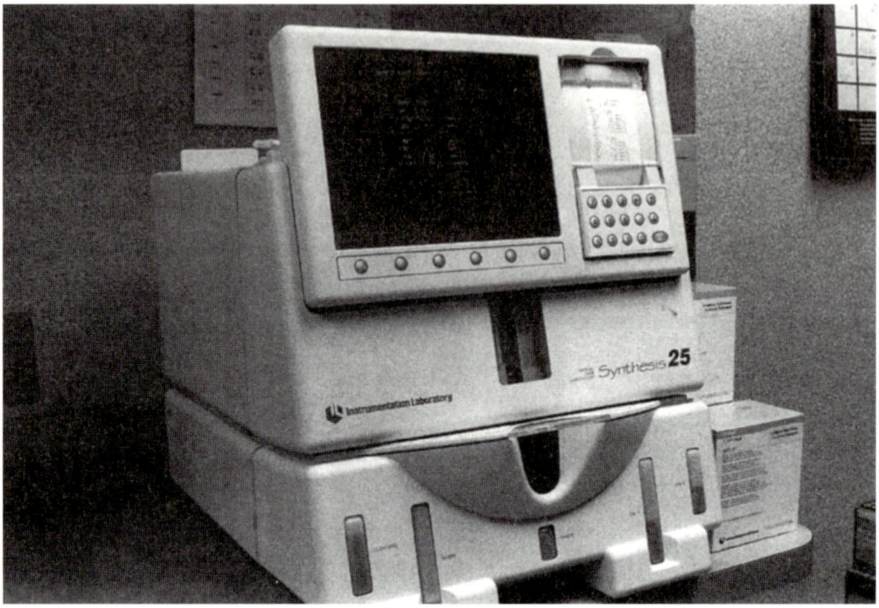

그림 1.2. 통상적인 ABGA 기계와 co-oximeter가 합쳐진 분석기기. 혈액샘플을 한번 투입하면 표 1.1에 나열된 모든 결과를 얻을 수 있다. 현재 대부분의 검사실에서는 두 기계가 합쳐진 이와 같은 기계를 사용한다.

고되므로 심각한 오진이 발생할 수 있기 때문이다. 현재 근무하는 병원이 어떤 상황인지는 모르나 **완전한 'blood gas analysis'는 두 가지 검사: 'blood gas'와 'hemoglobin content 및 hemoglobin binding과 관련된 측정 결과(co-oximetry에 의한)를 포함한 것이다' 라는 사실을 기억해야 한다.**

정리하면, blood gas검사실에서 사용되는 검사기계는 크게 3가지 종류가 있다.

- Blood gas만 있는 기계: co-oximetry(hemoglobin과 관련된)를 측정할 수 없다.
- Blood gas기계 및 분리된 co-oximeter(그림 1.1)기계: 완전한 'blood gas analysis'를 위해서는 동맥혈 검체를 나누어 두 기계에 넣어야 한다.
- Blood gas와 co-oximeter가 하나로 된 기계: 동맥혈 검체를 한번 만 삽입해도 완전한 'blood gas analysis'결과를 얻을 수 있다(그림 1.2).
  (역자 주; 진단검사의학과에 설치된 기계는 대부분 그림 1.2와 같이 ABGA 기계와 co-oximeter가 합쳐진 것이다. 그러나 일상적으로 두 가지 검사를 모두 시행

해 보고하지 않으며 co-oximetry는 별도로 처방해야 검사가 시행된다. 그리고 ER, ICU 등에 설치된 ABGA 기계는 대부분 blood gas만 검사되는 기계이다)

아래 밑줄 쳐진 빈칸에 현재 근무하는 병원의 blood gas검사실이 어떤 기계로 구성되어 있는지, 또 동맥혈의 co-oximetry 결과를 얻기 위해 어떻게 해야 하는지? (일상적으로 해주는지, 아니면 별도의 처방이 필요한지, 등)를 적어보라.

이 질문에 대한 답은 저자가 할 수 없다. 그러나 그냥 넘어가지 말고 스스로 자기가 근무하는 병원의 상황을 파악해 두기 바란다.

이제부터, 우리가 함께 답할 수 있는 문제를 풀어 보자. 한 검체를 가지고 시행한 ABGA 검사 결과 중 SaO_2 + %COHb + %methemoglobin의 합이 최대로 얼마가 될 수 있을까?

a. 100%

b. 200%

c. Hemoglobin content에 따라 다르다.

%COHb가 일산화탄소와 결합한 헤모글로빈의 %를 말하는 것 같이 SaO_2는 산소와 화학적으로 결합한 헤모글로빈의 % 즉 $\%O_2Hb$ 또는 %oxyhemoglobin (SaO_2가 더 널리 사용되는 용어지만)으로 표현할 수 있다. 헤모글로빈의 결합부위는 동시에 하나 이상의 가스와 결합할 수 없으므로 $\%O_2Hb$와 %COHb는 부가적인 관계이다.

Methemoglobin은 헤모글로빈의 철부분이 정상적인 ferrous(제일철염, Fe^{++}상태)가 아닌 ferric(제이철염, Fe^{+++}상태)인 것을 말하며 이런 상태의 헤모글로빈에는 산소나 일산화탄소가 결합할 수 없다. 따라서 SaO_2, %COHb, %methemoglobin은 각각 total

표 1.1. 정상 ABGA 소견*

MEASUREMENT	VALUE
pH	7.35 – 7.45
$PaCO_2$	35 – 45 mmHg
PaO_2	〉 70 mmHg**
SaO_2	22 – 26 mEq/L
HCO_3^-	93 – 98%**
%MetHb	〈 2.0%
%COHb	〈 3.0%
base excess	–2.0 에서 2.0 mEq/L
CaO_2	16 – 22 mL O_2/dL

* 해수면에서 대기호흡할 때
** 나이에 따라 달라진다.

hemoglobin content중 서로 다른 부분을 나타내며 따라서 이들의 합은 100%를 넘지 못한다.

요약하면 ABGA 기계는 산소와 이산화탄소의 분압(PaO_2와 $PaCO_2$), pH를 측정하며 이 측정치를 가지고 계산하여 몇 가지 계산치를 보고한다. Co-oximeter는(ABGA 기계와 분리형, 일체형 여부와 관계없이) 헤모글로빈의 양과 여러 상태를 측정하여 oxygen content를 계산할 수 있게 해준다(2장 참조). PO_2, PCO_2, pH는 모든 ABGA 검사실에서 측정하며 많은 검사실에서 이와 동시에 co-oximeter를 통해 부가적인 항목(그림 1.1, 1.2)을 검사하게 된다. ABGA의 정상 측정치 및 계산치를 표 1.1에 정리하였다.

전해질 측정

지난 10여 년 간 ABGA 검사실에서 동맥혈을 이용하여 부가적으로 전해질(Na, K, Cl, bicarbonate, 때로는 Ca, Mg)을 측정하고 있다. 이는 ABGA 기계에 특수전극을 결합시켜 가능케 되었다. 그림 1.2에서 이런 기계를 보여주고 있는데 동맥혈을 이용 ABGA, co-oximeter 및 전해질 측정이 가능하다.

ABGA를 바르게 해석하기 위해 필요한 기초적인 생리학적 지식은?

올바른 ABGA 해석을 위해서는 의심할 여지없이 기초 호흡생리에 대한 지식이 필수적이다. 이와 관련된 3가지 생리적인 과정과 4가지 공식을 다음 장에 설명하겠다.

생리학 교과서에는 기본적인 내용이 설명되어 있지만 이것이 ABGA 해석이나 임상적 상황에 모두 필요한 것은 아니다. 그러나 기초적인 지식이 없이 ABGA를 임상적으로 해석하는 것은 어렵다. 만약 여러분이 생리학 책을 갖고 있다면 산소화, 환기, 산-염기평형에 관한 부분을 이 책과 함께 공부하기 바란다. 참고로 추천할 만한 교과서는 부록 E의 문헌목록에 정리하였다. 여러분이 이런 기초지식을 갖고 있다는 가정 하에 이 책을 썼으며 생리학 교과서의 복습은 개개인이 자신의 필요에 따라 하기 바란다.

ABGA 해석 시 필요한 부수적인 정보는?

이 책의 많은 부분은 폐포환기, 산소화, 산-염기평형 등을 바르게 해석하기 위해 ABGA 결과와 다른 부수적인 정보를 어떻게 종합하여 해석할 것인지를 설명한다. 이러한 종합적인 해석을 통해 ABGA를 바르게 해석할 수 있는 지식을 습득할 수 있다. 따라서 기본 호흡생리의 지식 외에도 다음의 3가지에 대한 정보가 필요하다.

1. ABGA 검사 시 환자의 주위환경
   - FiO_2
   - 대기압
2. 부수적 검사소견
   - 지난번 ABGA 소견
   - 전해질, 혈당, BUN
   - hemoglobin content, 헤마토크리트
   - 흉부엑스선 소견
   - 폐기능검사 결과
3. 임상적 정보. 이는 환자의 병력, 이학적 검사 소견을 포함한다.
   - 특히 환자의 호흡수 및 다른 vital signs(활력 징후들)
   - respiratory effort(호흡노력)의 정도

- 의식의 상태
- tissue perfusion(조직관류)의 정도

ABGA 결과를 보고 이를 적절히 해석하기 위해서 항상 생각해야 할 문제는 '이 결과를 해석하기 위해 필요한 다른 임상 및 검사소견은 없는가?'이다. 예를 들어 환자의 의식이나 호흡노력 등의 정보 없이 단지 $PaCO_2$만 가지고는 바른 해석을 할 수는 없다. 또 추가적인 산소공급을 받고 있는 환자의 낮은 PaO_2는 대기 중에서 호흡하는 환자의 낮은 PaO_2와는 임상적으로 큰 차이가 있다. 그리고 낮은 PaO_2소견을 해석할 때 흉부 엑스선 소견 또한 중요한 정보가 될 수 있다. pH와 HCO_3^-는 혈청 전해질의 소견을 알아야 비로소 제대로 해석할 수 있는 경우가 있다. 따라서 ABGA를 바르게 해석하려면 환자의 임상상태, 검사소견 등을 종합적으로 알고 있어야 한다.

환자의 환경: FiO_2와 대기압

정상 PaO_2는 FiO_2와 대기압 및 환자의 나이에 따라 달라진다. 공기는 약 21%의 산소와 78%의 질소 그리고 1%의 불활성 가스로 구성되어 있고 호흡하는 환경에 따라 이 구성이 바뀌지는 않는다. 즉 어떤 고도에서도 대기 중 FiO_2는 0.21이다(FiO_2를 21%로 표시해도 된다). 대기압은 측정지점 대기의 무게이다. 해수면에서의 대기압은 평균 760 mmHg이다. 즉 해수면에서 대기는 한쪽 끝이 막힌 단면적 1 cm^2의 수은주 760 mm를 지탱할 수 있는 압력을 만든다. 고도가 올라가면 대기압은 점차 감소한다. 따라서 지구에서 가장 높다고 하는 에베레스트산 정상에서의 대기압은 253 mmHg밖에 되지 않는다(그림 1.3). 대기압은 대기를 구성하는 모든 가스무게의 합이다. 따라서 각각의 가스는 각각의 분압을 만든다. 표 1.2는 해수면에서 dry air(건조공기)의 분압이다.

dry air 중 어떤 가스의 분압은 공기 중에 그 가스가 차지하는 %에 대기압을 곱한 수치이다.

$$P_{GAS} \text{ in dry air} = \% \text{ of gas} \times P_B$$

그러면 왜 dry air라는 말을 쓰는가? 공기 중에는 수증기가 있어서 그 자체가 분압을 만들기 때문이다. 수증기가 다른 가스를 희석시키는 작용을 하므로 산소나 질소 등과 같은 어떤 가스의 분압을 구하기 위해서는 먼저 대기 중에서 수증기에 의한 분압을 빼야 한다. 날씨에 따라 대기 중의 수증기는 0부터 완전 포화된 상태까지 가능하며 수

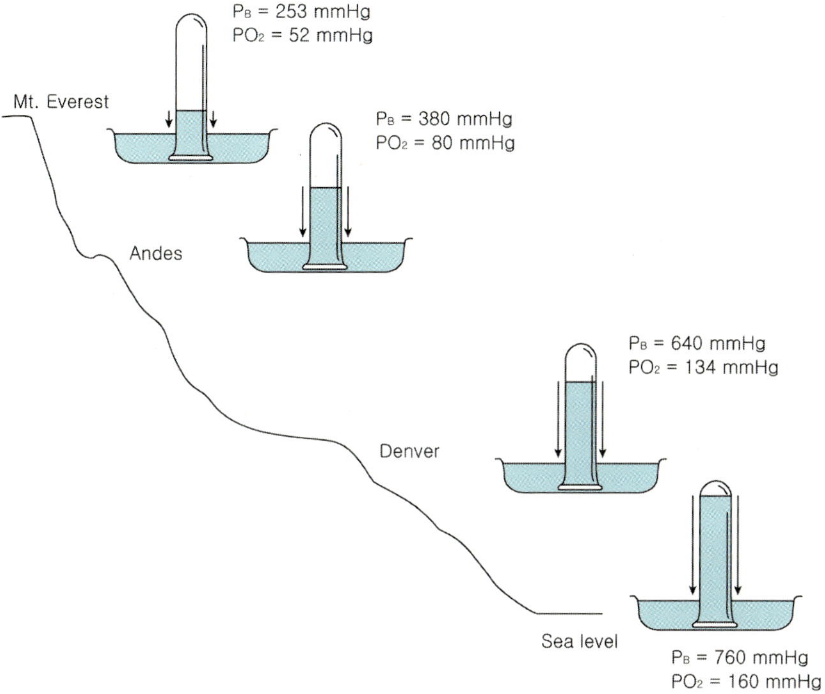

그림 1.3. 대기압(P_B)에 미치는 고도(高度)의 영향. 고도가 상승함에 따라 대기압(P_B)이 감소하며 이에 따라 공기에 의해 지지되는 수은주의 높이가 감소한다.

증기압의 분압은 0에서부터 50 mmHg까지 가능하다. 예를 들어서 대기가 부분적으로 수증기에 의해 포화되어 P_{H_2O}가 27 mmHg라면

$$P_{GAS} = \% \text{ of Gas} \times (P_B - 27)$$

대기 중의 P_{H_2O}와 관계없이 상기도를 통과한 공기는 수증기로 포화된다. 따라서 흡입된 공기는 47 mmHg의 수증기압을 갖게 된다(37℃에서: 체온에 따라 수증기압은 조금씩 달라진다). 이렇게 상기도를 따라 흡입되는 동안 공기는 수증기로 완전히 포화되므로 대기 중 P_{H_2O}정도는 임상적으로는 중요하지 않다.

표 1.2에는 dry air 내의 주요 가스와 분압을 나열하였다. 임상적 적용을 위해 우리는 공기 중 산소의 퍼센트를 0.21(21%)로 반올림 했고 이것이 대기호흡 시 흡기 중 산소 분획 또는 FiO_2이다(물론 대기 중에 약간의 CO_2가 있으나 임상적 적용을 위해 흡기 PCO_2를 0으로 가정한다).

표 1.2. 해수면에서의 건조공기의 조성

GAS	PERCENT IN AIR	PARTIAL PRESSURE (mmHg)
Nitrogen	78.08	593.41
Oxygen	20.95	159.22
Carbon dioxide	00.03	0.23
Other gases[a]	00.94	7.14
Total	100.00	760.00

[a]주로 argon.

통상적으로 우리가 숨쉬는 대기는 어디에서든지 일정한 산소농도를 유지하나 고도가 증가함에 따라 대기압은 감소하고 산소분압 또한 고도증가에 따라 감소한다(그림 1.2). 아주 높은 고도에서 적절한 수준의 산소를 유지하기 위해서는 1) 환경의 변화 2) 생리적 적응 등 두 가지 방법이 있다.

첫째 방법인 환경의 변화에는 대기압을 증가시키거나 FIO_2를 증가시키는 방법이 있다. 비행기가 고도 7000-8000피트(2000-2500m) 이상을 비행하게 되는 경우 FIO_2를 0.21로 유지하면서 기내 압력을 높여 비행 중 산소분압을 유지하도록 한다. 그러나 가압이 곤란한 경우에는 FIO_2를 높인다. 예를 들면 등산가는 아주 높은 고도(즉 20,000피트; 6000m정도)에서 휴대용 산소를 사용하여 FIO_2를 증가시키는 것이다.

둘째 방법인 생리적 적응에는 다양한 높이의 고도에서 일어나는 생리학적인 적응은 잘 알려져 있으나 아주 높은 고도에서 적응은 불가능하다. 4장에서 논의되겠지만 그럼에도 불구하고 생리학적 적응이 가능하기 때문에 인간은 에베레스트산을 무산소 등정을 할 수 있는 것이다.

임상문제 1.1

1978년에 처음으로 두 사람의 등산가가 에베레스트산 무산소 등정에 성공하였다. 이것이 가능하게 된 주된 생리학적인 적응기전을 무엇이라 생각하는가?

대기압을 이야기할 때 강조해야 하는 것이 있다. 평균기도압은 항상 대기압과 같아야 한다(이는 기계호흡이 아닌 자발호흡일 때는 맞는 말이다). 기계호흡 시 평균기도압은 대기압보다 약간 높으며 그 차이는 인공호흡기에 의해 보조되는 양압의 크기에 따라 달라진다. 만약 추가적으로 산소를 투여하는 경우 추가 공급된 산소가 체내 조직의 질소를 대체하게 된다. 대체되는 질소의 양은 FIO_2에 달려 있으나 어떤 FIO_2에서도 모든 가스분압의 합은 대기압과 같고 또 일정하므로 산소분압은 질소분압 중 극히 일부만을 대체할 수 있다. 그러나 충분한 기간 동안 100% 산소로 호흡하면 조직 내에서 질소를 완전히 제거할 수 있으며 폐포 PO_2를 생각할 때 중요한 사실이다(제4장 참조).

임상문제 1.2

다음 사람의 평균 기도압은:

a. Denver 거주자
b. New Orleans 거주자
c. 안데스산 등반가
d. 에베레스트산 정상위의 등산가
e. 2기압의 고압실에서 대기를 호흡하는 사람

임상문제 1.3

Denver의 고도는 5280피트이다. 대기압이 고도에 따라 직상관관계로 감소하는 것을 고려할 때 미국에서 가장 높은 고도에 위치하는 Colorado의 Leadville시(고도 10, 200피트)의 건조공기 중의 PO_2는 얼마일까?

임상문제 1.4

다음 같은 상황에서 수증기압을 제외하면 폐속의 모든 가스압은 얼마인가?

a. P_B = 760 mmHg, 정상체온(37℃)
b. P_B = 253 mmHg, 정상체온
c. P_B = 760 mmHg, 체온 39℃ (이것과 임상문제 1-4a의 답과 비교하면 어떤 것이 큰가?)

임상문제 1.5

일반적으로 미국동부 해안에서 미국서부 캘리포니아로 비행 시 나타나는 생리적 변화는?

a. PaO_2 95 mmHg로 건강한 사람인 경우?
b. PaO_2 75 mmHg인 경증 COPD환자인 경우?
c. PaO_2 58 mmHg인 중증 COPD환자인 경우?

임상문제 1.6

열기구를 이용하여 해수면에서 고도 4000 feet까지 상승하였다. 이 고도에서 다음 항목의 결과는 해수면의 결과와 비교할 때 높을까, 낮을까, 아니면 같을까?

a. FiO_2
b. 대기압
c. PaO_2
d. 폐 속의 수증기압
e. 평균 기도압
f. 폐포 속의 개개 분압의 총합(수증기압을 포함하여)

1장 임상문제 해답

1.1. 다음 장에 소개되지만 alveolar gas equation(폐포가스공식)에서 폐포 내 PO_2는 흡입한 산소분압과 직상관 관계를 보이나 $PaCO_2$와는 역상관 관계에 있다. 흡입한 산소분압은 FiO_2와 대기압에 의해서 결정된다. 등산가는 과환기로 $PaCO_2$를 낮춤으로 폐포(동맥혈) 산소압을 증가시켜 높은 고도에서 적응한다.

1.2. 어떤 조건에서도 평균기도압은 그 지점에서의 대기압과 같다(그림 1.2). 비록 대기압이 하루 중에도 조금씩 변하지만 특정 고도에서 평균 대기압만 알아도 ABGA 해석에는 충분하다. Denver에서 평균기도압은 640 mmHg, New Orleans(해수면)는 760 mmHg 그리고 안데스의 등산가는 어떤 산을 등산하는지에 따라 다르지만 어떤 봉우리에서는 380 mmHg이다. 그리고 에베레스트산 정상에서는 253 mmHg이다. 마지막으로 고압실에서 ambient pressure(주변의 기압)는 가압 정도에 따라 결정된다. 따라서 2기압에서의 주위기압은 2×760 mmHg = 1520 mmHg로 고압실 안에 있는 모든 사람의 평균기도압은 모두 같다.

1.3. Colorado, Leaderville의 대기압을 알 수는 없다. 그러나 그림 1.2에서 고도 1마일이 상승하면 P_B는 120 mmHg정도 감소하는 것을 알 수 있을 것이다. Leaderville의 고도는 2마일 이므로 P_B는 520 mmHg이다. FiO_2는 0.21이므로 Leaderville의 건조공기 PO_2는 109 mmHg이다(참고로 해수면에서는 PO_2는 160 mmHg이다).

1.4.

a. 기도압 = 대기압 = 760 mmHg
수증기압은 37℃에서 47 mmHg이므로 총 가스압은 760−47 = 713 mmHg이다.
(이는 해수면에서 폐포 내 산소분압, 질소분압, 이산화탄소분압의 합이다)

b. 1.4. a와 같은 이유로 마른 가스분압은 253−47 = 206 mmHg이다.

c. 고열의 환자는 정상보다 수증기압이 높다. 39℃에서는 수증기압이 52.4 mmHg로 정상체온보다 5.4 mmHg정도 높다. 따라서 정상 대기압 760 mmHg에서 이를 빼면 건조가스 분압은 707.6 mmHg가 된다(39℃에서 수증기압의 정확한 수치를 알 필요는 없다. 정상체온인 713 mmHg보다 조금 낮다는 정도라고 말면 충분하다). 체온의 변화에 따라 달라지는 건조공기 분압의(산소, 질소, 이산화탄소분압의 합) 크기는 작으므로 임상에서는 체온변화에 따른 수치를 고려하지 않고 수증기압을 대략 47 mmHg로 계산한다.

1.5. 3가지 경우 모두 P_B가 떨어지므로 동맥혈 PaO_2는 감소한다. 이 정도의 PaO_2 감소는 약간의 과호흡으로 어느 정도 보상된다. 보통 여객기의 기내압력은 비행고도와 관계없이 해발고도 7000피트에 상당하는 기내압력을 유지한다. 따라서 건강한 사람의 PaO_2는 생리적으로 큰 변화가 없다. PaO_2는 경증 COPD에서 뚜렷한 감소를 보이나 안정 시 PaO_2가 75 mmHg이상이면 임상적으로 큰 문제가 되지 않는다. 반면에 중증 COPD환자는 항공여행 시 주의하여야 하며 안정 시 PaO_2가 50 mmHg정도면 항공여행을 하지 말거나, 비행기에서 제공하는 추가적인 산소공급을 하면서 여행하도록 해야 한다.

1.6.

a. FiO_2; 같다.

b. 대기압; 낮다.

c. PaO_2; 낮다. 환기량의 약간의 증가가 있으나 대기압의 감소에 따른 PaO_2의 감소를 보상하기에 충분치 못하다.

d. 폐 속의 수증기압; 같다.

e. 평균 기도압; 낮다.

f. 폐포 속의 개개 분압의 총합(수증기압을 포함하여); 낮다, 임상문제 1.6의 e와 근본적으로 같은 질문이다.

Chapter 2

3가지 생리적 과정과 4가지 방정식

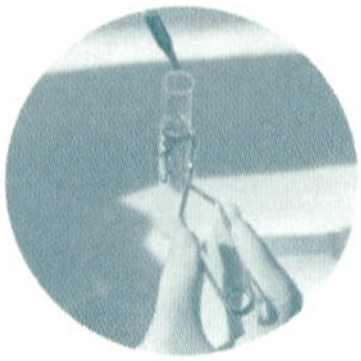

3가지 생리적 과정

학생들이 처음 ABGA를 접하게 되는 것은 교수들이 "이 환자의 PO_2를 보자", "저 환자의 PCO_2는 얼마인가?"라는 질문으로부터 시작된다. ABGA를 시행하는 기본적인 이유는 당연히 환자의 PaO_2, $PaCO_2$ 및 pH를 알기 위한 것이다. 그러나 왜 이러한 검사결과를 알아야 하는가? 또한 이 검사결과가 의미하는 것은 무엇인가? pH, PaO_2, 및 $PaCO_2$와 더불어 다른 검사소견 및 임상소견을 통해 아래의 3가지 중요한 생리적 과정을 평가할 수 있어야 한다.

- alveolar ventilation(폐포환기)
- oxygenation(산소화)
- acid-base balance(산-염기 평형)

ABGA를 시행하는 중요한 이유는 폐포환기, 산소화, 산-염기 평형을 평가하기 위해서다. 만약 이것을 빠르게 또 쉽게 검사할 수 있는 다른 방법이 있다면 ABGA는 필요 없을 것이다.

점차 비 침습적으로 pH, $PaCO_2$, 및 PaO_2(SaO_2를 측정함으로, 6장 참고)를 측정하는 방법이 널리 사용되고 있지만 임상에서 아직도 ABGA는 필요하다. ABGA 측정법은 종종 변할 수 있으나 ABGA를 통해 알 수 있는 폐포환기, 산소화, 산-염기 평형의 생리학적 원리는 달라지지 않는다. 임상적으로는 검사방법 자체 보다 검사 결과의 바른 해석과 이를 바탕으로 한 진료가 환자에게 유익하다.

4가지 중요한 방정식

다음의 4개의 기본적인 방정식은 ABGA의 이해와 해석에 있어서 중요하다.

	방정식	해석되는 생리과정
1.	PCO_2 equation	폐포환기
2.	Alveolar gas equation	산소화
3.	Oxygen content equation	산소화
4.	Henderson–Hasselbach 방정식	산–염기 평형

이 방정식들의 수가 많아서 임상적으로 중요한 것은 아니며 이들의 질적인 관계가 더 중요하다. 따라서 단순히 이 방정식들을 암기하는 것은 중요한 것이 아니고 이 방정식 속에 포함된 여러 변수들 사이의 관계를 이해하는 것이 중요하다. 이 책을 읽는 동안 또 본문 속의 문제를 해결하는 동안 각각의 방정식과 이들의 임상적 적용이 당신 것이 되기 바란다(이 방정식과 이 책에 사용되는 심볼은 부록 C에 정의되어 있다).

1. PCO_2 equation

PCO_2 equation은 호흡기계 진찰 소견 중 가장 흔히 관찰되는 환자의 호흡수와 호흡 노력에 대한 생리학적인 관점을 갖게 해준다. 이 방정식에서 PCO_2($PaCO_2$)는 대사작용에 의해 발생, 폐포로 전달된($\dot{V}CO_2$) 이산화탄소의 양과 직접적인 비례관계를 보이며 폐포환기량과는 반비례 관계를 보인다. $PaCO_2$가 $PACO_2$와 같다고 추정하면 이 방정식은 다음과 같이 표현될 수 있다.

$$PaCO_2 = \frac{\dot{V}CO_2 \times 0.863}{\dot{V}A}$$

여기서

$PaCO_2$ = 동맥혈 PCO_2(mmHg)

$\dot{V}CO_2$ = 대사에 의해 생성되고 폐로 전달된 이산화탄소의 양(mL CO_2/min)

0.863 = $PaCO_2$의 단위 mmHg에 대한 $\dot{V}CO_2$(mL CO_2/min) 및 $\dot{V}A$(L/min)의 이화 단위와 같은 상수

$\dot{V}A$ = 폐포환기(L/min) = $\dot{V}E - \dot{V}D$

$\dot{V}E$ = minute ventilation(분당환기량, L/min 또는 총환기량)

$\dot{V}D$ = dead space ventilation(사강환기량, L/min)

임상문제 2.1

만약 CO_2생성은 일정한데 폐포환기가 증가하면 $PaCO_2$는?

a. 증가한다.
b. 감소한다.
c. 변화없다.

임상문제 2.2

폐포환기가 일정한데 CO_2생성이 증가하면 $PaCO_2$는?

a. 증가한다.
b. 감소한다.
c. 변화없다.

임상문제 2.3

운동부하검사 중인 여자환자의 호흡수, 맥박수, CO_2생성율, minute 및 alveolar ventilation 이 모두 2배로 증가했다. 이 환자의 기저 $PaCO_2$가 40 mmHg라면 이 환자의 운동 시 $PaCO_2$는?

a. 20 mmHg
b. 30 mmHg
c. 40 mmHg
d. 알 수 없다.

임상문제 2.4

어떤 심한 폐기종 환자의 FEV_1이 0.5L(예측치의 25%)이다. 이 환자의 기저 $PaCO_2$가 45 mmHg 이고 이 환자가 운동 시에도 minute 및 dead space ventilation이 증가하지 않는다면 $PaCO_2$는 어떻게 변할까?

a. $\dot{V}CO_2$가 증가함에 따라 증가한다.
b. 변화가 없을 것이다.
c. 노력성 과호흡에 의하여 $PaCO_2$는 감소한다.
d. Oxygen consumption(산소소모량)에 따라 변한다.

2. Alveolar gas equation

Alveolar gas equation은 어떤 PaO_2수치를 이해하는데 필수적이고 산소가 폐포에서 혈액으로 잘 전달되는지 평가하는데 또한 필수적이다. PaO_2 28 mmHg이 비 정상인가? 50 mmHg는 어떨까? 또 95 mmHg는? 어떤 PaO_2수치를 바르게 해석하려면 PCO_2, FIO_2 및 대기압을 알아야 한다. 이것들이 alveolar gas equation을 구하는데 필요한 요소다.

$$PAO_2 = PIO_2 - 1.2(PaCO_2)^*$$

여기서

PAO_2 = 평균 폐포 산소분압

PIO_2 = 흡기 중(기관 내) 산소분압(mmHg) = $FIO_2(P_B - P_{H_2O})$

여기서

FIO_2 = 흡기 산소 농도(0.xx)

P_B = 대기압(mmHg)

P_{H_2O} = 수증기압(mmHg)

$PaCO_2$ = 동맥혈 PCO_2(mmHg)

임상문제 2.5

만약 PIO_2가 일정하고 $PaCO_2$가 증가하면 폐포 PO_2는?

a. 증가한다.
b. 감소한다.
c. 변화없다.

임상문제 2.6

만약 $PaCO_2$가 일정하고 FIO_2가 증가하면 폐포 PO_2는?

a. 증가한다.
b. 감소한다.
c. 변화없다.

---

* 이 공식은 임상적인 목적으로 널리 쓰이며 아래와 같은 공식적인 alveolar gas equation을 요약한 것이다.

$$PAO_2 = PIO_2 - (PACO_2) \times [FIO_2 + \frac{(1-FIO_2)}{R}]$$

PCO_2 equation에서 처럼 $PaCO_2 = PACO_2$ 라 가정하여 계산한다.

✍ 임상문제 2.7

만약 해수면의 대기압이 반으로 감소하고 $PaCO_2$도 정상에서 반으로 감소하면 폐포 PO_2는?

a. 증가한다.
b. 감소한다.
c. 변화없다.

✍ 임상문제 2.8

만약 PAO_2가 정상보다 증가하면 PaO_2는?

a. 폐가 정상이라면 PaO_2는 증가한다.
b. 폐가 정상이고 환자가 과환기를 하면($PaCO_2$는 감소) PaO_2는 증가한다.
c. 항상 증가한다.

✍ 임상문제 2.9

만약 PAO_2가 감소하면 PaO_2는?

a. 항상 감소한다.
b. 폐가 비정상인 경우 PaO_2는 감소한다.
c. 폐가 비정상인 경우와 환자가 저환기상태($PaCO_2$증가) 시 PaO_2는 감소한다.

✍ 임상문제 2.10

만약 고도 상승만이 유일한 변수라면 고도 상승 시 PAO_2는?

a. 증가한다.
b. 감소한다.
c. 변화없다.

제4장에서 PAO_2와 PaO_2 그리고 'A-a O_2 difference'의 임상적 응용을 다루겠다.

3. Oxygen content equation

산소는 가스이고 분압을 형성하나 다른 한편으로는 oxygen content를 갖게 된다. Oxygen content인 CaO_2는 단위가 mL O_2/dL이며 여기서 dL는 혈액의 양을 나타내는 것이다. CaO_2는 oxygen content equation(산소함유 방정식)을 이용하여 계산할 수 있다.

CaO_2 = hemoglobin에 결합된 산소량 + 혈장에 용해된 산소량

CaO_2 = ($SaO_2 \times Hb \times 1.34$) + 0.003($PaO_2$)

여기서

CaO_2 = mL O_2/dL (동맥혈)

SaO_2 = 동맥혈 산소포화도 (소숫점으로 표기 예: 0.98)

Hb = 헤모글로빈 content (g/dL blood)

1.34 = hemoglobin의 산소결합능 (mL O_2/gram Hb)

0.003 = 혈장에서의 산소용해 상수 = 0.003 mL O_2/mmHg PaO_2

제5장에서 PaO_2(oxygen pressure, 산소분압)와 CaO_2(oxygen content, 산소함유량)에 대해 자세히 설명하겠다. 그리고 조직은 매 분당 일정양의 산소분자가 필요하며 이것은 적절한 심박출량과 oxygen content에 의해 공급된다 (arterial oxygen content × 심박출량 = arterial oxygen delivery, mL O_2/min).

임상문제 2.11

만약 hemoglobin content가 25% 감소하면 CaO_2는?

a. 25% 이하로 감소한다.
b. 25% 이상으로 감소한다.
c. 25% 정도 감소한다.

임상문제 2.12

만약 SaO_2가 25% 감소하면 CaO_2는?

a. 25% 이하로 감소한다.
b. 25% 이상으로 감소한다.
c. 25% 정도 감소한다.

임상문제 2.13

PaO_2가 50 mmHg에서 100 mmHg로 2배 증가되나 hemoglobin content의 변화가 없으면?

a. CaO_2는 두 배 증가된다.
b. CaO_2는 25% 이상 증가한다.
c. CaO_2는 25% 이하로 증가한다.

임상문제 2.14

만약 정상 PaO_2가 100 mmHg이고 oxygen content가 20 mL O_2/dL라면 oxygen content에서 용해된 산소가 차지하는 비율은 얼마인가?

a. 1.5%
b. 3.0%
c. 4.5%

임상문제 2.15

만약 환자의 PaO_2가 100 mmHg이나 빈혈로 인해 CaO_2(arterial oxygen content)가 10 mL O_2/dL 밖에 되지 않는다면 oxygen content에서 용해된 산소가 차지하는 비율은 얼마인가?

a. 1.5%
b. 3.0%
c. 4.5%

4. Henderson – Hasselbach(H–H) equation

H–H방정식은 이 4가지 방정식 중 여러분이 가장 익숙한 방정식일 것이다. 이것은 pH와 extracelluar fluid(세포외액) 중 가장 큰 buffer인 bicarbonate buffer system(중탄산염 완충계)과의 관계를 보여준다. 혈액 내 산–염기장애가 발생하면 완충요소인 HCO_3^-, $PaCO_2$ 중 하나 또는 둘에 즉각적인 변화가 발생한다. 이들의 비율이 혈액의 산도를 결정하며 이는 H–H방정식에 의해 pH로 표시될 수 있다.

$$pH = pK + \log \frac{HCO_3^-}{0.03(PaCO_2)}$$

여기서

pH = 수소 이온농도의 negative logarithm
pK = 6.1, carbonic acid(탄산)의 해리상수의 negative logarithm
HCO_3^- = bicarbonate(중탄산염) 농도(mEq/L)
$PaCO_2$ = 동맥혈 내의 CO_2분압(mmHg)
0.03 = 혈장 내 CO_2용해 상수(mEq/L/mmHg)

H-H 방정식은 logarithm(로그)가 필요하므로 $[H^+]$와 HCO_3^-를 빠르게 계산하기 위해 요약한 방정식을 6장에 설명하였다. 그러나 다른 3가지 방정식과 마찬가지로 이 방정식도 계산이 중요한 것이 아니라 여러 변수의 관계를 이해하는 것이 중요하다.

임상문제 2.16

만약 HCO_3^-와 $PaCO_2$가 정상보다 2배 증가하면 pH는?

a. 변하지 않는다.
b. 2배로 증가한다.
c. buffer system(완충계)의 pK의 변화에 따라 달라진다.

임상문제 2.17

만약 HCO_3가 반으로 줄고 $PaCO_2$는 변화가 없으면 pH는?

a. 변하지 않는다.
b. 증가한다.
c. 감소한다.

임상문제 2.18

pH 7.4는?

a. HCO_3^-가 정상이다.
b. $PaCO_2$가 정상이다.
c. $HCO_3^-/PaCO_2$의 비율이 정상이다.

임상문제 2.19

만약 $PaCO_2$가 40에서 60 mmHg로 증가하면 H-H방정식은 어떻게 변할까?

a. pH가 감소할 것이다.
b. 중탄산염(bicarbonate)이 감소할 것이다.
c. 중탄산염(bicarbonate)이 상승할 것이다.
d. 모른다. 왜냐하면 변수 하나의 변화만으로 다른 두 가지 변화를 알 수 없기 때문에

이 4가지 방정식 외에도 ABGA를 설명할 때 사용하는 많은 다른 방정식이 있다. 중요한 것은 방정식에 집착하는 것보다 여러 변수(요소)사이의 질적인 관계를 잘 이해하는 것이 중요하다. 이 4가지 방정식의 관계를 잘 이해하면 계산이 필요한 경우는 별로 없을 것이다.

연필을 가지고 다음의 공란을 채워보라.

임상문제 2.20

만약 CO_2생성, PIO_2, HCO_3^-가 일정하다면 폐포환기가 감소함에 따라 ________________와 ___________는 감소할 것이다.

임상문제 2.21

만약 PIO_2와 HCO_3^-가 일정하면 $PaCO_2$는 증가할 것이고 _____________와 _____________는 감소할 것이다.

임상문제 2.22

PaO_2와 CaO_2의 관계는 아직 설명하지 않았지만 이미 잘 알고 있으리라 생각된다. 이 둘의 관계를 간략히 설명해보면?

____

____

임상문제 2.23

다음 중 어떤 것이 PAO_2에 영향을 주지 않는가?(참고: 4가지 방정식을 잘 생각해 보라)

a. $PaCO_2$
b. SaO_2
c. hemoglobin content
d. HCO_3^-
e. 고도
f. 대기압
g. FIO_2
h. 환자의 나이

4가지 방정식을 다음의 빈 공간에 한번 정리해보라. **책의 앞 부분을 보고 복습해보라. 다시 강조하는 것은 식이나 계산법을 암기하는 것 보다는 방정식을 이해하는 것이 중요하다.** 3장으로 진도를 나가기 전에 이 방정식의 내용을 완전히 당신의 것으로 만들어라.

$PaCO_2$ equation (이산화탄소 방정식)

$PaCO_2$ =

alveolar gas equation (폐포가스 방정식)

PAO_2 =

oxygen content equation (산소함유 방정식)

CaO_2 =

Henderson – Hasselbalch equation (H – H 방정식)

pH =

2장 임상문제 해답

제2장의 문제는 ABGA를 구성하는 여러 요소의 관계를 이해할 수 있도록 만들었다. 따라서 4가지 방정식을 하나 또는 둘을 이용하여 적절히 답할 수 있을 것이다.

2.1. b. $PaCO_2$ equation(이산화탄소 방정식)은 PCO_2는 CO_2생성양과 비례하고 폐포환기량과 반비례 한다. 그러므로 CO_2 생성량이 일정한데 폐포환기량이 증가하면 $PaCO_2$는 떨어진다.

2.2. a. 2.1.과 같은 이유로 만약 폐포환기는 일정한데 CO_2생성양이 증가하면 $PaCO_2$는 증가한다.

2.3. c. 이 문제에서 환자의 CO_2생성과 폐포환기가 각각 두 배로 증가하면 운동 후 $PaCO_2$는 40 mmHg로 일정하다.

2.4. a. 이 문제는 2.2. 문제와 비슷하다. 정의에 의하면 고정된 분당환기량 및 사강환기량은 변하지 않는다. CO_2생성은 운동증가에 따라 증가하나 이 환자에서처럼 폐포환기가 증가하지 않는다면 $PaCO_2$는 증가한다. 산소소비량은 $PaCO_2$방정식과는 관계가 없다.

2.5. b. Alveolar gas equation(폐포가스 방정식)을 보면 PIO_2가 증가하면 PAO_2가 증가하고 $PaCO_2$가 증가하면 PAO_2가 감소한다. 그래서 만약 PIO_2가 일정하고 $PaCO_2$는 증가한다면 폐포 PO_2는 감소한다.

2.6. a. 만약 $PaCO_2$가 일정하고 FIO_2가 감소한다면 폐포 PO_2가 증가한다.

2.7. b. 이 문제에서 해수면의 대기압(760 mmHg)과 기저 $PaCO_2$(40 mmHg)가 각각 반으로 줄었다. P_B의 감소는 폐포 PO_2를 감소시키며 반면에 $PaCO_2$가 감소되면 폐포 PO_2를 증가시킨다. 간단히 계산해 보면 $PaCO_2$의 감소로 대기압의 감소를 보상할 수 없다. 따라서 PAO_2는 감소한다.

2.8. a. 폐가 정상인 경우 PAO_2가 증가하면 또한 PaO_2는 증가한다. 이런 현상은 정상적인 폐를 갖고 있는 사람이 과호흡을 하거나, 하지 않거나 마찬가지이다. 따라서

b는 옳지 않다. 만약 폐질환이 있다면 PAO_2가 증가해도 PaO_2가 증가하지 않을 수도 있다. 따라서 c도 옳지 않다.

2.9. a. 산소는 단지 확산을 통해서 혈액 내로 들어가게 된다. 따라서 PAO_2의 감소는 PaO_2의 감소를 동반한다. 그러나 반대는 옳지 않다. 왜냐하면 PaO_2의 최저치는 폐의 상태에 따라 달라질 수 있다(환기-관류 관계).

2.10. b. 고도가 올라가는 것은 기압의 감소를 동반하고 따라서 PAO_2의 감소를 초래한다.

2.11. c. 만약 hemoglobin content가 25% 감소하면 CaO_2는 이와 비슷한 정도로 감소한다(여기서 비슷한 정도로 감소한다고 말한 것은 비록 작은 양의 oxygen content를 구성하지만 혈장 속에 용해되어 있는 산소분획은 헤모글로빈의 감소에 영향을 받지 않기 때문이다).

2.12. a. 임상문제 2.10과 같은 이유임

2.13. c. Hemoglobin content의 변화 없이 PaO_2가 50 mmHg에서 100 mmHg로 2배 증가하면 CaO_2는 O_2 content equation의 변수의 변화에 따라 변하다. PaO_2 50 mmHg, 100 mmHg는 산소포화도가 각각 85%, 98%이다. 따라서 CaO_2증가는 25% 미만이다.

2.14. a. 용해되어 있는 부분 = 0.003 mL O_2/dL × PaO_2, 따라서 용해되어 있는 산소는 0.3 mL/dL이다. 이것은 전체의 1.5%이다.

2.15. b. PaO_2는 문제 2.13과 같으므로 용해되어 있는 부분은 0.3 mL O_2/dL이다. 그럼에도 oxygen content가 문제 2.13의 절반인 10 mL O_2/dL이므로 용해된 산소에 의한 %의 증가는 2배이다. 또는 3%이다.

2.16. a. H-H방정식은 pH가 HCO_3^-/$PaCO_2$의 비율에 직접 연관 되어있다. 만약 HCO_3^-나 $PaCO_2$이 정상보다 2배 증가해도 비율의 변화가 없으면 pH는 일정하게 유지 된다.

2.17. c. 만약 HCO_3^-가 반으로 감소하나 $PaCO_2$가 변하지 않는다면 pH는 감소한다.

2.18. c. pH 7.40은 HCO_3^-와 $PaCO_2$비율이 정상이라는 것이다.

2.19. d. H-H방정식은 하나의 변수의 변화로 나머지 변화를 예측할 수 없는 것이다. 비록 acute CO_2 retention은 pH감소와 약간의 HCO_3^-의 증가를 보이기는 하나 이런 변화는 방정식에 의해 예측할 수 없는 것이다.

2.20. 이번 장에서 논의된 방정식에 의하면 CO_2가 증가하고 PIO_2, HCO_3^-가 일정하다면 폐포환기가 감소함에 따라 pH, PAO_2는 감소한다.

2.21. 만약 PIO_2와 HCO_3^-가 일정하다면 $PaCO_2$의 증가에 따라 pH와 PAO_2가 감소한다.

2.22. PaO_2와 CaO_2의 관계는 PaO_2와 SaO_2의 관계와 비슷하다. 즉 S자형 곡선을 보인다.

2.23. 다음 지표 즉 SaO_2, hemoglobin content, HCO_3^-, 환자의 나이의 변화는 PAO_2의 변화를 일으키지 않는다. 그러나 alveolar gas equation(폐포가스 방정식)을 구성하는 변수인 $PaCO_2$, 대기압, 고도(물론 이 또한 대기압에 영향을 준다), 그리고 FIO_2는 물론 PAO_2의 변화를 초래한다.

Chapter 3

$PaCO_2$와 폐포환기

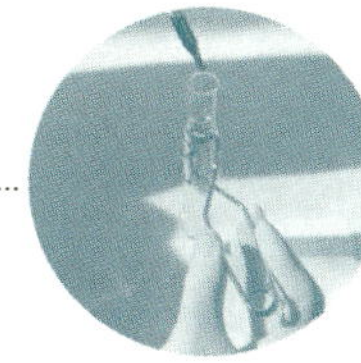

높거나 또 낮은 $PaCO_2$

ABGA 결과 $PaCO_2$는 높을 수도, 낮을 수도 있다. 정상 $PaCO_2$는 35–45 mmHg이므로 $PaCO_2$가 45 mmHg 이상이면 높은 것이고 35 mmHg 이하이면 낮은 것이다. 물론 $PaCO_2$를 올바르게 해석하는 것은 약간 복잡하다(그렇지 않다면 이 책을 읽을 필요가 없겠지!).

$PaCO_2$를 설명함에 있어서 우선 용어에 대한 동의가 필요하다. Hypercapnia(고탄산혈증)와 hypocapnia(저탄산혈증)는 $PaCO_2$가 각각 높고, 낮은 상태를 말한다.

$PaCO_2$	혈액의 상태	폐포환기 상태
〉 45 mmHg	hypercapnia(고탄산혈증)	hypoventilation(저환기)
35 – 45 mmHg	eucapnia(정상탄산혈증)	normal ventilation(정상환기)
〈 35 mmHg	hypocapnia(저탄산혈증)	hyperventilation(과환기)

Hypercapnia(고탄산혈증)가 저환기상태를 반영하는 이유는 제2장의 PCO_2 equation에 설명되어 있다.

$$PaCO_2 = \frac{\dot{V}CO(mL/min)_2 \times 0.863}{\dot{V}A(L/min)}$$

폐포환기($\dot{V}A$)는 1분 간 호흡한 모든 공기의 양($\dot{V}E$, 분당환기량)에서 1분 간 사강환기량($\dot{V}D$)을 뺀 값이다.

$$\dot{V}A = \dot{V}E - \dot{V}D$$

여기서

$\dot{V}E$ = 호흡수 × tidal volume(일회호흡량)

$\dot{V}D$ = 호흡수 × dead space volume(사강용적)

그림 3.1에서 alveolar space(폐포강)와 dead space(사강) 및 각 각의 공간에 의한 환기량을 보여준다. 여러 교과서에서 볼 수 있는 그림 3.1에는 각 환기량들이 실제와 달리 고정되어 있는 것처럼 표현되어 있다. 이 그림에서 사강은 – 여기서는 150 mL – 주로 가스교환에 관여하지 않는 기도(상기도, 기관, 기관지)에 의해서 구성된다. 또 가스교환이 일어나는 폐포라도 관류가 되지 않거나 관류가 적어지면 사강으로 변하는데 이는 많은 폐질환에서 흔히 발생한다.

사강에는 해부학적 사강과 생리학적 사강이 있다. 해부학적 사강은 가스교환에 참여하지 않는 기도 즉 폐포 전까지의 기관지를 포함한다. 생리학적 사강은 해부학적 사강에다가 환기는 이뤄지나 관류가 불규칙적으로 일어나 일부 또는 전체가 가스교환에 참여 하지 못하는 폐포공간을 더한 것을 말한다.

모든 폐포는 정상적으로 가스교환에 참여하므로 건강인에서 해부학적 사강과 생리학적 사강의 차이는 없다. 그러나 여러 폐질환에서는 생리학적 사강이 해부학적 사강보다 훨씬 큰 경우가 있다. 정상적으로 생리학적 사강(또는 총사강)과 일회호흡량의 비 ($\dot{V}D/\dot{V}T$)는 1/3이며 따라서 일회호흡량 500 mL 중 167 mL가 생리적 사강이다. 호흡기 질환에서는 심한 환기–관류 불균형으로 $\dot{V}D/\dot{V}T$비가 크게 증가할 수 있다. 예를 들어 심한 폐기종 환자의 경우에는 정상 일회호흡량 500 mL의 60%인 300 mL가 사강으로 변할 수 있다. 이 환자에서 사강이 증가되는 이유는 흡기 시 공기가 폐포로 들어가 환기는 이루어지나 폐포에 관류가 적거나 거의 없어 가스교환이 일어나지 않기 때문이

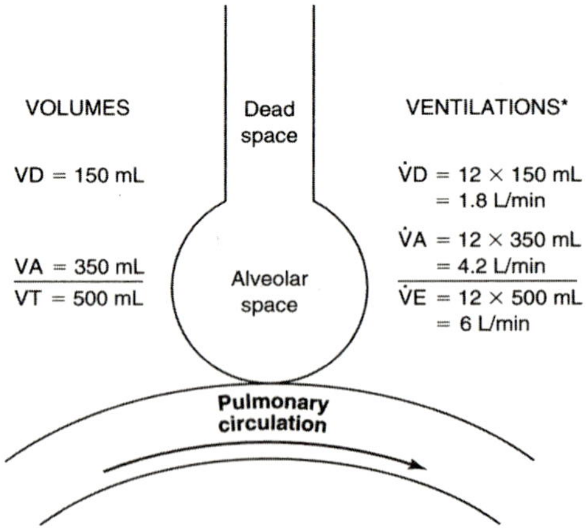

그림 3.1. 폐용적과 폐환기 간의 차이 *호흡수 = 12회/분

다. 이렇게 폐포 속에 들어가나 가스교환에 참여하지 않는 공기는 기관 또는 기관지에 들어가 가스교환에 참여하지 않는 공기와 더불어 wasted ventilation(낭비되는 환기량)이 된다. 낭비되는 환기량이 많아지면 환자의 work of breathing(호흡일)이 증가하게 되어 호흡곤란이 발생하게 되는 것이다. $PaCO_2$ equation에서 사강은 physiologic dead space(생리학적 사강) 또는 total dead space(총 사강)를 말한다. 분모의 기호 $\dot{V}D$는 생리학적 사강안에 분당 들어가는 환기량을 나타내며 따라서 모든 환기량이 가스교환에 참여하지는 않는다.

임상문제 3.1

만약 tidal volume이 500 mL이고 호흡수가 12회/분, $\dot{V}A$가 3 L/분이면 사강 및 $\dot{V}D$는 얼마인가?

임상문제 3.2

이 용적은 해부학적 사강 또는 생리학적 사강 중 어떤 것을 의미하는가?

$PaCO_2$ equation을 보면 저환기로 $PaCO_2$는 증가하나 실제로는 'CO_2생성량에 비해 폐포환기량이 적은 상태'를 말한다. 마찬가지로 과환기로 $PaCO_2$는 감소하나 실제로는 'CO_2생성량에 비해 폐포환기량이 많은 상태'를 말한다. $PaCO_2$와 관련해서 환기 정도를 표현할 때 편의 상 'CO_2생성량에 비해 폐포환기량이 적은' 이란 표현을 생략한다.

ABGA 결과 중 환자의 폐포환기 상태를 알기 위해 필요한 단 하나의 수치는 $PaCO_2$이다. 실제의 폐포환기량이나 CO_2생성량을 알 필요는 없다(이런 것은 통상적으로 측정되는 것도 아니고 ABGA 결과에 보고되지도 않는다).

임상적으로 환자의 $\dot{V}A$(폐포환기량)가 $\dot{V}CO_2$(CO_2생성양)와 비교해 적절한지를 알기만 하면 되고 만약 이것이 적절하면 $PaCO_2$는 정상범위에(35–45 mmHg) 있게 된다. 역으로 정상 $PaCO_2$는 이를 측정했던 순간 환자의 CO_2생성양에 대해 폐포환기가 적절히 이루어지고 있다는 것만을 의미한다.

요약하면 저환기, 과환기는 단지 $PaCO_2$가 각각 낮다, 높다는 것만을 의미한다. 이미 설명한 바와 같이 이것을 가지고 환자의 상태 즉 환자의 호흡수, 호흡의 깊이 또는 work of breathing을 표현할 수 있는 것으로 생각해서는 안 된다.

임상문제 3.3

호흡수 24회/분, tidal volume 300 mL, dead space volume 150mL, CO_2생성량 300 mL/분이라면 이 환자의 $PaCO_2$는? 환자는 약간의 호흡곤란 증세를 보이고 있다.

임상문제 3.4

임상 문제 3.3의 환자는 과환기, 저환기 또는 정상환기 중 어떤 상태인가?

임상문제 3.5

호흡수 10회/분, tidal volume 600 mL, dead space volume 150 mL, CO_2생성량 200 mL/분이라면 이 환자의 $PaCO_2$는? 환자는 약간의 호흡곤란 소견을 보이고 있다.

임상문제 3.6

임상 문제 3.5의 환자는 과환기, 저환기 또는 정상환기 중 어떤 상태인가?

임상문제 3.7

다음 중 어떤 환자가 과환기 상태에 있다고 말할 수 있는가?

a. accessory muscle을 사용하여 분당 30회로 호흡을 하는 50세 남자환자
b. 분당 호흡수가 8회 이며 $PaCO_2$가 28 mmHg인 의식불명의 29세 여자환자
c. 분당 호흡수가 22회 이며 tidal volume이 400 mL인 65세 남자환자

책을 계속 읽어 나가기 전, 다음 문장을 잘 읽고 맞는지 틀리는지를 표시하라.

?

$PaCO_2$가 증가하는 단 하나의 생리학적인 이유는 체내에서 생성되어 폐로 운반된 CO_2의 양에 비해 폐포환기량이 부족한 것이다(맞다, 틀리다).

$PaCO_2$는 'CO_2생성량에 대한 상대적인 폐포환기량' 이라는 것 외에는 다른 어떤 것도 의미하지 않기 때문에 위의 문장은 올바르다. '과도한 CO_2생성량에 대해 폐포환기량이 부적절하기 때문에 $PaCO_2$가 증가된다'는 것을 다시 한번 강조한다. 이는 폐가 정상인 경우 환기량이 감소하는 것이 문제이지 CO_2생성량이 증가하는 것 자체는 별 문제가 되지 않기 때문이다.

만약 과도한 CO_2생성량이 hypercapnia(고탄산혈증)의 원인이라면 CO_2생성량이 크게 증가하는 운동 시의 변화를 생각해 보자. Submaximal exercise(아최대운동) 즉, anaerobic metabolism(혐기성 대사) 이하에서 운동할 때 근육의 $\dot{V}CO_2$는 증가하는데 $PaCO_2$는 정상인 이유는 $\dot{V}CO_2$가 증가함에 따라 $\dot{V}A$도 증가하기 때문이다. 그러나 과도한 운동 – anaerobic threshold(혐기성 역치) 이상 – 에서는 lactic acidosis가 발생하므로 이를 보상하기 위하여 $PaCO_2$가 오히려 감소한다. 따라서 건강한 사람에서 심한 운동 후 $PaCO_2$가 오히려 감소할 수(정상적인 과환기 – normal hyperventialtion)는 있지만 절대로 증가할 수는 없다. 따라서 모든 'hypercapnia(고탄산혈증)는 CO_2생성량에 비해 폐포환기량이 적은 상태'라는 생리학적인 개념에서 $PaCO_2$증가의 임상적 원인을 생각해 볼 수 있을 것이다. 만약 $\dot{V}A = \dot{V}E - \dot{V}D$라면 $PaCO_2$의 증가는 다음 중 한 가지에 속할 것이다.

a. $\dot{V}E$가 충분하지 않은 경우: 이 상태는 중추신경계의 억제(예; 수면제등의 과다복용), 호흡근 마비(예; 중증 근무력증) 또는 호흡수나 호흡의 깊이에 영향을 미치는 기타의 조건에서 발생한다.

b. $\dot{V}D$의 증가로 $\dot{V}E$가 감소한 경우

이 경우는 중증COPD에서 흔히 발생하는데 이때 alveolar space등의 해부학적인 변화로 환기는 이뤄지나 관류가 적거나, 없는 경우 발생한다. 결과적으로 생리학적 사강이 과도하게 증가된다. 과도한 $\dot{V}D$의 증가는 심한 제한성 호흡장애(예; 폐섬유화증)등과 같이 호흡이 얕고, 빠른 경우에 관찰할 수 있다.

c. 일부 a.와 b.가 혼합된 경우

이 경우는 호흡근의 피로가 발생한 중증COPD환자에서 볼 수 있다. CODP에 의해 $\dot{V}D$가 증가하나 호흡근의 피로로 적절한 환기량을 유지하지 못하기 때문이다.

실제 임상에서의 환기상태 평가

PCO_2 equation에서 중요한 임상적인 추론은 $PaCO_2$를 알더라도 의사가 폐포환기의 적절성을 정확히 평가하기 어렵다는 것이다. $\dot{V}E$는 portable spirometer(휴대용 폐활량 측정기)로 쉽게 측정할 수 있으나(일회호흡량×호흡수) $\dot{V}E$ 중 사강의 비율은 정확히 알 수 없으며 CO_2생성량 또한 알 수 없기 때문이다. 주치의들이 흔히 실수하는 것은 환자의 호흡수가 빠르거나 깊으면 무조건 과환기라고 추측하는 것이다. 물론 그렇지 않은 경우도 있다.

증례. 늦은 밤, 인턴선생이 호출을 받고 할머니의 병실에 도착하였다. 환자는 심, 폐질환이 아닌 다른 원인으로 3일 전 입원하였다. 친찰 시 할머니는 안절부절하였고 호흡곤란을 호소하였다. 청진 상 호흡음은 깨끗하였으나 심박수가 약간 빠르고 호흡수가 30회/분인 것 이외의 큰 이상은 없었다. 간호사가 환자에 대해 "이 환자는 밤마다 이런 상태에요" 라고 말했다. 인턴선생은 '불안 및 과호흡' 이라고 챠트에 기록한 후 안정제를 투여하였다. 투약 30분 후 환자는 호흡이 심하게 느려지면서 청색증 소견을 보여 중환자실로 이송되었다.

안정제 처방을 하기 전 환자의 ABGA는 어떠했을까?

a. $PaCO_2$ 32 mmHg, PaO_2 60 mmHg

b. $PaCO_2$ 43 mmHg, PaO_2 80 mmHg

c. $PaCO_2$ 58 mmHg, PaO_2 52 mmHg

PCO_2 equation에서 볼 때 호흡수, 호흡의 깊이와 $PaCO_2$는 직접 관계가 없는데도 과호흡 만으로 환자의 $PaCO_2$를 평가한 것은 당연히 잘못된 것이다. 이 증례에서 환자의 호흡이 빠르기 때문에 과호흡 상태라고 추측하고 이 환자에게 안정제를 투여해도 별 문제 없으리라 생각한 것은 잘못이다. 실제로 이 환자는 저환기와 저산소 상태에 있었을 것이다(답: c).

Hypercapnia(고탄산혈증)는 호흡기 계통의 일부분(중추 신경계, 횡경막, 폐 그리고 기도를 포함한 흉곽)에 문제가 발생하였음을 의미하며 따라서 이런 장기들의 심한 기능장애를 의미한다. 가능한 임상적 원인으로는 안정상태의 COPD부터 급성 폐부종까지, 만성 마약중독에서부터 심한 간질성 폐질환까지 다양하다. 따라서 아무런 증상을 호소하지 않는 경우에서부터 즉각적인 응급처치가 필요한 경우도 있다.

호흡기의 심한 기능장애와 더불어 $PaCO_2$가 증가하면 생리학적인 측면에서 볼 때 3가지 나쁜 변화가 올 수 있다.

첫째로 $PaCO_2$가 증가함에 따라 추가적인 산소 공급이 없으면 PAO_2와 PaO_2가 떨어진다(4장 참고). 둘째로 만약 HCO_3^-가 증가하지 않으면서 $PaCO_2$가 증가하면 pH는 감소한다(7장 참고). 세째로 $PaCO_2$가 높아짐에 따라 $\dot{V}A$의 감소에 대한 환자의 방어기전(즉, 호흡자극)이 약해진다.

세번째에 대한 설명은 $PaCO_2$와 폐포환기의 관계를 표시한 그래프에서 예시되어 있다(그림 3.2). $PaCO_2$가 높은 부분일수록 $\dot{V}A$가 일정단위 감소함에 따라 $PaCO_2$증가가

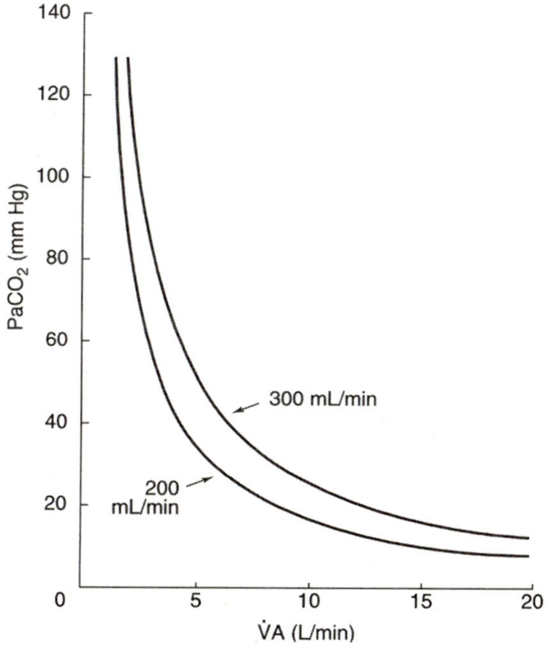

그림 3.2. 이산화탄소 생성율이 각각 200 mL/min과 300 mL/min일 때 동맥혈 이산화탄소 분압($PaCO_2$)과 폐포환기($\dot{V}A$)의 관계. 고탄산혈증환자(= 300 mL/min)에서의 폐포환기가 일정량 감소될 때 정상 또는 낮은 동맥혈 이산화탄소분압을 보이는 환자(= 200 mL/min)에서의 폐포환기가 일정량 감소될 때보다 더 많은 동맥혈 이산화탄소 분압의 증가를 보인다. 또한 폐포환기가 고정된 상태에서의 이산화탄소 생성이 증가하면 동맥혈 이산화탄소분압을 증가시킨다.

크다. 예를 들어 $\dot{V}CO_2$가 200 mL/분이고 환자의 baseline $PaCO_2$가 29 mmHg인 경우 $\dot{V}A$ 1 L/분의 감소(마취, 안정제투여, 폐렴 그 외 다른 이유 등이 원인)에 따라 $PaCO_2$는 34.5 mmHg로 증가한다. 그러나 환자의 baseline PCO_2가 60 mmHg인 경우는 $\dot{V}A$ 1 L/분 감소에 따라 $PaCO_2$가 90 mmHg로 증가된다.

임상문제 3.8

$\dot{V}CO_2$가 300 mL/분이며 baseline $PaCO_2$가 다음과 같을 때 $\dot{V}A$가 1L/분 감소함에 따라 $PaCO_2$의 변화는 어떠한가?

a. 30 mmHg
b. 40 mmHg
c. 50 mmHg

임상문제 3.9

폐포환기가 4 L/분으로 고정되어 있다면 아래의 CO_2생성양에서 $PaCO_2$를 계산하시요.

a. 200 mL/분
b. 300 mL/분
c. 400 mL/분

임상문제 3.10

폐기종이 심한 환자가 운동부하검사 중 treadmill을 시속 5km의 속도로 달리고 있다. 이 환자의 CO_2생성량은 50% 증가하였으나 폐포환기는 증가되지 않았다. 만약 이 환자의 baseline $PaCO_2$가 40 mmHg이고 휴식 시 $\dot{V}CO_2$가 200 mL/분이라면 운동 시 $PaCO_2$는 얼마일까?

비침습적인 PCO_2측정-capnography

호기가스의 CO_2분획을 분석함으로써 호기말 PCO_2(또는 $PetCO_2$)의 비 침습적인 측정이 가능하다. 흔히 $PetCO_2$가 PCO_2를 대체하여 사용되므로 동맥혈 채혈의 필요성이 감소된다. 이는 대부분의 임상 상황에서 $PetCO_2$는 PCO_2와 거의 같거나 차이가 있더라도 항상 일정한 양만큼 차이가 나기 때문에 가능하다.

호기가스 내 CO_2를 측정하는 것을 capnography라고 한다. Capnography는 infrared CO_2 analyzer나 mass spectrometer(Clark et al, 1992; Stock 1995; Wright 1992)를 이용하며 연속적으로 CO_2 측정이 가능하다. 대부분의 중환자실에서는 infrared CO_2 analyzer를 사용하여 많은 환자를 동시에 감시하는데 그 이유는 이 방법이 mass spectrometer법 보다 경제적이기 때문이다.

Capnography는 특히 기관삽관을 시행한 환자에서 널리 사용되는데 그 이유는 폐쇄된 호흡회로에 설치가 용이하고 또 대기와 혼합이 일어나지 않기 때문이다. Capnography는 호기가스를 포착해 낼 수 있는 특수 비강 카뉼라를 이용하면 자발호흡환자에서도 측정이 가능하다(Liu et al). 그러나 자발호흡환자에서는 자발호흡과 대기와의 혼합을 피하기 어렵기 때문에 널리 쓰이지 않는다. 다음은 기관삽관 후 기계환기를 시행하고 있는 환자에서의 경험을 바탕으로 기술 한 것이다.

기계환기 중인 환자에서 호기 가스 내 CO_2 측정을 위한 센서를 기계환기 튜브에 연결하여 호기, 흡기 시 CO_2를 측정할 수 있다. $PetCO_2$는 환자의 모니터에 지속적으로 표시된다. $PetCO_2$ 그래프는 호기와 동시에 상승하여 최고치와 plateau(평탄부)를 이룬 후 흡기와 더불어 기저치(0)로 돌아온다(그림 3.3). 환자의 모니터는 매 호흡마다 CO_2

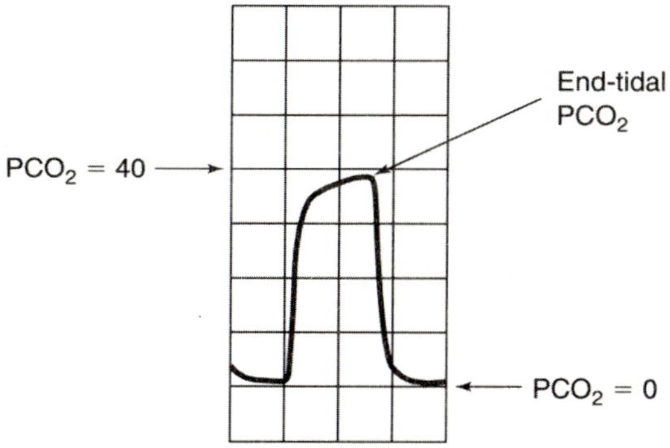

그림 3.3. 단일 호흡에서 흡기 및 호기시의 이산화탄소 분압의 변화. 흡입되는 이산화탄소는 0이며(흡입시 공기 속의 이산화탄소 분압은 거의 0이다): 호기가스 내 공기의 첫 부분은 가장 최근에 흡입된 공기가 나오는 것이므로 이산화탄소의 분압은 0이다. 그 다음으로 폐포와 사강 내의 가스의 혼합된 부분이 호기가스로 나오게 되므로 이산화탄소의 분압이 증가하며 이는 마지막으로 고점, 편평부에 도달할때까지 계속 증가한다. 마지막 부분이 이론적으로, 폐포에서만 나오는 공기의 이산화탄소 분압을 반영한다. 이 고점 또는 편평부는 일회호흡량의 마지막 부분이며, 이 때의 이산화 탄소분압이 end-tidal CO_2 (호기 말 이산화탄소분압, $PetCO_2$) 이다. 건강인에서는, $PetCO_2$가 폐포나 동맥혈의 이산화탄소 분압($PaCO_2$)과 거의 같다. 이 그림에서: $PetCO_2$ = 38 mmHg, $PaCO_2$ = 40 mmHg이다.

의 변화를 그래프로 표시해 주고 $PetCO_2$를 %나 압력으로 수치화해서 표시해 준다(그림 3.4).

그림 3.3은 정상인에서 tidal volume으로 호흡하는 동안 infrared CO_2 analyzer로 호기가스 중 PCO_2를 측정한 소견을 인쇄해서 환자차트에 기록한 소견이다. 호기가스 중 제일 처음 측정된 부분은 바로 전 호흡의 흡기 시 마지막으로 흡입되었던 부분과 동일하다(즉 이것은 상기도 등으로 구성된 사강으로부터 나온 호기가스이며 따라서 CO_2는 거의 없다).

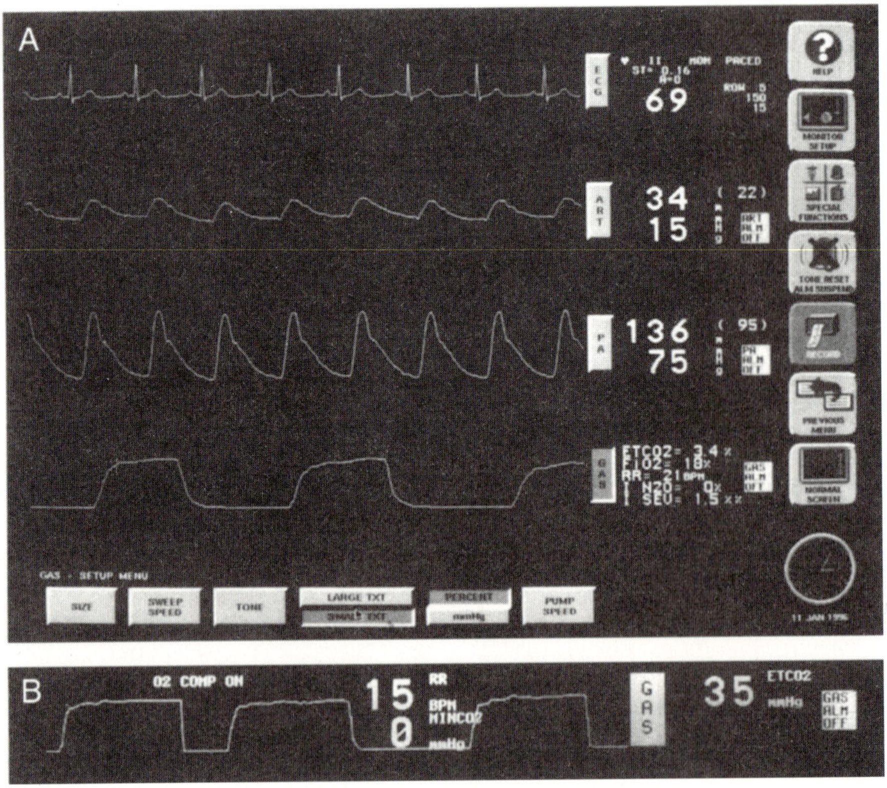

그림 3.4. End-tidal CO_2의 모니터 화면. A. 맨 아래의 곡선은 호흡간의 end-tidal CO_2($ETCO_2$)의 측정값을 보여준다; 또한 나머지 곡선들은 위에서부터 ECG, 폐동맥압, 동맥압이다. 그림에서 $ETCO_2$는 퍼센트로 기록된다(3.4%). 건조공기압이 713 mmHg이라면, $PetCO_2$는 713 mmHg × 3.4 = 24.2 mmHg 이다 (Space Labs Medical, Redmond,WA.). B. 매 호흡의 이산화탄소분압이 압력으로 표시된다. 이 그림의 에서: $PetCO_2$ = 35 mmHg, 호흡수 15회/분이다.

폐포 입구로부터 나온 공기가 점차 사강의 공기와 섞이게 되며 따라서 PCO_2는 증가한다. 호기말 사강에 존재하는 모든 공기가 빠져나오면서 끝으로 순수하게 폐포에서 수 mL의 공기가 나온다. 이 그림에서 PCO_2($PetCO_2$)가 약 38 mmHg임을 알 수 있고 이 수치가 폐포 $PaCO_2$와 거의 같으며 따라서 정상 $PaCO_2$임을 알 수 있다.

건강상태와 질병상태에서 $PetCO_2$

건강한 상태에서 CO_2의 확산장애는 결코 일어날 수 없기 때문에 폐포PCO_2 ($PACO_2$)는 폐포모세혈관PCO_2, 동맥혈PCO_2($PaCO_2$)와 거의 같다. 따라서 폐포PCO_2를 측정할 수 있으면 $PaCO_2$와 유사한 결과를 얻을 수 있다. 이는 실제 가능한데 매 호흡 시 호기말 가스의 마지막 일부분이 폐포로부터 배출되기 때문이다. 매 호흡시 마다 호기가스를 샘플링하여 $PetCO_2$를 지속적으로 표시할 수 있다. 이 수치는 폐포 또는 동맥혈 PCO_2와 똑같거나 거의 같다(1–2 mmHg 이내의 오차). 요약하면 건강상태에서:

$PetCO_2$ = $PACO_2$ = $PaCO_2$라고 할 수 있다.

호흡기질환 환자나 환기-관류 불균형이 있는 환자의 $PetCO_2$는 폐포 또는 동맥혈 PCO_2와 같지 않거나 비슷하지 않을 수 있다. 이는 환기-관류 불균형이 있는 경우 생리적 사강이 흔히 증가되기 때문이다. 일련의 폐포들의 관류가 감소하거나 없어지면 이 폐포에 도달한 흡기가스는 부분적으로나 전체적으로 사강 속의 공기가 되는 것이다. 저관류 상태나 무관류 상태의 폐포속에 들어있는 공기는 PCO_2가 낮은데 그 이유는 이런 폐포 속으로 혈액내의 CO_2가 거의 확산되지 않아 폐포속에 CO_2가 거의 추가되지 않거나 조금 추가되기 때문이다. 이 개념에 대한 설명은 그림 3.5에 있다.

그림 3.5A에서 양쪽폐의 환기와 관류가 균형을 이룰 때 폐포와 동맥혈 PCO_2는 똑같다(40 mmHg). 그림 3.5B에서 한쪽 폐의 관류가 없으면 그 쪽 폐의 폐포는 사강이 되므로 이런 폐포 속의 PCO_2는 흡입된 공기와 거의 같은 0이다. 이때 관류가 잘되는 반대쪽 폐에서는 가스교환이 정상적으로 일어난다. 실제 혈액 내 $PaCO_2$는 40 mmHg로 유지되는데 이는 체내 대사로 인해 발생하는 CO_2의 배출이 관류가 일어나는 한쪽 폐를 통해서 이루어지기 때문이다.

그림 3.5A에서 호기가스는 폐포PCO_2를 반영하며 40 mmHg와 같거나 비슷하다. 그림 3.5B에서 호기가스는 폐포PCO_2를 반영하나 이 경우 관류가 되지 않는 폐로부터 나온 사강 내 호기가스에 의한 변화가 반영된다. 즉 사강으로부터 나온 호기가스와 관류

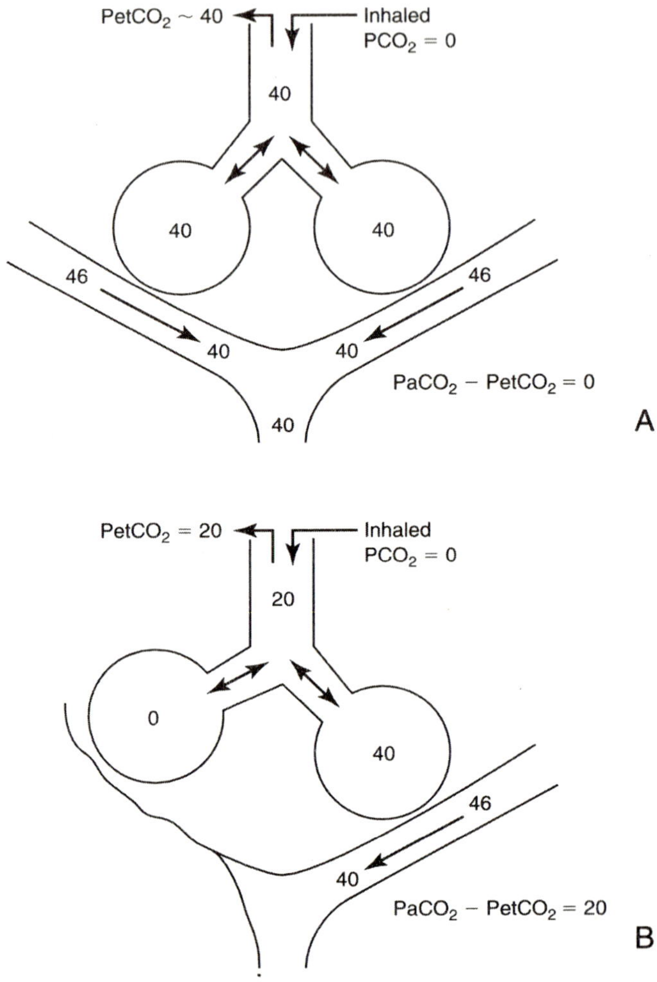

그림 3.5. 정상과 비정상의 $PetCO_2$(모든 값의 단위는 mmHg이다). **A.** 정상 환기-관류비. 동맥혈과 폐포의 이산화탄소 분압은 같다; 마지막에 호기되는 폐포공기가 $PetCO_2$이며, 이는 $PaCO_2$와 같다(또는 거의 근접한다). **B.** 과다한 사강환기는 $PetCO_2$를 감소시키는데, 이는 환기-관류 불균형이 있을 때 흔히 발생한다. 본문을 참고하기 바란다.

가 되는 폐로부터 나온 호기가스가 섞여 결과적으로 낮은 $PetCO_2$(약 20 mmHg)소견을 보이게 된다.

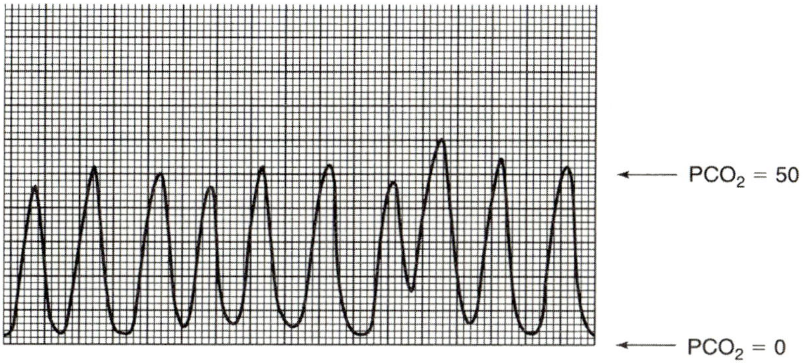

그림 3.6. 중증 COPD 환자의 지속적인 $PetCO_2$의 기록. 환자는 빈호흡을 보이며 따라서 호흡에 의한 그래프가 정상보다 압축되어 보인다. $PetCO_2$의 약간의 변이가 관찰되며, 평균 $PetCO_2$는 50 mmHg이다. 동시에 측정된 환자의 $PaCO_2$는 74 mmHg였으며, $PaCO_2 - PetCO_2$는 24 mmHg이다.

환기-관류 불균형이 발생하는 모든 질환에서 어떤 것은 환기-관류비(V-Q ratio)가 높아 정의상 이 부분의 폐포는 관류가 상대적으로 적게 된다. 그 결과 $PaCO_2$와 $PetCO_2$의 차이가 커진다.

그림 3.6은 중증COPD환자의 $PetCO_2$를 매 호흡 기록한 것이다. 이 환자의 평균 $PetCO_2$는 약 50 mmHg 정도이며 $PaCO_2$는 74 mmHg이다. 따라서 $PaCO_2 - PetCO_2$의 차이는 24 mmHg이다. 이 경우는 병변이 있는 폐포의 환기가 균일하게 되지 않아 호기말 공기의 상당량이 사강 내 공기로 채워지기 때문에 $PetCO_2$가 상대적으로 낮아진다.

주어진 환자 또는 주어진 질환 중에서 $PaCO_2 - PetCO_2$의 차이가 얼마나 큰지 알 수 있는 방법은 없다. 비록 $PaCO_2$와 $PetCO_2$의 차이가 24 mmHg로 비교적 크지만 이렇게 큰 차이가 $PetCO_2$의 유용성을 떨어뜨리는 것은 아니다. 이에 대한 설명은 다음 단락에 언급된다. 다른 혈액가스검사와 마찬가지로 $PetCO_2$ 결과도 임상상태를 충분히 파악한 뒤 해석해야 한다.

$PetCO_2$의 적절한 사용

Capnography가 간헐적인 동맥혈가스분석보다 우수한 점은 (1)채혈이 필요 없고 (2) 지속적인 $PetCO_2$측정이 가능하다는 점이다. 따라서 $PetCO_2$는 어느 정도는 $PaCO_2$와 비슷하며 중환자실과 같은 상황에서 효용성이 높다. Pulse oximetry와 함께 $PetCO_2$를 적절히 사용하면 동맥혈 천자를 자주하지 않고도 안전하게 환자를 감시할 수 있다.

$PetCO_2$를 적절히 사용하는 2가지 요령이 있다. 첫째로 $PaCO_2$와 연관관계를 알고 둘째로 $PetCO_2$의 해석에 영향을 줄 수 있는 함정을 알아야 한다.

$PaCO_2$와 연관관계

$PaCO_2$와 $PetCO_2$사이에는 꽤 큰 차이가 있지만 그렇다고 환자감시에 $PetCO_2$의 가치가 감소하는 것은 아니다. 수치는 일치하지는 않지만 $PetCO_2$가 증가하면 $PaCO_2$가 증가한 것을 시사한다. 따라서 $PetCO_2$를 이용하여 생리학적인 변화를 감시하기 위해서는 최소한 한, 두 번 이상 $PaCO_2$와 $PetCO_2$간의 비교가 필요하다. 두 수치의 차이가 확인되고 환자가 안정적이라면 $PetCO_2$는 $PaCO_2$를 따라 변하게 될 것이다.

다음은 기계환기를 하고 있는 38세 남자에서 얻은 결과이다. 환자 상태에 큰 변화가 없다고 가정하면 기계환기 이탈 시 $PetCO_2$를 어떻게 이용하겠는가?

ABGA		$PetCO_2$
FiO_2	0.40	
pH	7.41	
$PaCO_2$	56 mmHg	35–40 mmHg
PaO_2	70 mmHg	
SaO_2	93%	
HCO_3^-	36 mEq/L	

환자의 $PetCO_2$는 동맥혈 $PaCO_2$보다 16–21 mmHg 정도 낮은 상태이다. 만일 환자가 계속 안정적이라면 $PetCO_2$에 이 차이를 더 하면 수 mmHg의 오차로 언제나 이탈 시 필요한 $PaCO_2$를 확인할 수 있다. 환자 상태가 계속 안정적이면 $PaCO_2$를 확인하기 위해 동맥혈검사를 시행할 필요는 없다. 물론, 다른 소견들 즉 호흡수, 산소포화도 등에 대한 감시도 필요하다.

$PetCO_2$의 해석에 영향을 줄 수 있는 함정

$PetCO_2$를 해석할 때 영향을 줄 수 있는 여러 문제점이 있는데 전체적으로 볼 때 이

문제는 흔하지 않기 때문에 기관삽관 환자에서 $PetCO_2$를 이용하여 대략의 $PaCO_2$를 예측하는 것은 무의미한 것이 아니다. 비록 $PetCO_2$가 SpO_2만큼 널리 쓰이지 않아 익숙하지 않지만 적절히 쓰면 아주 유용한 감시도구가 될 수 있다. 일어날 가능성이 있는 함정은 다음과 같다.

1. 심정지, 쇼크 또는 폐순환이 저하된 어떤 상태에서든지 $PetCO_2$는 $PaCO_2$에 비해 아주 낮고 또 변동폭이 심하게 낮으므로 $PetCO_2$로 $PaCO_2$를 예측하는 것은 어렵다. 이런 경우에는 ABGA로 $PaCO_2$를 직접 검사하는 것이 최선의 방법이다. 그렇지만 흥미롭게도 이런 상황에서 $PetCO_2$의 변화는 심박출양의 변화를 예측하는 지침으로 사용될 수 있다(아래를 참조).
2. $PetCO_2$가 $PaCO_2$보다 높을 수 있다. 이런 경우가 보고된 적은 있으나 흔하지는 않다(Moorthy et al. 1985;, Stock 1995). 일시적으로 발생할 수 있는데 예를 들면 높은 농도의 산소를 호흡하여 헤모글로빈에서 CO_2가 떨어져 나오는 경우, 또는 갑자기 CO_2생성이 증가한 경우이다. 끝까지 내쉰 호기가스 내에는 최근 들여 마신 공기가 섞여있을 수 있다(CO_2가 0인 해부학적 사강 내 공기). 그러나 이로 인한 차이는 일시적 일 수 밖에 없다. $PetCO_2$가 $PaCO_2$보다 높은 가장 흔한 원인은 두 가지 검사가 동시에 시행되지 못한 경우이다. 또 다른 가능한 원인으로는 검사실 측정 시 발생할 수 있는 검사 자체의 오차이며 이 때 두 가지 검사 결과가 수 mmHg 이내의 차이를 보이는 경우 종종 $PetCO_2$가 $PaCO_2$보다 높게 된다. $PetCO_2$가 $PaCO_2$보다 높은 어떤 경우라도 그 차이는 보통 작아서(5 mmHg 이하에 불과하므로) 안정적인 환자의 경우 $PetCO_2$를 $PaCO_2$의 경향을 파악하는데 쓰는 것이다. 임상적으로 안정적이라함은 혈압, 분당환기량, 체온 또는 신체적 활동(초조, 발작 등)에 큰 변화가 없는 상태를 말한다. 이런 틀 속에서 중환자실 의사는 자기 환자가 안정적인지 아닌지를 판단해야 한다.
3. 또 다른 함정은 뚜렷한 임상적 변화가 발생했는데도 $PaCO_2$와 $PetCO_2$사이의 새로운 관계를 확인하지 않은 경우이다. 종종 $PetCO_2$를 오랫동안 ABGA 결과와 비교하지 않고 사용하는 경우가 있다. 환자의 대사상태 변화, 분당환기량, 심, 폐기능의 상태 등 모든 것이 $PaCO_2$와 $PetCO_2$의 차이를 일으키는데 관여하게 된다. 따라서 환자의 임상적, 생화학적 변화가 뚜렷한 경우 $PaCO_2$와 $PetCO_2$의 관계를 재설정해야 한다.

$PetCO_2$의 임상적 적용

$PetCO_2$의 임상적 적용에 대한 많은 논문들이 발표되고 있다(Clark et al. 1992; Stock 1995; Wright 1992). $PetCO_2$는 지속적 측정이 가능하므로 간헐적인 ABGA에 비해 환기상태의 변화를 지속적으로 감시할 수 있다는 것을 기억하라. 임상적으로는 다음과 같이 사용할 수 있다.

- ICU에서 환자감시와 인공호흡기의 이탈과정; 아마 가장 흔히 사용하는 이유이며 특히 인공호흡기를 연결하고 수 일이 경과된 환자에서 arterial line을 더 이상 유지하기 힘든 경우에 자주 쓰인다. $PetCO_2$로 $PaCO_2$를 대략 파악하면서 pulse oxymeter를 동시에 사용하면 인공호흡기의 감시 및 이탈을 안전하게 할 수 있다. 환자 감시의 또 다른 측면은 인공호흡기의 연결이 분리되었을 때 $PetCO_2$가 갑자기 0으로 떨어지므로 인공호흡기의 분리 여부를 확인할 수 있다.
- 전신 마취 중 환자의 감시; ICU에서 인공호흡기를 감시할 때와 같은 원리이다.
- 갑작스러운 사강의 증가, 따라서 폐의 환기-관류의 변화가 온 것을 나타내는 지표; 사실상 사강이 증가하는 어떤 조건에서도 $PetCO_2$가 갑자기 떨어질 수 있다

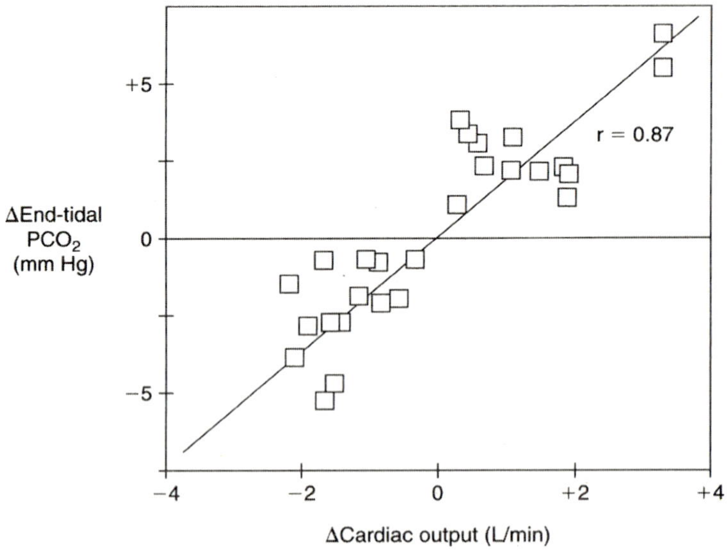

그림 3.7. $PetCO_2$변화와 심박출량 변화의 상관관계(Shibutani 1992).

(그리고 $PaCO_2$와 $PetCO_2$의 차이가 커진다). 폐로 가는 관류의 감소가 한 가지 원인이며 이 때 폐로 운반되어 배출되는 CO_2의 양이 감소하기 때문에 $PetCO_2$는 감소하며 이런 변화는 심박출량 감소의 전조증상이다(Isserles 1991; Shibutani 1992; Shibutani 1994). 반대로 심박출량의 증가는 $PetCO_2$의 증가를 보통 동반한다.

$PetCO_2$의 감소와 관련있는 관류문제에는 폐색전증이 있다(Eriksson et al 1989; Hatle & Rokseth 1974). 폐색전증으로 폐포일부를 관류하는 혈관이 막히면 추가적인 사강이 생기므로(그림 3.5B에 예시된 것과 같은 원리로) $PetCO_2$가 감소할 수 있다. 즉 흡입한 공기가 폐포에 도달하지만 색전으로 인해 관류가 일어나지 않는 부분은 생리적 사강이 되는 것이다. 갑자기 사강이 증가하는 것은 비 특이적이므로 $PetCO_2$가 떨어지는 것만으로 폐색전증을 진단하는 것은 어렵고 정확한 진단을 위한 좀 더 특이적인 검사를 추가로 시행할 필요가 있다.

- 심정지 환자에서 사망자를 예측할 때; 여러 연구에서 심정지 환자의 심폐소생술 시행 중에 지속적으로 낮은 $PetCO_2$소견을 보인 환자는 사망 가능성이 높다고 보고되었다(Callaham & Barton et al 1989; Wayne 1995). 심정지 환자들에 대한 광범위 연구에서 20분간 심폐소생술 시행 후에도 $PetCO_2$이 10 mmHg 이하인 경우 사망자가 많았고 20분간의 심폐소생술 시행 후 생존하여 병원에 입원하였던 환자의 $PetCO_2$는 18 mmHg 이상이었다(Levin et al. 1997; 그림 3.8).

임상문제 3.11

다음의 조건에서 $PaCO_2$ – $PetCO_2$의 차이가 정상/거의 정상(N) 또는 비정상(A)인지 표시해보라.

a. 심한 폐기종을 앓고 있는 64세 남자

b. 정상폐이지만 과호흡을 하고 있는 35세 여자. $PaCO_2$ = 25 mmHg

c. 정상폐이지만 약물과다복용으로 저환기 상태의 24세 남자 $PaCO_2$ = 55 mmHg

d. 42세 남자 폐색전증 환자

e. 78세 남자 심인성 쇼크 환자

f. treadmill에서 시속 8 Km로 10분간 운동 중인 정상폐를 갖고 있는 30세 남자

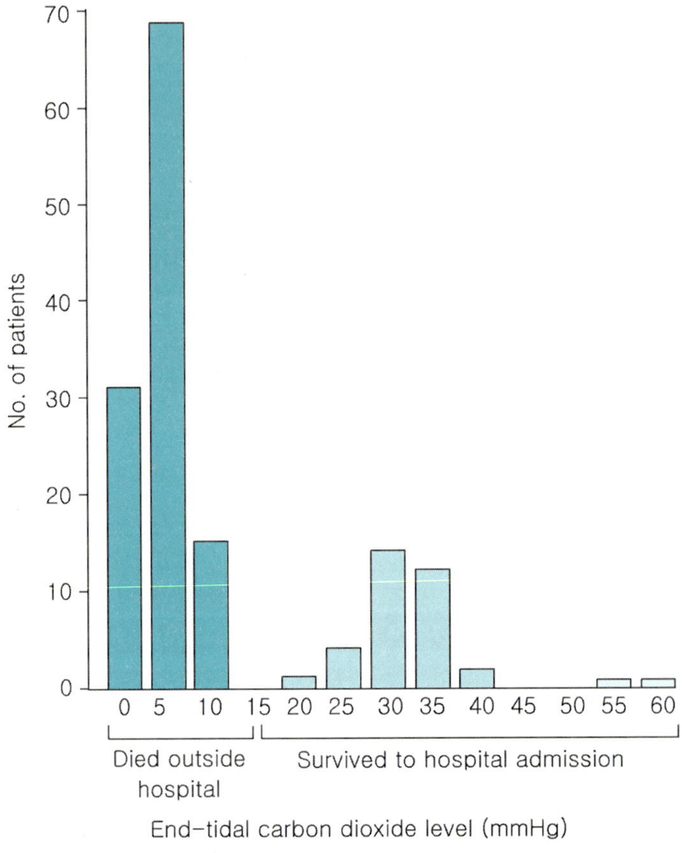

그림 3.8. 병원 밖에서 발생한 심정지환자에서 낮은 $PetCO_2$는 나쁜 생존율을 보여준다. 각 단계의 $PetCO_2$ 중앙값에 해당되는 각각의 환자수가 표시되어 있다. $PetCO_2$가 10 mmHg 미만인 환자들은 모두 병원 밖에서 사망하였다. $PetCO_2$가 18 mmHg 이상인 모든 환자들은 살아서 병원에 입원하였다(N Engl J Med 1997;337:301-306).

$PaCO_2$와 산소화(oxygenation) 및 산-염기 평형과의 관계

가스교환과 ABGA에 대한 해석은 $PaCO_2$로부터 시작한다. $PaCO_2$는 ABGA 결과 중 환기, 산소화, 산-염기 평형과 관계된 모든 정보를 제공해주는 단 하나의 검사소견이다. 그림 3.9는 $PaCO_2$와 다음과의 관계를 보여준다.

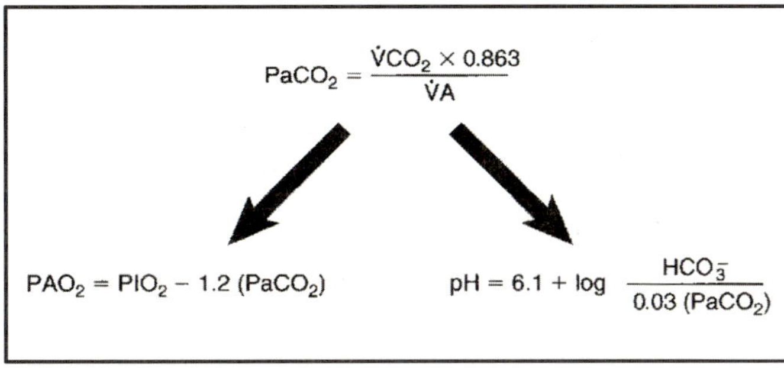

그림 3.9. 폐포환기, 산소화, 산-염기 방정식에서 $PaCO_2$. 증가된 $PaCO_2$는 $\dot{V}CO_2$에 비해 상대적으로 적은 폐포환기($\dot{V}A$)를 의미하며, PAO_2(결국 PaO_2까지)와 pH도 감소된다.

- $PaCO_2$ equation에서 폐포환기(이번 장에 토의됨),
- alveolar gas equation에서 PAO_2(4장 참고),
- Henderson-Hasselbalch equation에서 pH(7장 참고),

$PaCO_2$는 임상에서 ABGA를 이해하는데 중요한 역할을 한다. 따라서 $PaCO_2$와 이에 속한 여러 가지 지식들 - alveolar ventialtion과 minute ventilation의 차이, 과환기 - 저환기의 결정요소, alveolar gas equation과 H-H equation에서 $PaCO_2$가 어떤 역할을 하는가, $PetCO_2$의 이용 등 - 을 이해하면 ABGA 해석을 습득하는 지름길에 들어선 것이다.

3장 임상문제 해답

3.1. $\dot{V}E$ 또는 분당환기량은 $12 \times 500 = 6$ L/분이다. 문제에서 $\dot{V}A = 3$ L/분 이므로 $\dot{V}D = \dot{V}E - \dot{V}A = 3$ L/분이다. Dead space volume(사강용적)은 dead space ventilation (사강환기량)의 $\frac{1}{12}$인 250 mL이다.

3.2. 총환기량 중 폐포에 도달하여 가스교환에 참여하는 부분이 폐포환기량이다. 정의 상 기도에 들어갔으나 가스교환에 참여하지 않은 모든 공기의 양은 생리적 사강을 구성한다.

3.3. 먼저 폐포환기량을 계산하여야 한다. 분당환기량이 24×300 또는 7.2 L/분, dead space ventilation(사강환기량) 24×150 또는 3.6 L/분이며 폐포환기량은 3.6 L/분이다.

$$PaCO_2 = \frac{\dot{V}CO_2 \times 0.863}{\dot{V}A}$$

$$PaCO_2 = \frac{300\ mL/분 \times 0.863}{3.6\ L/분}$$

$$PaCO_2 = 71.9\ mmHg$$

3.4. 이 환자는 분명히 저환기 상태이다.

3.5.

$$\dot{V}A = \dot{V}E - \dot{V}D$$
$$= 10(600) - 10(150)$$
$$= 6 - 1.5 = 4.5\ L/분$$

$$PaCO_2 = \frac{200\ mL/분 \times 0.863}{4.5\ L/분} = 38.4\ mmHg$$

3.6. 이 환자의 CO_2생성율과 비교할 때 폐포환기량은 정상이다. 그럼에도 호흡곤란이 있는 것은 환자의 경우 과호흡 하려고 하나 실제로는 그렇지 못하기 때문에 위험한 상황이 될 가능성이 있다.

3.7. 예문 중 환자가 과환기 상태에 있다고 말할 수 있는 충분한 정보가 제시된 것은 b)이다. 다른 두 환자는 과환기 상태일수도 있지만 반대로 저환기 상태일수도 있다. 호흡수, 일회호흡량 그리고 호흡보조근의 사용여부는 호흡상태를 결정하는데 충분한 정보는 아니다.

3.8. 문제가 요구하는 답은 그림 3.2나 $PaCO_2$ equation을 이용해 계산할 수 있다. 다음은 실제 계산을 통해 구한 것이다.

a. 30 mmHg, $\dot{V}A$ = 8.63 L/분,
$\dot{V}A$가 7.63 L/분으로 감소하면 $PaCO_2$가 33.0 mmHg가 된다(3 mmHg 증가한다).

b. 40 mmHg, $\dot{V}A$ = 6.47 L/분,
$\dot{V}A$가 5.47 L/분으로 감소하면 $PaCO_2$가 47.3 mmHg가 된다(7.3 mmHg 증가한다).

c. 50 mmHg, $\dot{V}A$ = 5.18 L/분,
$\dot{V}A$가 4.18 L/분으로 감소하면 $PaCO_2$가 61.9 mmHg가 된다(11.9 mmHg 증가한다).

3.9. 이 문제에서 폐포환기량은 4 L/분으로 고정되어 있고 각각의 다른 CO_2생성량에 의한 $PaCO_2$는 $PaCO_2$ equation을 이용하여 계산할 수 있다.

a. 200 mL/분: $PaCO_2$ = 43.2 mmHg
b. 300 mL/분: $PaCO_2$ = 64.7 mmHg
c. 400 mL/분: $PaCO_2$ = 86.3 mmHg

3.10. 운동은 CO_2생성량을 증가시킨다. 정상 호흡기를 갖는 사람은 운동으로 인하여 증가되는 CO_2생성량 만큼, 또는 그 이상으로 폐포환기량을 증가시켜 증가된 이산화 탄소를 처리할 수 있다. 그러나 이 문제에서와 같이 심한 COPD와 다른 형태의 만성 폐질환에서는 종종 폐포환기량을 증가시킬 수 없다. 이 환자의 폐포환기는

$$\frac{20 \text{ mL/분} \times 0.863}{40 \text{ mmHg}} = 4.32 \text{ L/분 이다.}$$

따라서 이 환자의 CO_2생성이 50% 증가하나 폐포환기는 증가하지 않는다면 $PaCO_2$는

$$\frac{300 \text{ mL/분} \times 0.863}{4.32 \text{ L/분}} = 59.9 \text{ mmHg 이다.}$$

3.11. 일반적으로 환기-관류 불균형이 없는 환자의 $PaCO_2$-$PetCO_2$는 정상적인 소견을 보인다. 따라서

a. A
b. N
c. N
d. A
e. A
f. N

Chapter 4

PaO_2와 폐포-동맥 산소분압차

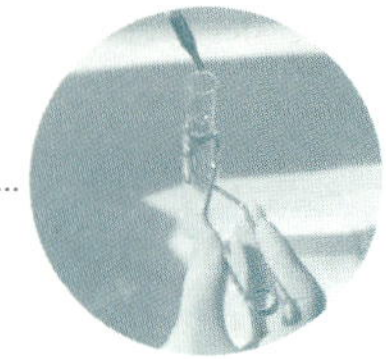

평균 폐포 PO_2와 alveolar gas equation

폐의 기본적인 기능은 산소와 이산화탄소의 교환이다. 폐는 산소 21%, 질소 78% 그리고 소량의 이산화탄소로 구성된 신선한 공기를 들여 마시고 산소 17%, 같은 농도인 78%의 질소 그리고 4%의 이산화탄소로 구성된 호기가스를 내쉰다(그림 4.1).

이산화탄소와 산소만 가스교환에 참여하고 질소나 불활성 가스는 가스교환에 참여하지 않는다. 산소와 이산화탄소의 가스교환은 폐포-모세혈관에서 상대적으로 분압이 높은 쪽에서 분압이 낮은 쪽으로 확산 과정을 통해 일어난다(그림 4.2, 참고; 20세기 초에 가스교환이 active transport(능동적 수송)로 일어난다는 주장도 있었으나 다양한 고도(高度)에서 실험한 결과 가스교환은 수동적 확산에 의해 일어남이 증명되었다).

그림 4.1, 4.2에 예시된 가스교환 과정은 언제든지 몇 가지 검사(PaO_2, SaO_2, hemoglobin content)와 계산(폐포-동맥 산소분압차, arterial oxygen content)을 통해 확인할 수 있다. 이런 검사와 계산, 그리고 이들 간의 관계에 대해서 이번 장과 제5, 6장에서 다룬다.

산소가 확산에 의하여 폐포모세혈관 안의 혈액과 결합하게 되므로 폐포 PO_2가 폐포모세혈관과 동맥혈 내 PO_2를 결정하게 된다. 따라서 PAO_2가 PaO_2의 상한치를 결정하므로 PaO_2는 절대로 PAO_2보다 높을 수 없다. 소위 이상적인 폐라면 PaO_2와 PAO_2는 같을 것이다. 그러나 실제의 가스교환은 이상적일 수 없고 따라서 PaO_2는 언제나 계산된 PAO_2보다 적다. 계산된 PAO_2와 측정된 PaO_2의 차이는 여러 요소에 의해 결정되며 그 중에서도 가장 중요한 것은 수 억 개의 폐포-모세혈관 단위의 환기-관류의 관계이다.

폐에는 수 억개의 폐포가 있다. 각각의 폐포 내 PO_2는 중력과 유순도의 영향으로 일정치 않다(기립 시 compliance(폐유순도)와 distensibility(팽창성)는 폐첨에서 가장 낮고 폐저에서 가장 높다). 임상적으로 어떤 개인에서 각 각의 폐포 PO_2치의 분포는 중요하지 않다. 우리는 단지 모든 폐포의 평균 PO_2를 알면 되고 이는 alveolar gas equation을 이용해 구할 수 있다.

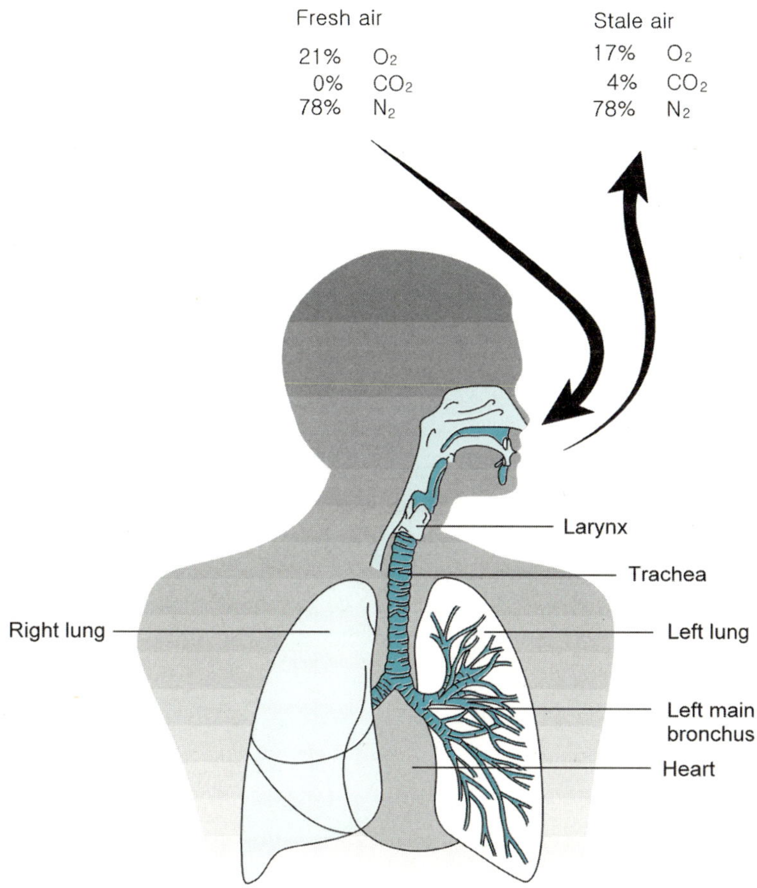

그림 4.1. 폐에서의 가스교환. 흡기와 호기시의 O_2와 CO_2의 차이는 대기와의 가스교환을 보여준다.

$$PAO_2 = PIO_2 - 1.2(PaCO_2)$$

여기서

$$PIO_2 = FIO_2(P_B - 47)$$

Alveolar gas equation에서 평균 폐포PO_2는 흡입PO_2에서 동맥혈PCO_2(곱하기 1.2)를 빼야 한다. 비록 alveolar gas equation은 원래 폐포PCO_2를 사용하여 얻어졌지만 $PaCO_2 = PACO_2$이라고 가정한 것이다(PCO_2 equation 처럼).

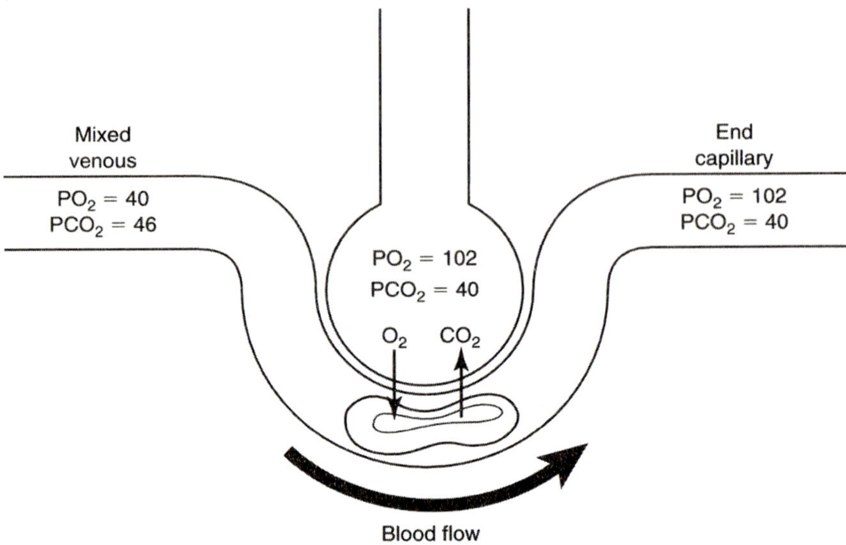

그림 4.2. O_2 와 CO_2는 폐포–모세혈관막을 통해 교환되는데, 이는 상대적으로 높은 분압의 가스가 상대적으로 낮은 분압의 가스 쪽으로 확산을 통해 가스교환이 일어난다. 이 그림에서 폐 모세혈관으로 들어가는 혈액(혼합정맥혈)과 폐포의 PCO_2의 차이는 6 mmHg이다. 폐모세혈관으로 들어가는 혈액과 폐포의 PO_2의 차이는 62 mmHg 이다. end–capillary(말단–모세혈관)의 PO_2, PCO_2는 폐포의 PO_2, PCO_2와 각 각 동일함에 유의하라.

상수 1.2는 CO_2배출에 비해 O_2흡입이 많아짐에 따라 질소분압이 약간 변하는 것을 보정하기 위해 곱하게 된다. 산소흡입/이산화탄소 배출의 비율을 respiratory quotient (호흡상수, R)라고 하며 (임상적 목적으로) 0.8정도 이다. 임상적 상황에서 RQ를 측정할 필요는 없다(Cinel et al. 1991).

FIO_2가 증가함에 따라 체내의 질소는 감소하므로 이 상수가 감소한다. 100% 산소를 흡입하여 폐포와 체내질소를 모두 제거하면 이 상수는 1.0이 된다. 실제 임상에서는 FiO_2 = 0.6까지는 1.2를 쓰면 되고 FiO_2 = 0.6부터는 1.0을 사용하면 된다(Martin 1986).

PIO_2을 계산할 때 대기압에서 수증기압(47 mmHg)을 빼면 dry gas pressure(건조가스압)가 구해진다. 체온에 따라 체내 수증기압이 조금 변하지만 이런 작은 변화는 환자의 PAO_2계산에 큰 영향을 주지 못한다.

그림 4.3에서 대기에서부터 혼합정맥혈까지의 PO_2의 측정과 계산을 보여준다. 폐포 PO_2와 정맥혼합 양을 결정하는 폐의 구조에 의해 PaO_2가 결정된다. 그림 4.3에서 정상적으로 정맥혼합은 3% 정도 발생하는데 이는 폐동맥순환과 폐정맥순환 사이의 shunt (일부는 폐 안의 환기–관류 불균형에 의해서도)로 인해 발생한다.

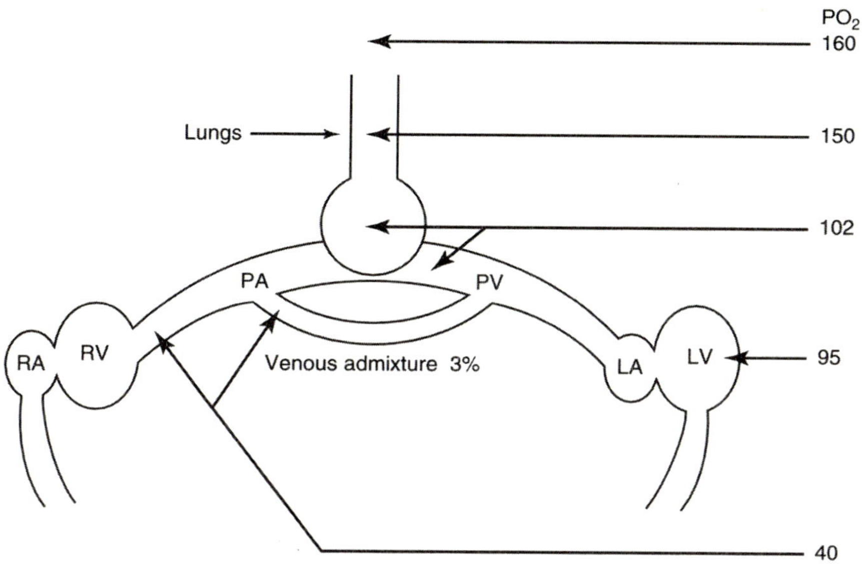

그림 4.3. 대기에서부터 혈액까지 PO_2의 변화. PaO_2는 폐포PO_2와 폐의 구조 즉, 공기-모세혈관의 접촉면에 영향을 줄 수 있는 모든 인자들에 의해 결정된다. 정상적으로 발생하는 환기-관류 불균형으로 정맥혈 혼합이 약 3% 정도 발생한다. 즉, 심박출량의 3%는 산소화 되지 않는다(그림에서는 폐동맥과 폐정맥 순환 사이에 shunt로 표시되었다). PO_2값은 760 mmHg의 대기압, FIO_2 = 0.21, 정상폐일 때의 추정치이다. 여기에 표시된 PO_2의 측정치는 대기 중 = 160, 기관 내 = 150, 폐포 내 = 102, 동맥 내 = 94, 정맥 내 = 40 mmHg이다. PaO_2는 SaO_2의 2가지 주요 결정인자 중 하나이다. 다른 하나는 산소해리곡선(제6장)에서의 위치이다(Martin L. Pulmonary physiology in clinical practive. St.Louis; Mosby-Year Book, 1987. RA, right atrium; PV, pulmonary veins; RV, right ventricle; LA, left atrium; PA, pulmonary arteries; LV, left ventricle).

임상문제 4.2

폐포 PO_2를 낮추지 않는 것은?

a. 고도 상승
b. PAO_2의 상승
c. 정맥혈 혼합의 증가
d. 숨을 참음

대기중 FIO_2는 모든 고도(高度)에서 0.21(21%)로 동일하다. 그러나 추가적으로 산소 공급을 받고 있는 환자에서 정확한 PAO_2를 알기 위해서는 정확한 FIO_2를 알아야 한다. 그럼에도 ABGA 검체를 채혈하는 장소의 대략적인 평균 대기압(예: 해수면 760 mmHg, 클리브랜드 747 mmHg, 덴버 640 mmHg)을 알면 실제 대기압(P_B)은 측정할 필요가 없다. 주어진 어떤 장소에서는 항상 같은 dry gas pressure(건조가스압)을 사용하여 PAO_2를 계산할 수 있으므로 이렇게 가정하면 쉽게 PAO_2 계산을 할 수 있다. 표 4.1은 몇 장소의 고도(高度)에서 gas pressure(가스압)를 보여준다.

표 4.1의 PIO_2는 기관 내의 공기를 나타낸다. 기관 내에는 수증기압(47 mmHg)이 포함되어 있으므로 기관 내의 PIO_2를 구하기 위해서는 대기압에서 수증기압을 빼야 한다. 1장에서 덴버(고산지대로 대기압이 640 mmHg)의 건조공기의 PO_2는 134 mmHg였으며 (그림 1.2 참고) 이 고도에서 기관 내의 PO_2는 125 mmHg이다($PO_2 = 0.21 \times (640-47)$).

?

클리브랜드에서 대기호흡하는 환자의 기관 내 PIO_2는?

a. 147 mmHg

b. 713 mmHg

c. 대기압측정이 반드시 필요하다.

표 4.1. 다양한 고도에서 가스압력들[a]

LOCATION	ALT	P_B	FIO_2	PIO_2	$PaCO_2$	PAO_2[b]	PaO_2[c]
Sea level	0	760	0.21	150	40	102	95
Cleveland	500	747	0.21	147	40	99	92
Denver	5,280	640	0.21	125	34	84	77
Pike's Peak	14,114	450	0.21	85	30	62	55
Mt. Everest	29,028	253	0.21	43	7.5	35	28

[a] 모든 압력은 mmHg이다.

[b] PAO_2는 R값이 0.8로 추정하여 계산했고 에베레스트산 정상인 경우만 0.85로 계산했다.

[c] 각각의 PaO_2는 해당되는 고도에서의 정상치이다.

ALT, altitude in feet; *P_B*, barometric pressure; FIO_2, fraction of inspired oxygen; PIO_2, pressure of inspired oxygen in the trachea, $PaCO_2$, arterial PCO_2, assumed to be equal to alveolar PCO_2; PAO_2, alveolar PO_2; PaO_2, arterial PO_2, assuming a $P(A-a)O_2$ of 7 mmHg at each altitude.

표 4.2. Alveolar gas equation을 사용할 때 가정과 임상적인 실제의 관계

가정	임상적인 실제
동맥혈 채혈 시 정확한 대기압(P_B)를 알고 있다.	대기압(P_B)는 대게 하루에 한번만 측정하며 하루 중 변동이 있다.
RQ는 0.8	RQ는 거의 측정되지 않으나 변할 수 있다.
$PaCO_2 = PACO_2$	폐질환에서는 흔히 $PaCO_2$가 $PACO_2$와 다르다.
수증기압은 47 mmHg이다.	수증기압은 체온에 따라 달라진다.
환자가 추가로 산소공급을 받을 때 정확한 FiO_2를 알 수 있다.	환자가 특수한 마스크(Venturi)를 사용하거나 인공호흡기를 사용하는 경우 외에는 정확한 FiO_2를 알 수 없다.

고지식한 사람은 물론 c)를 선택하겠지만 이 공식을 계산할 때 매일 변하는 평균 대기압이 결정적인 것은 아니다. 클리브랜드에서는 P_B가 평균 747 mmHg이므로 대기호흡 시 PIO_2는

$$0.21(747-47) = 147 \text{ mmHg}$$ 이다.

이렇게 여러 추정치(P_B, R값, 수증기압 등)를 이용하여 기관 내 PIO_2를 계산하면 alveolar gas equation의 타당성이 약해지나? 물론 그렇지 않다. 임상적으로 표 4.2와 같은 가정하에 alveolar gas equation을 사용하므로 PAO_2를 쉽게 계산할 수 있고 또 이를 환자 평가 시 이용할 수 있다. 어떤 의사들은 폐포-동맥혈 PO_2차이를 소수점까지 예를 들어 25.7 mmHg라고 보고하기도 하는데 실제 이렇게 정확한 값은 얻기도 힘들고 임상적으로도 필요 없다.

임상문제 4.3

FIO_2가 0.4인 경우 해수면 높이에서의 기관 내 PIO_2는 얼마인가?

a. 100 mmHg
b. 150 mmHg
c. 200 mmHg
d. 285 mmHg
e. 더 이상의 정보가 있어야 계산가능

임상문제 4.4

해수면에서 다음 상태의 PAO_2는?

a. FIO_2 = 1.0, $PaCO_2$ = 30 mmHg
b. FIO_2 = 0.21, $PaCO_2$ = 50 mmHg
c. FIO_2 = 0.4, $PaCO_2$ = 30 mmHg

임상문제 4.5

에베레스트산 정상에서 다음 상태의 PAO_2는?

a. FIO_2 = 0.21, $PaCO_2$ = 40 mmHg
b. FIO_2 = 1.00, $PaCO_2$ = 40 mmHg
c. FIO_2 = 0.21, $PaCO_2$ = 10 mmHg

폐포-동맥 산소분압의 차(The alveolar-arterial PO_2 difference)

계산된 PAO_2와 측정된 PaO_2을 비교해보면 환자의 가스교환 상태에 대해 더 많은 유용한 정보를 얻을 수 있다. 이미 언급한 바 있지만 PaO_2는 PAO_2보다 절대로 높을 수 없다. PaO_2와 PAO_2의 차이를 구성하는 요소는 많지만 그 중에서 수 많은 폐포-모세혈관 단위의 환기-관류의 균형과 가장 관계 있다.

저산소혈증의 생리학적 기전을 확인할 때 확산장애와 환기-관류 불균형를 구분하는 것이 중요하다. 두 가지 기전 모두 공기에서 혈액으로 산소가 전달되는 과정에 영향을 주나 환기-관류 불균형이 저산소혈증 발생에 임상적으로 의미 있는 역할을 한다.

가스는 분압이 높은 곳에서 낮은 곳으로 세포막을 지나 확산을 통해 이동하므로 산소는 폐포에서 폐포모세혈액으로 확산되며 이산화탄소는 이와 반대 방향으로 확산이 일어난다.

산소와 이산화탄소는 둘다 확산을 통해 폐포-모세혈관막을 지나 폐포와 모세혈관안으로 각각의 분압 차에 의하여 각각의 방향으로 이동한다. 확산장애(예를 들어 폐섬유화증, 울혈성 심부전)를 일으키는 질환이 있더라도 가스이동은 빠르고 효과적이기 때문에 이 환자들에 있어서도 안정 시에는 의미 있는 저산소혈증이 발생하지 않는다.

어떤 경우 '확산장애'로 인해, 예를 들어 간질성 폐렴환자가 운동 시, 저산소혈증을 일으킬 수 있다. 이산화탄소는 어떤 경우에도 확산장애가 발생하지 않으므로 이로 인한 이산화탄소의 증가는 일어나지 않는다. CO_2 retention(이산화탄소의 정체)이 확산장애 때문에 발생된다는 잘못된 생각이 많은데 실제 환자에서는 폐포의 저환기 때문에 발생하며 확산장애는 원인이 아니다.

환기-관류라는 용어는 V-Q라고 표시하기도 하는데 분당 폐포 내로 들어가는 공기의 양과 이 폐포를 지나는 혈류와의 관계를 표시한다. 환기-관류비가 1.0라는 말은 어떤 폐포단위의 일정 환기양(예를 들어 1 mL/min)에 대해 일정한 모세혈류(1 mL/min)가 관류한다는 말이다. 환기-관류비가 같은 것이 이상적인 상태다. 그림 4.4는 환기-관류비(V-Q ratio)를 보여준다.

'환기-관류 불균형(V-Q imbalance)'은 일정양의 관류양에 대해 환기량이 더 많거나 더 적은 상태를 말한다. 예를 들어 혈액 관류양에 비해 2배의 환기가 일어나면 환기-관류비(V-Q ratio)가 2.0이며 1/2의 환기가 일어나면 환기-관류비(V-Q 비)는 0.5이다.

서있는 사람의 정상적인 폐에서 폐첨부는 V-Q 비가 높고 폐기저부는 V-Q 비가 낮다. 높은 V-Q 비는 폐포사강이(생리적 사강) 증가하여 wasted ventilation(소모환기)이 증가된다(제3장 참고). 따라서 이 부분을 지나는 혈액은 비교적 높은 PO_2와 낮은 PCO_2를 보인다. 낮은 V-Q 비는 저환기상태를 유발하고 폐모세혈관이 충분히 산소화 되지 않거나 일부 정맥혈이 섞이는 것처럼 된다(정맥혈이 정상적으로 산소화된 동맥혈과 섞인다). 전체 폐의 평균과 비교할 때 낮은 V-Q 비를 보이는 부분을 지나는 혈액은 PO_2가 낮고 비교적 PCO_2가 높다(그림 4.4).

환기가 일어나지 않는 폐포단위를 관류하는 혈액은 V-Q 비가 0이며 이를 흔히 'shunt(단락)'라고 부른다(기술적으로 폐모세혈관의 Rt-Lt shunt라고 부른다). V-Q 비가 0인 부분은 혈액이 해부학적인 shunt (단락, 예: arterio-venous fistular)를 지날 때와 같이 산소화에 참여하지 못한다. 따라서 shunt는 V-Q 불균형에 심한 악영향을 준다. 흡입된 산소는 shunt된 혈액을 전혀 산소화 시키지 못하나 이와 달리 낮은 V-Q의 폐포단위를 지나는 혈액은 높은 FIO_2와 충분한 시간이 있으면 산소화될 수 있다.

정상적인 폐라 하더라도 V-Q 비가 낮은 부분과 높은 부분이 섞여 있으나 전체적인 V-Q는 균형을 이룬다. 따라서 전체적인 V-Q는 1에 가까운 수치를 보인다. 그러나 V-Q 비가 낮거나 또는 0인 폐포-모세혈관 단위는 과환기 된 폐포-모세혈관 단위에 의해 완전히 보상이 될 수 없다. 이런 이유로 동맥혈 PaO_2는 폐포 PAO_2보다 약간 낮은 수치를 보일 수 밖에 없다. 이런 정상적인 차이는 V-Q 불균형에 의한 것이지 확산장애 등 다른 원인에 의해서 발생하지 않는다.

정상 V-Q 비를 보이는 폐포를 통과한 혈액의 PO_2(end-capillary PO_2)는 alveolar PO_2와 거의 같다(그림 4.2 참고). 다시 설명하면 A-aPO_2의 차이는 관류된 혈액에 비

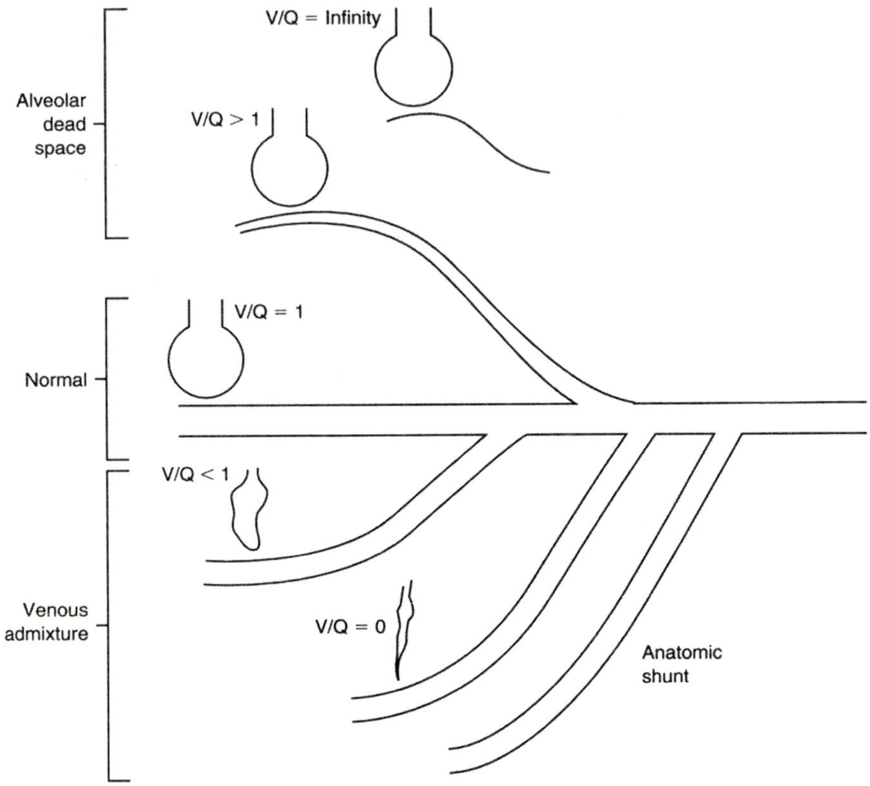

그림 4.4. V–Q비율의 범위. 낮은 V–Q비율의 alveolar–capillary unit는 정맥혼합을 의미한다. 높은 V–Q 비율의 alveolar–capillary unit는 폐포 내 사강을 의미한다.

하여 환기가 적게 일어나는 폐포단위가 있기 때문에 발생한다. 환기가 적게 일어난 폐포를 통과한 혈액(낮은 V–Q 비를 보이는 폐포단위)과 높은 V–Q비를 보이는 폐포단위를 통과해 과산소화(over–oxygenate)된 혈액이 섞이면 평균 동맥혈 산소분압(PaO_2)은 당연히 폐포산소분압(PAO_2)보다 낮아진다. 간단히 말해서 V–Q 불균형이 심할수록 저산소혈증은 심해진다(그러나 폐포환기가 충분히 유지되는 한 저산소혈증을 유발할 정도의 V–Q 불균형에서 CO_2는 영향을 받지 않는다).

A–a gradient라는 용어는 정말 잘못된 용어인데 그 이유는 평균 폐포PO_2와 평균 동맥혈PO_2의 차이가 폐포와 폐모세동맥혈의 산소분압의 차이 때문에 생긴 것이 아니라 V–Q 불균형 또는 확산장애 때문에 생기기 때문이다. 생리학적으로 정확한 표현은

A–a O_2 difference이다. 이것을 이 책에서는 $P(A-a)O_2$라고 기술하겠다.

만약 V–Q 불균형이 없다면 $P(A-a)O_2$는?

a. V–Q 불균형과 같을 것

b. 거의 0일 것이다.

만약 V–Q 불균형이 없다면 $P(A-a)O_2$는 거의 0일 것이다. 환기와 관류가 균형을 이루고 모세혈관막이 정상 두께인 정상 폐에서는 폐포막을 통한 산소의 확산이 거의 완벽하므로 폐포와 end–capillary PO_2의 차이는 거의 무시할 수 있는 정도이다. 어느 정도의 $P(A-a)O_2$는 정상 폐에서도 관찰되는데 이는 관류량에 비해 상대적으로 적은 환기량을 보이는 즉, 낮은 V–Q 비를 보이는 V–Q 불균형(주로 중력에 의해 발생)이 폐 저부에 존재하기 때문이다.

이런 낮은 V–Q 비를 보이는 폐포단위에 의해 end–capillary PO_2가 감소하면 동맥 PO_2는 평균폐포PO_2치보다 낮게 된다. 만약 V–Q 불균형이 없다면(없다는 것이 이상적이나) 모든 end–capillary PO_2는 – 즉 동맥혈PO_2는 – 평균 폐포PO_2와 같아진다.

$P(A-a)O_2$의 정상범위는?

a. 대기(FiO_2 = 0.21)를 호흡하는 청년, 중년들은 5–15 mmHg

b. 대기(FiO_2 = 0.21)를 호흡하는 노인들은 15–25 mmHg

c. 100% 산소를 호흡하면 10–110 mmHg

d. 위의 세 가지 경우가 다 옳다.

비록 정상 $P(A-a)O_2$는 5–15 mmHg이라고 알려져 있지만 이 수치는 문제의 보기a.에 해당되는 조건에 한하여 맞는 말이다. 노인들은 이보다 더 높은 $P(A-a)O_2$를 갖는다(그림 4.5). Sorbini등은(1968) 나이와의 관계(건강인의 앙와위(supine)에서)를 $PaO_2 = 109 - 0.43 \times$ (나이)라고 주장하였다. 끝으로 $P(A-a)O_2$는 FIO_2에 따라서도 달라질 수 있다 (그림 4.6). 따라서 a, b, c 모두 맞는 답이다.

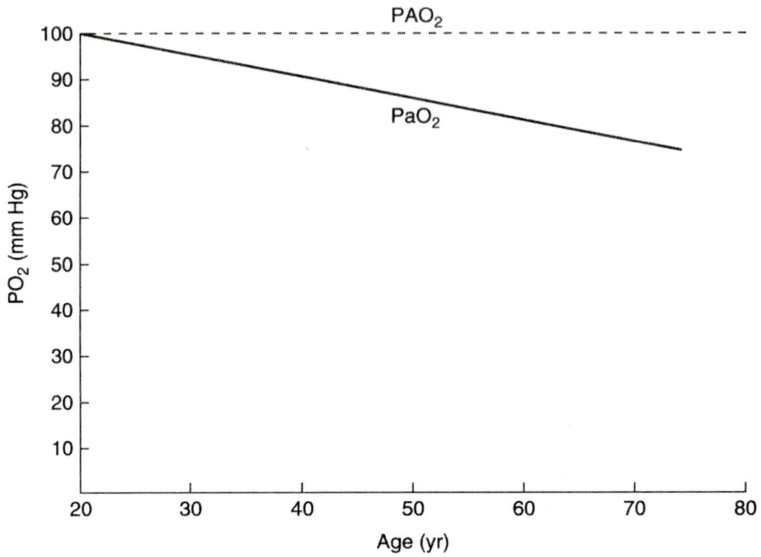

그림 4.5. 나이 증가에 따른 PaO_2의 감소와 $P(A–a)O_2$의 증가(Sorbini CA, Grassi B, Solinas E, Muiesan G. Arterial oxygen tension in relation to age in healthy subjects. Respiration 1968; 25:3–13).

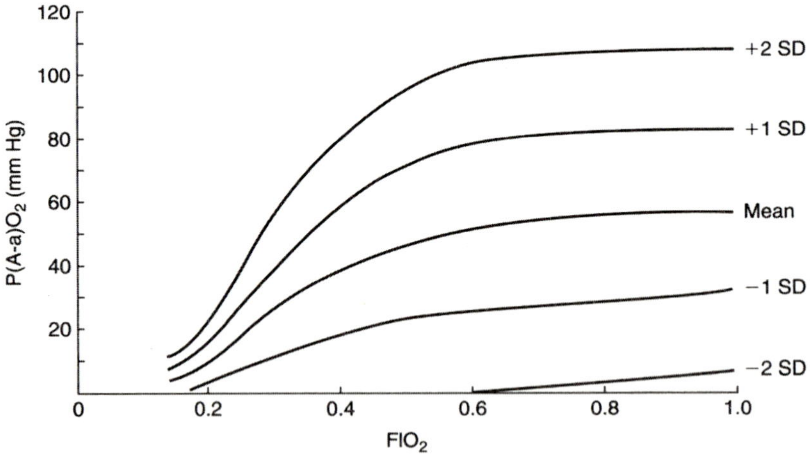

그림 4.6. 40~50세의 정상 성인 16명을 FIO_2 = 0.21에서 부터 1.0까지 증가시키면서 얻은 $P(A–a)O_2$의 정상범위. 도표의 선은 평균값 ± 2SD를 나타낸다. FIO_2 상승에 따라 $P(A–a)O_2$도 상승하는데, FIO_2 0.6 이상에서는 고편평부를 이룬다. FIO_2 = 1.0에서 $P(A–a)O_2$는 정상적으로 100 mmHg 을 초과한다(Harris EA, Kenyon AM, Nisbet HD, et al. The normal alveolar–arterial oxygen tension gradient in man. Clin Sci Mol Med 1974;46;89–104).

폐가 산소를 적절히 운반하는가? $P(A-a)O_2$의 임상적 유용성

만약 PIO_2가 일정한 상태에 $PaCO_2$가 증가하면 PAO_2(그리고PaO_2)는 항상 감소한다. PAO_2는 측정된(또는 추정된) 요소에 의해 계산되므로 이 변화는 예측이 가능하다. 이에 반해 PaO_2는 환기-관류 불균형, 심박출량, 폐동맥에 들어오는 산소 함유도(O_2 content, mixed venous blood)의 상태에 의해 결정된다. 특별히 환기-관류 불균형이 심화될수록 PaO_2는 계산된 PAO_2와 차이가 나게 된다.

> **증례.** 27세 여자가 늑막성 흉통을 호소하면서 응급실을 방문하였다. 환자는 피임약을 복용한 과거력이 있었다. 흉부방사선과 이학적 검사소견은 정상이었다. ABGA는 pH 7.45, $PaCO_2$ 31 mmHg, HCO_3^- 21 mEq/L, PaO_2 83 mmHg(FIO_2 0.21;P_b 747 mmHg)였다. 응급실 담당의사는 바이러스성 흉막통으로 생각하여 진통제를 처방했고 환자는 귀가하였다.

응급실 검사상 환자의 PIO_2, PAO_2와 $P(A-a)O_2$는?

?

PIO_2 ____________________

PAO_2 ____________________

$P(A-a)O_2$ ____________________

PaO_2/FIO_2 ____________________

응급실 당직의사는 이 환자의 PaO_2를 정상으로 생각, 산소운반장애를 발견하지 못하였다. 그러나 계산된 PIO_2와 PAO_2는 각각 147과 110 mmHg였다. 따라서 내원 시 환자의 $P(A-a)O_2$는 27 mmHg로 증가되어 있었고 이는 가스전달장애가 있었음을 의미한다. 이 환자는 다음날 같은 증세를 호소하면서 응급실에 다시 내원하였고 폐관류스캔에서 폐색전증의 high probability 소견이 관찰되었다. 의심할 여지없이 이 환자가 처음 응급실을 내원하였을 때 증가된 $P(A-a)O_2$는 폐색전증에 의한 것이었다.

이 증례에서 보여주는 것처럼 PAO_2를 계산해 보는 것은 주어진 PaO_2를 적절하게 해석을 할 수 있게 해준다는 데 큰 의미가 있다. 만약 ABGA에서 PaO_2 55 mmHg의 결과를 얻었다고 하자. 이 수치가 왜 정상보다 낮은가? 낮은 대기압 때문에? 낮은 FIO_2때문에? 저환기 때문에? 아니면 이 낮은 PaO_2가 폐의 가스교환장애를 의미하는 것일까? 이렇게 임상에서 흔히 발생할 수 있는 질문에 대한 대답은 폐포 PO_2(PAO_2)를 계산해보면 종종 얻을 수 있다.

우리는 최소한 검사 당시 대기압, FIO_2, $PaCO_2$와 같이 PAO_2계산공식에 포함되는 측정결과를 모르는 상태에서 PaO_2를 적절히 해석할 수 없다. 다음의 세 가지 PaO_2치를 생각해 보라: 95 mmHg, 60 mmHg, 28 mmHg. PO_2의 정상치만 생각하면 첫 번째 결과만 정상이고 두 번째는 정상에 비해 감소해 있고 마지막은 위험한 수치임을 알 수 있다. 그럼에도 이 세 가지 결과 중 어떤 결과가 가스교환의 장애를 의미하는가? 이 검사결과로 폐기능이 적절하다고 말할 수 있는가? 정상 PaO_2라도 가스교환에 심각한 문제가 있음을 의미하지는 않을까? 낮은 두 개의 산소분압이 가스교환에 아무 문제가 없을 수도 있지 않는가?

그러면 PaO_2가 95 mmHg이라 하더라도 어떤 경우에 심한 가스교환장애가 있는가?

어떤 환자가 저기압이 아닌 상태에서 100%산소로 호흡하고 있다면 PaO_2가 95 mmHg라도 비정상이다.

42세 남자가 완전히 산소로만 호흡한다면 PaO_2는 얼마일까?
(이 FIO_2에서는 정상 $P(A-a)O_2$를 100, 정상 호흡을 하고 있으며 대기압은 760 mmHg이라고 가정하라)

a. 100 mmHg
b. 250 mmHg
c. 500 mmHg이상

alveolar gas equation을 이용하여

$$PAO_2 = 1.0(760-47)-40 \text{ mmHg} = 673 \text{ mmHg}$$이다

따라서 만약 이 환자의 PaO_2가 단지 95 mmHg이라면 $P(A-a)O_2$는 578 mmHg이므

로 이 환자는 심한 가스교환장애 상태이고 폐부종, ARDS같은 중환자임이 틀림없다. 이 예에서 알 수 있듯이 PAO_2계산 등에 의한 적절한 추가정보 없이 PaO_2가 정상치인 95 mmHg이므로 가스교환장애가 없다고 판단할 수는 없다.

?

가스교환장애 없이 PaO_2 = 60 mmHg가 될 수 있는 조건은?

다시 한번 정리하면 가스교환장애를 확인하기 위해 FIO_2, 대기압, $PaCO_2$를 알 필요가 있다. 이 중 어떤 것 하나의 변화로도 폐의 가스교환장애 없이 PAO_2를 감소시킬 수 있다.

?

35세 여자가 수면제 과다 복용 후 내원하였다. ABGA 결과가 $PaCO_2$ 65 mmHg, PaO_2 60 mmHg라면 $P(A-a)O_2$는 얼마인가? 대기압을 760 mmHg, 환자는 대기 중 호흡하고 있다고 가정하라.

Alveolar gas equation을 통해

$$PAO_2 = 0.21(713)-1.2(65) = 72 \text{ mmHg}$$

환자의 PaO_2가 60 mmHg이므로 P(A-a)는 12 mmHg로 정상이다. 환자는 약물과다 복용으로 인해 저환기 상태에 있으나 폐의 산소교환에는 아무런 문제가 없다. 정상 P(A-a)는 가스교환 측면에서 폐기능장애가 없다는 것을 의미하며 따라서 이 환자의 문제는 중추신경계의 억제에 의한 저환기 상태임을 알 수 있다.

만약 이 환자가 동일한 상황에서 PaO_2가 40 mmHg라면 P(A-a)는 32 mmHg이고 흡인성 폐렴이나 폐부종 등 가스교환장애를 일으키는 다른 원인을 찾아야 한다.

정상인은 어떤 상황에서 PaO_2가 28 mmHg가 될 수 있는가?

이 문제에 답하기 위해 당연히 FIO_2, 대기압, $PaCO_2$를 알아야 한다. 아주 낮은 FIO_2가 낮은 PaO_2의 원인이 될 수 있다. 해수면압에서 FIO_2가 8%인 공기를 호흡하면 PIO_2는 57 mmHg가 된다. 또 $PaCO_2$ = 20 mmHg가 될 정도로 과환기를 하면 계산된 폐포 PO_2는 33 mmHg이고 $P(A-a)O_2$는 5 mmHg이다. 이 경우 저산소혈증의 원인은 폐내 가스교환의 문제가 아닌 주위환경의 문제이다.

대기압이 253 mmHg인 에베레스트산 정상에서 호흡하면 PaO_2는 28 mmHg이다(표 4.1). 이 산의 정상에서 추가적인 산소공급 없이 생존하기 위해서는 (몇 몇 등산가에 의해 무산소 등정이 이루어졌다) 등산가는 반드시 과호흡를 해야 한다. 만약 등산가의 $PaCO_2$가 40 mmHg이면 PAO_2는 −5 mmHg이며 이 수치는 살아있는 환자에서는 불가능한 것이다.

실제로 에베레스트산 원정대에서 추가적인 산소공급을 중지한지 10분 후 등산가의 호기 말 PCO_2($PACO_2$와 같다)는 7.5 mmHg로 측정되었다. 계산된 PAO_2는 35 mmHg이다. 이론적인 $P(A-a)O_2$가 7 mmHg인 것을 근거로 West등(1983)은 이 산의 정상에서 등산가의 PaO_2는 놀랍게도 28 mmHg에 불과하리라고 예측하였고 비록 굉장히 낮지만 여러 상황을 고려할 때 정상이다.

요약하면, PaO_2를 바르게 해석하기 위해서 대기압, FIO_2, 수증기압(P_B), $PaCO_2$를 이용하여 PAO_2를 계산할 필요가 있다.

임상문제 4.6

다음 증례에서 $P(A-a)O_2$를 계산하라. 이때 대기압은 760 mmHg로 계산하라. 어떤 환자가 폐질환을 갖고 있을까? 또 어떤 결과가 측정, 또는 기록에 오류가 있는가?

a. FIO_2 0.4, $PaCO_2$ 50 mmHg, PaO_2 150 mmHg인 35세 남자
b. FIO_2 0.28, $PaCO_2$ 75 mmHg, PaO_2 95 mmHg인 44세 여자
c. FIO_2 0.21, PaO_2 120 mmHg, $PaCO_2$ 15 mmHg인 불안해 보이는 젊은 남자
d. FIO_2 0.8, PaO_2 350 mmHg, $PaCO_2$ 40 mmHg인 중환자실 여자환자
e. FIO_2 0.21, PaO_2 80 mmHg, $PaCO_2$ 72 mmHg인 남자

PaO_2/FIO_2와 다른 저산소혈증 지표

비록 $P(A-a)O_2$의 개념이 생리학적으로 옳고 흔히 쓰이지만 실제 임상에 적용할 때 2가지 문제가 있다.

1. 정상 $P(A-a)O_2$는 FIO_2에 따라 달라진다. 대기호흡 시 5-15 mmHg이나 100%산소로 호흡 시에는 100 mmHg이상이 될 수 있다.
2. $P(A-a)O_2$는 계산하기 복잡하나 표 4.2에 나열되어 있는 대로 추측이 가능하다.

따라서 임상에서는 저산소혈증의 지표로 다음과 같은 것들이 검토되었다.

- PaO_2/FIO_2
- PaO_2/PAO_2
- $P(A-a)O_2/PaO_2$

이 세 가지 지표 중에서 PaO_2/FIO_2만이 $P(A-a)O_2$보다 단순(왜냐하면 다른 두 지표는 여전히 PAO_2를 계산해야 하기 때문이다)하다. 또한 PaO_2/FIO_2도 FIO_2에 따라 변하지 않겠느냐는 의문이 있으나 $P(A-a)O_2$에 비해서는 크게 변하지 않는다. $P(A-a)O_2$를 포함하여 위에 언급된 저산소혈증에 대한 지표 모두가 FIO_2에 따라 변하지만 PaO_2/IO_2가 $FIO_2 > 0.5$에서 그리고 $PaO_2 < 100$ mmHg에서 가장 안정적인 결과를 보인다 (Gowda & Klocke 1997).

오랫동안 사용되어 온 $P(A-a)O_2$보다 PaO_2/FIO_2가 간단하고 FIO_2에 영향을 적게 받는 이점이 있어 중환자에서 저산소혈증의 지표로 더 널리 사용되게 되었다.

PaO_2/FIO_2의 정상치는

$$100/0.21 = 480$$이다.

만약 이 비율이 300이하이면 가스교환 과정에 심한 장애(Acute Lung Injury, ALI, 급성폐손상)가 발생한 것이고 200이하이면 Acute Respiratory Distress Syndrome(ARDS, 급성호흡부전증후군; 적절한 임상적 상황 즉 심부전에 의하지 않고 갑자기 시작된 양측성 폐침윤을 보이는 경우와 동시에 저산소혈증이 발생한 경우)의 기준에 해당하는 것이다.

PaO_2/FIO_2는 FIO_2에 따라 변하지만 $P(A-a)O_2$처럼 심하게 변하지 않는다. PaO_2/FIO_2를 사용할 때 생기는 한가지 문제는 $PaCO_2$의 변화를 반영하지 못하는 것인데 고

탄산혈증이 저산소혈증의 주된 원인이거나 과환기상태에서 $P(A-a)O_2$가 증가하는 경우에는 PaO_2/FIO_2를 산소혈증의 지표로 사용하 것은 문제가 될 수 있다. 그럼에도 $PaCO_2$가 비교적 안정적이면 PaO_2/FIO_2는 다양한 PaO_2, FIO_2에서 환자상태를 파악하는데 유용한 지표이다.

해수면압에서 대기호흡 하는 다음 환자의 PaO_2/FIO_2와 $P(A-a)O_2$가 얼마인가?

a. PaO_2 = 90 mmHg, $PaCO_2$ = 20 mmHg

b. PaO_2 = 66 mmHg, $PaCO_2$ = 70 mmHg

a의 경우 PaO_2/FIO_2 = 429으로 정상이다. 그러나 $P(A-a)O_2$는 비정상적인 36 mmHg이다. b의 경우 $P(A-a)O_2$는 7 mmHg로 정상이나 PaO_2/FIO_2는 280으로 비정상이다. 따라서 동맥혈가스검사결과에서 $PaCO_2$가 비정상적인 경우, 폐에서 가스교환이 적절히 이루어지는지를 확인하는데는 $P(A-a)O_2$가 더 유용하다. 그러나 $PaCO_2$가 크게 변하지 않는 심한 저산소혈증 환자의 경과를 계속 관찰하는 데는 간단한 PaO_2/FIO_2가 더 유용하다. 저산소혈증환자를 모니터링 할 때 어떤 지표를 사용하든지 항상 생각해야 하는 질문은 '폐가 적절히 산소교환을 하고 있는가?' 라는 것이다.

비정상 $P(A-a)O_2$ 또는 PaO_2/FIO_2가 포함하는 의미는 무엇인가?

응급실에 35세 남자가 해수면압에서 대기호흡을 하고 있는데 PaO_2가 55 mmHg이면 명백히 저산소혈증인 상태이다. 이 경우 $P(A-a)O_2$나 PaO_2/FIO_2를 계산할 필요는 없는 것이다. 그러나 많은 경우, 추가적인 산소를 투여하고 있는데 PaO_2가 80 mmHg이상인 경우 $P(A-a)O_2$가 증가되었는지 또, PaO_2/FIO_2가 감소되었는지를 아는 것이 중요하다. 이 경우 환자는 가스교환장애가 있고 따라서 폐순환을 통한 혈액이 부적절하게 산소화되는 상태이다. 따라서 저산소혈증의 원인은 폐이며 비정상적인 폐로 인해 가스교환장애가 발생한 것이다(비교적 흔하지 않지만 폐외 저산소혈증의 원인으로는 심장 내 Rt-Lt shunt가 있는데 이 경우는 심초음파검사나 이학적검사로 확인할 수 있다).

낮은 PaO_2를 나타내는 생리학적인 원인을 표 4.3에 정리하였다. 비록 4가지 호흡기적 원인과 3가지 비호흡기적인 원인이 나열되어 있으나 $PaCO_2$의 증가 없이 PaO_2가 감

표 4.3. 낮은 PaO_2, 증가된 $P(A-a)O_2$의 생리학적인 원인

생리적 원인[a]	미치는 영향	
	$P(A-a)O_2$	PaO_2/FIO_2
호흡기와 관련 있는 원인		
폐내 Rt-Lt shunt	증가	감소
심한 폐렴, ARDS, 해부학적인 동-정맥 shunt		
환기-관류 불균형	증가	감소
폐실질 질환(천식, 폐렴, 폐색전증, 무기폐)		
확산장애	증가	감소
간질성폐질환		
저환기($PaCO_2$의 증가)	정상	감소
호흡(환기)부전		
호흡기와 관련 없는 원인		
심장 내 Rt-Lt shunt	증가	감소
VSD, patent foramen ovale		
PIO_2감소	정상	정상
FIO_2감소, 대기압감소		
낮은 혼합정맥혈 산소함유도(O_2 content)[b]	증가	감소
심한 빈혈, 심부전		

[a] 임상적인 예는 각각의 원인 아래 나열되어 있다.
[b] In ther presence of an increased right-to-left shunt.
PIO_2, pressure of inspired oxygen, FIO_2, fraction of inspired oxygen, ARDS, acute respiratory distress syndrome.

소된 경우는 거의 대부분 V-Q 불균형의 결과나 또는 그 변형인 Rt-Lt shunt에 의해 발생한 것임을 알 수 있다. 심한 V-Q 불균형이나, Rt-Lt shunt가 있는 경우 낮은 oxygen content(산소함유도)를 보이는 혼합정맥혈이 PaO_2감소를 일으킬 수 있다.

4장 임상문제 해답

4.1. c. 혼합정맥혈의 증가. 다른 답은 PAO_2를 낮춘다. 호흡중지 시 폐포 안의 산소는 흡수되나 새로운 공기는 공급되지 않으므로 PAO_2를 감소시킨다.

4.2. d. 혼합정맥혈의 감소. 다른 답가지는 전부 PAO_2를 증가시킨다. 폐포PO_2를 증가시키는 데 영향을 주는 요소는 PAO_2공식에 포함 되어있다. 즉 대기압(고도에 따라 변함), FIO_2, $PACO_2$이다. 혈액 내 요소들은 $PACO_2$를 제외하고 PAO_2에 영향을 주지 않는데 $PaCO_2$가 증가하면 $PACO_2$가 증가되고 PAO_2는 감소하게 된다. 따라서 과환기는 먼저 $PACO_2$를 감소시키고 결과적으로 PAO_2는 증가된다.

4.3. PIO_2는 기관 내 PO_2를 말하므로 해수면압 760 mmHg에서 수증기압 47 mmHg를 빼야 한다.

FIO_2가 0.4이므로 따라서

PIO_2 = 0.4(760−47) = 285 mmHg이다.

4.4. PAO_2를 계산하기 위해서 PIO_2에서 $PaCO_2$를 빼야 한다. 다시 말하면 대기압은 해수면압과 같은 760 mmHg이다. a에서 $PaCO_2$ 30 mmHg에 1.2를 곱하지 않아도 된다. 그 이유는 FIO_2가 1.0이기 때문이다. b, c에는 1.2를 $PaCO_2$에 곱해야 한다.

a. $PAO_2 = 1.00(713)-30 = 683$ mmHg

b. $PAO_2 = 0.21(713)-1.2(50) = 90$ mmHg

c. $PAO_2 = 0.40(713)-1.2(30) = 249$ mmHg

4.5. 에베레스트산 정상에서의 PAO_2는 대기압 253 mmHg를 이용하여 계산할 수 있다(비록 호흡상수를 알 수 없어도 − West등은 0.85를 사용하였는데 − 여러분도 문제 4.2.에서처럼 요약된 공식을 사용할 수 있다).

a. $PAO_2 = 0.21(253-47)-1.2(40) = -5$ mmHg

b. $PAO_2 = 1.00(253-47)-40 = 166$ mmHg

c. $PAO_2 = 0.21(253-47)-1.2(10) = 31$ mmHg

4.6.

a. $PAO_2 = 0.4(760-47)-1.2(50) = 225$ mmHg

$P(A-a)O_2 = 225-150 = 75$ mmHg

$P(A-a)O_2$는 증가되어 있지만 이 FIO_2에서는 정상범위에 있다.

따라서 환자는 가스교환에 문제가 있을 수도 없을 수도 있다.

b. $PAO_2 = 0.28(713)-1.2(75) = 200-90 = 110$ mmHg

$P(A-a)O_2 = 110-95 = 15$ mmHg

심한 저환기상태 임에도 불구하고 폐질환의 증거는 없다.

Hypercapnia(고탄산혈증)는 중추신경계나 흉곽질환에 의해 발생했을 가능성이 높다.

c. $PAO_2 = 0.21(713)-1.2(15) = 150-18 = 132$ mmHg

$P(A-a)O_2 = 132-120 = 12$ mmHg

과환기는 폐가 정상인 경우 PaO_2를 100 mmHg이상으로 쉽게 증가시킬 수 있다.

d. $PAO_2 = 0.8(713)-40 = 530$ mmHg

(호흡상수 1.2는 FIO_2가 60%이상이므로 1.0으로 계산한다)

$P(A-a)O_2 = 530-350 = 180$ mmHg

아주 높은 PaO_2에도 폐는 산소를 정상적으로 운반하지 못한다.

e. $PAO_2 = 0.21(713)-1.2(72) = 150-86 = 64$ mmHg

$P(A-a)O_2 = 64-80 = -16$ mmHg

P(A-a)가 음성인 것은 생명현상과 맞지 않는다. 그러나 이런 검사결과가 종종 보고된다. 원인은 잘못된 FIO_2, 잘못된 ABGA 측정, 또는 결과보고서나 사본을 작성할 때 잘못 기입하였을 가능성이 있다.

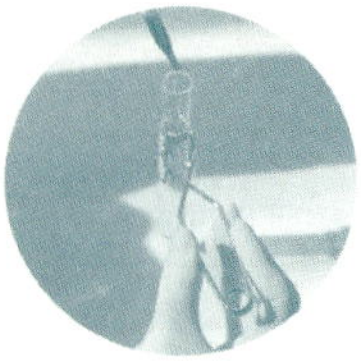

Chapter 5

PaO_2, SaO_2 그리고 Oxygen content(산소함유량)

과연 혈액 속에는 얼마나 많은 산소가 들어있는가?

제4장에서 PAO_2(폐포PO_2)와 PaO_2를 비교하여 어떻게 폐의 가스교환 상태를 알 수 있는지 배웠다. PaO_2가 50 mmHg이더라도 경우에 따라서 폐에게 아무 이상이 없을 수 있고 (예: 대기압이 낮은, 높은 고도에서 PAO_2, PaO_2가 모두 낮아지는 경우 등) 반대로 PaO_2가 90 mmHg이더라도 심한 가스교환장애가 있을 수 있다 (예: PAO_2, FIO_2가 아주 높은 경우 등).

폐에서 가스교환의 적정성을 평가하는 것과 함께 혈액 내 산소의 수준이 적절한지를 아는 것 또한 중요하다. 간단히 표현하면 "혈액 속에는 환자에게 충분한 산소가 들어있는가?" 이다. 물론 PaO_2 또는 산소분압은 혈액 내 산소 수준을 알려 주는 소견이다. 그렇지만 'SaO_2(산소포화도)', 'oxygen content(산소함유량)'가 혈액 내 산소가 적절한지를 아는 데 더 유용하다. 이를 위해 다음 3가지 용어를 간단히 정의하고 각각에 대하여 특히 상호관계에 대하여 자세히 설명하겠다.

PaO_2(산소분압): 산소분자가 혈장 속에 용해되면(헤모글로빈과 결합된 것이 아닌) 자유롭게 측정전극과 반응하여 산소분압이 측정되며 이 유리 산소분자와의 반응결과가 산소분압으로 표시되고 만약 검체가 동맥혈이라면 결과는 PaO_2이다. 비록 혈장 속에 용해되어 있는 산소분자의 수가 몇 몇 다른 인자와 더불어 헤모글로빈에 얼마나 많은 산소가 결합할 수 있는지를 결정하지만 혈장 내 산소분자가 일단 헤모글로빈과 결합되면 더 이상 측정전극에서 측정되지 못하므로 압력을 나타낼 수 없게 된다. 따라서 PaO_2는 단지 혈장 내 용해된 산소의 양만을 나타내게 되고 헤모글로빈과 결합한 산소양을 반영하지 못하므로 PaO_2만으로는 혈액 내 얼마나 많은 산소가 포함되어 있는지는 알 수 없고 헤모글로빈과 결합된 산소의 양은 SaO_2와 hemoglobin content를 통해서 알 수 있다.

SaO_2(산소포화도): 산소의 결합 부위는 heme군으로 헤모글로빈 분자의 Fe^{++}-porphyrin이다. 헤모글로빈 한 분자에는 4개의 heme부위가 있고 따라서 4개의 산소 결합부위가 존재한다. 산소분자와 결합한 heme부위를 산소로 포화되었다라

고 표현한다. 산소와 결합이 가능한 모든 heme결합부위 중 산소로 포화된 부분을 백분율로 나타낸 것이 헤모글로빈 산소포화도이다(동맥혈의 SaO_2이다). PaO_2와 같이 SaO_2만으로는 얼마나 많은 산소가 혈액 내 있는지는 알 수 없고 이를 알기 위해서는 hemoglobin content를 알아야 한다.

Oxygen content(산소함유량, CaO_2): 조직은 대사를 위해 필수적인 양의 산소가 필요하다. PaO_2나 SaO_2 모두 혈액 내 들어 있는 산소분자 수(즉, 얼마나 많은 산소가 있는지)를 알려 주지 않는다(PaO_2나 SaO_2가 어떤 양을 나타내는 단위로 표현되어 있지 않은 것을 생각하라). 3가지 수치 중 혈액 내 얼마나 많은 산소가 포함되어 있는지 즉 산소 수준의 평가는 산소함유량(CaO_2 단위: mL O_2/dL)을 통해서만 가능하다. 그 이유는 CaO_2만이 hemoglobin content를 포함한 수치이기 때문이다. Oxygen content(산소함유량)는 직접 측정하거나 제2장에 소개한 oxygen content equation을 이용하여 계산할 수 있다.

$$CaO_2 = Hb(g/dL) \times 1.34\ mL\ O_2/g\ Hb \times SaO_2 + PaO_2 \times (0.003\ mL\ O_2/mmHg/dL)$$

PaO_2, SaO_2 그리고 CaO_2의 정의 및 차이점에 대한 추가 설명

아쉽게도 많은 사람이 PaO_2, SaO_2 그리고 CaO_2의 차이점을 혼동하고 있다. 이는 ABGA 결과를 해석할 때 혼합 산-염기장애와 더불어 두 번째로 흔히 혼동하는 부분이다. 따라서 이 용어들을 이해하는 것이 정확한 ABGA 해석을 위해서 필수적이다. 그래서 다시 한번 자세히 설명하며 이번 장과 다음 장을 다 읽으면 - 또 문제를 다 풀고 나면 - 아마 다른 사람을 가르칠 수 있을 정도가 될 것이다!

PaO_2

PaO_2는 동맥혈의 혈장 속의 산소분압이며 혈장 속에 용해되어 자유롭게 움직이는 산소분자가 산소전극에 의해 감지되어 측정된 결과이다. 혈장 속에 용해되어 있는 산소의 양 - 여기서 PaO_2는 폐포산소분압과 폐의 구조에 의하여 결정되며 헤모글로빈과 관계된 어떤 다른 요소와는 관계가 없다(한가지 예외는 빈혈과 폐 안에 심한 Rt-Lt shunt가 동시에 발생한 경우 낮은 oxygen content를 보이는 많은 양의 정맥혈이 동맥으로 유입되어 PaO_2가 감소될 수 있다. 그렇지만 정상적인 수준의 shunt나 빈혈, 헤모글로빈 변수등은 PaO_2에 영향을 주지 않는다).

산소분자는 얇은 폐포–모세혈관막을 지나 혈장속으로 용해되고 혈장속에 있는 대부분의 산소분자들은 신속하게 적혈구 속으로 들어가 헤모글로빈과 결합한다(그림 5.1). 이때 용해된 산소분자와 헤모글로빈에 결합한 산소분자 사이에서 산소분자가 서로 자유롭게 오고 가는 역동적 평형이 이뤄진다. 혈장 내 더 많은 산소분자가 용해되면(즉, PaO_2가 커지면) 헤모글로빈에 산소분자가 더 많이 결합할 수 있으며 따라서 SaO_2는 용해된 산소분자의 농도(즉, PaO_2)에 의해 주로 좌우된다.

대기 중의 산소분자는 이론적으로 무제한 공급될 수 있으므로 혈장을 떠나 헤모글로빈과 결합된 용해 산소분자는 신속하게 다른 산소분자에 의해 보충된다. 그리고 산소분자가 일단 헤모글로빈과 결합하면 더 이상 가스분압을 증가시키는 데에는 기여하지 못한다. 따라서 헤모글로빈은 혈액으로 들어오는 산소를 더 효과적으로 빨아들이는 스폰지의 역할을 하게 된다. 헤모글로빈이 최대한 포화될 때까지는 산소분자를 계속 흡

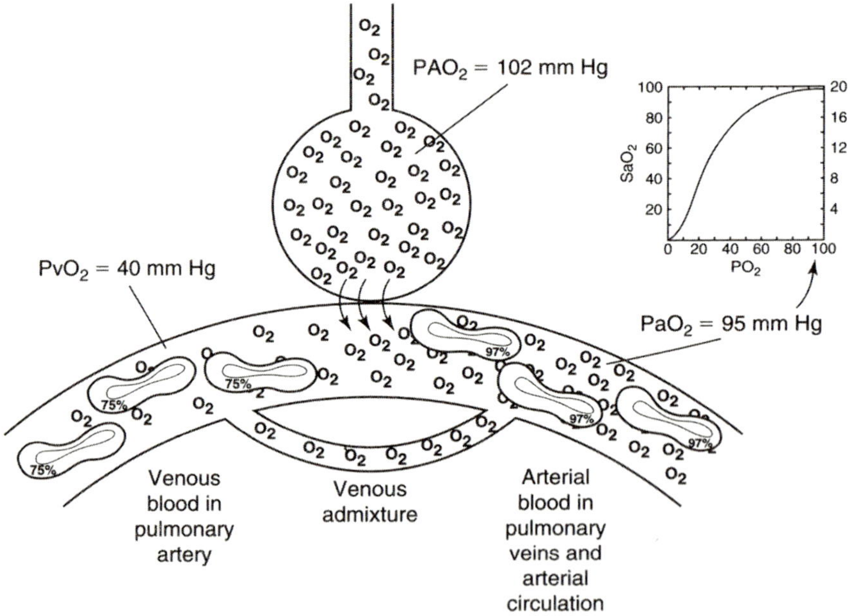

그림 5.1. 산소압, 산소포화도 및 기타 산소함유도를 보이는 폐순환 횡단면 모식도(이산화탄소, 질소, 기타 가스 분자들은 명확한 표현을 위해 생략함). PaO_2가 PAO_2보다 언제나 약간 낮은 이유는 정상적으로 발생하는 정맥혈 혼합(이 그림에서는 정맥과 폐순환 사이의 연결로 표현함) 때문이다. Hemoglobin content = 15 g/dL; PAO_2 = 40 mHg; PVO_2 = 40 mmHg; SvO_2 = 75%; PaO_2 = 95 mmHg; SaO_2 = 97%. 설명은 본문을 참조하라.

수하게 되며 이 과정은 주로 PaO_2에 의해 결정된다. 물론 이 모든 과정은 즉각적으로 그리고 역동적으로 일어나기 때문에 어떤 한 시점에서 주어진 각각의 산소분자는 결합된 것일 수도 용해된 것일 수도 있다. 그럼에도 PaO_2와 그 밖의 요소들에 의해 전체 산소분자의 몇 %는 용해되고 또 몇 %는 결합된다(그림 5.1). 그림 5.1에서 자유 또는 용해된 산소분압은 95 mmHg이고 적혈구에는 총 hemoglobin content 15 g/dL가 포함되어 있다.

하나의 헤모글로빈 분자는 네 개의 Fe^{++}-heme site에 산소 결합부위를 갖고 있다. 만약 방해받지 않는다면(예를 들어, 일산화탄소 중독에서처럼) 유리산소분자는 이 산소 결합부위에 큰 친화력으로 결합한다. 주어진 조건에서 산소 결합부위에 산소분자가 결합하는 전체비율(%)은 항상 일정하다. 그리고 이것을 산소포화도라고 한다. 정맥혈 산소포화도는 SvO_2, 동맥혈 산소포화도는 SaO_2라고 각각 표시한다. 그림 5.1에서 각각의 값은 SvO_2 = 75%, SaO_2 = 97%이다. SaO_2 97%이라는 것은 100개의 헤모글로빈의 산소 결합부위에서 97개가 산소에 의해 결합되어 있고 나머지 3개는 다른 것과 결합하거나 아니면 결합되지 않은 채로 남아 있을 수도 있다. 요약하면 PaO_2는 폐포산소 분압과 폐포-모세혈관 접촉면의 상태에 의해 결정되며 산소를 흡수할 수 있는 헤모글로빈의 양에 의해 결정되지는 않는다. 또 PaO_2는 헤모글로빈의 산소포화도를 결정한다(다음에 논의될 산소해리곡선의 위치에 영향을 주는 다른 요소들과 함께). SaO_2와 헤모글로빈 농도(예를 들면 15 g/dL)는 혈액 내 존재하는 총 산소량 또는 CaO_2를 결정한다. 그림 5.1에서 보이는 CaO_2는 20 mL O_2/dL이다.

임상문제 5.1

오전 10시에 환자의 PaO_2는 85 mmHg, SaO_2는 98%였고 헤모글로빈은 14 g/dL이였다. 오전 10시 5분 심한 용혈이 발생하여 갑자기 환자의 헤모글로빈이 7 g/dL로 떨어졌다. 만약 용혈현상 때문에 폐질환이 발생하지 않았다고 가정하면 환자의 PaO_2, SaO_2, CaO_2는 어떻게 변하겠는가?

a. PaO_2 변화 없음, SaO_2 변화 없음, CaO_2 변화 없음
b. PaO_2 변화 없음, SaO_2 변화 없음, CaO_2 감소
c. PaO_2 감소, SaO_2 변화 없음, CaO_2 감소
d. PaO_2 감소, SaO_2 감소, CaO_2 감소

토의해 보지 않더라도 다음과 같은 내용은 명백하다.

- 용해된 산소분자와 결합 가능한 헤모글로빈이 감소할수록 혈액에 포함되는 산소의 총 분자수는 감소한다.

- 용해된 산소분자와 결합 가능한 헤모글로빈이 증가할수록 혈액에 포함되는 산소의 총 분자수는 증가한다.

헤모글로빈의 양도 또 헤모글로빈의 결합특성도 용해된 산소의 양에는 영향을 주지 않으며 따라서 PaO_2에 영향을 주지 않는다. 다르게 표현하면 용해된 산소분자의 수는 헤모글로빈의 양 또는 헤모글로빈에 무엇이 결합했는지와 관계 없다. 아주 중요하기 때문에 다시 한번 말하면 PaO_2는 hemoglobin content나 그 특성에 좌우되지 않고 alveolar PO_2(폐포산소분압)과 alveolar-capillary interface(폐포-모세혈관의 접촉면)에 따라 변한다. 이렇기 때문에 심한 빈혈환자나 일산화탄소중독 환자 또는 meth-emoglobinemia 환자에서도 정상 PaO_2소견을 볼 수(실제로 자주 있음) 있는 것이다.

폐에서 가장 흔히 발생하는 생리학적인 장애는 환기-관류 불균형이다. 환기감소, 확산장애 그리고 해부학적으로 Rt-Lt shunt가 있는 경우 등은 비교적 덜 흔한 원인이다.

임상문제 5.2

다음 중 PaO_2가 낮아지는 상황은?

a. 빈혈
b. 일산화탄소 중독
c. 정상 헤모글로빈의 산소 결합능의 1/2 정도를 갖는 비 정상적인 헤모글로빈
d. 정상 헤모글로빈의 산소 결합능의 2배 정도를 갖는 비 정상적인 헤모글로빈
e. intrapulmonary shunting이 있는 폐질환

SaO_2

SaO_2는 주로 PaO_2에 의해 결정된다. SaO_2와 PaO_2 두 변수의 관계는 우리에게 익숙한 산소해리곡선에서 잘 알 수 있다(그림 5.2A). 산소해리곡선은 실험실에서 산소분압을 점차 증가 시키면서 혈액 내 산소포화도를 titration(적정화)하여 만든 곡선이다. 낮은 산소압에서는 PaO_2가 일정 양 증가함에 비례하여 SaO_2가 증가하지 않고 조금씩 증가한다. 그러나 PaO_2가 20 mmHg이상부터는 SaO_2가 급격히 증가하게 되며 PaO_2가 60 mmHg이상 되면 그 증가 폭은 점차 감소한다.

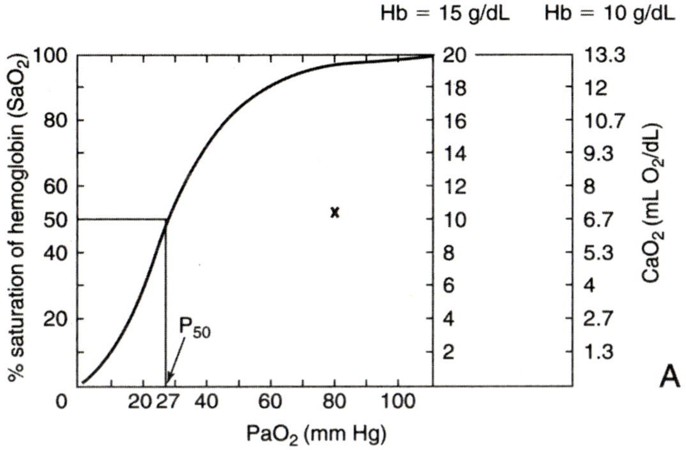

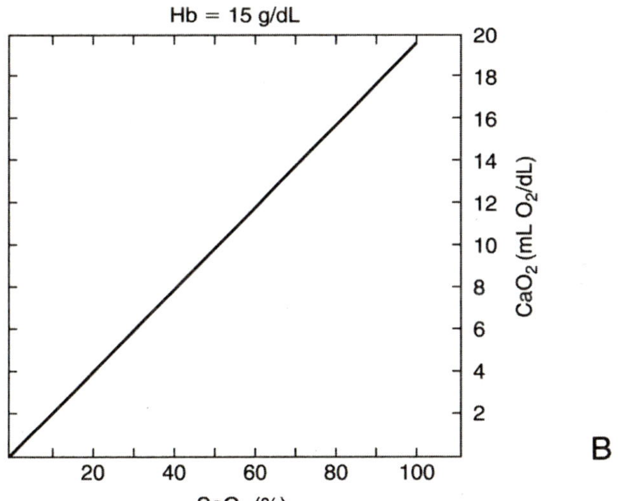

그림 5.2. A. 산소해리곡선. 2개의 혈색소 수치(15 g/dL, 10 g/dL)에서 PaO_2 대 SaO_2, PaO_2 대 oxygen content를 보이고 있다. P50 은 산소포화도가 50%인 혈색소에서의 PaO_2이다; 정상수치는 27 mmHg이다. 제6장에 나오는 증례의 혈액가스 소견이 그래프에 x로 표시되어 있다. B. 혈색소치가 15 g/dL일 때 SaO_2 대 CaO_2. SaO_2와 CaO_2는 어떤 hemoglobin content에서도 직상관관계를 보인다 (정상 PO_2에서의 용해산소의 미약한 영향은 배제함).

PaO_2는 SaO_2의 가장 중요한(그러나 전부는 아닌) 결정요소이다. 주어진 PaO_2에서 SaO_2를 결정하는데 영향을 주는 것은 산소해리곡선을 좌, 우로 움직일 수 있는 조건으로 체온, pH, $PaCO_2$ 그리고 2,3-diphosphoglycerate (2,3-DPG)농도 등이다. 산소해리곡선의 좌, 우 이동은 다음 장에서 다루겠다.

여기서 SaO_2와 PaO_2의 차이를 다시 한번 명확하게 정리해보자. PaO_2는 산소분자를 적혈구속으로 이동시켜 헤모글로빈에 결합시키는 원동력이라고 생각하면 되겠다. PaO_2가 높으면 SaO_2도 높게 된다. 동맥혈 헤모글로빈의 전체 산소 결합부위에 실제 산소가 결합한 부위의 비율을 SaO_2라고 하며 따라서 이 수치는 100%를 넘을 수 없다.

임상문제 5.3

그림 5.2를 이용하여 SaO_2를 계산해보라. 환자의 O_2 content는 헤모글로빈 = 12g/dL, PaO_2 = 50 mmHg, pH = 7.40으로 계산하라.

산소해리곡선의 기울기가 가파른 영역은 PaO_2가 20 mmHg부터 60 mmHg까지다. 기울기가 낮은 부분과 비교해 볼 때 작은 PaO_2의 증가로도 SaO_2가 크게 증가하는 영역이며 O_2 content도 마찬가지로 크게 증가한다. 그림 5.2A는 두 가지의 헤모글로빈 농도 (15, 10 g/dL)에서 각 PaO_2에 대한 O_2 content를 나타낸 그림이다.

SaO_2는 hemoglobin content에 영향을 받지 않으며 따라서 빈혈 때문에 SaO_2가 떨어지지 않는다. 헤모글로빈이 높아지면 주어진 일정량의 혈액과 결합하는 산소분자가 많아지는 것이다. 산소분자가 헤모글로빈의 산소 결합부위에 결합하는 비율 즉, SaO_2는 PaO_2와 산소해리곡선에 영향을 주는 요소에 의해 결정된다. 따라서 환자가 정상 PaO_2, SaO_2라도 낮은 CaO_2(특히 빈혈의 경우처럼)를 보이는 경우가 있다.

CaO_2

PaO_2, SaO_2와 달리 CaO_2는 헤모글로빈과 결합여부에 관계없이 동맥혈액 속에 있는 산소분자의 전체 양을 직접 반영한다. PaO_2, SaO_2와 달리 CaO_2는 hemoglobin content에 따라 변하며 직접적인 관계가 있다. CaO_2를 결정하는 다른 요소는 SaO_2(이것 역시 PaO_2, 산소해리곡선에서의 위치에 따라 달라진다)와 용해되어 있는 산소의 양(PaO_2)이다. 용해된 산소(PaO_2)는 정상적인 상태에서는 CaO_2에 차지하는 비율이 아주 적어서 그 영향이 미미하며 CaO_2는 대부분 hemoglobin content와 SaO_2에 의해 좌우되고 각각에 대해 직선적인 관계를 보인다(그림 5.2B).

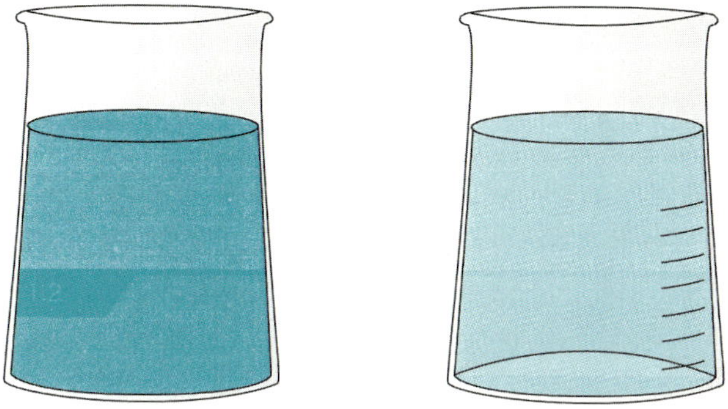
비이커 1:
(Hb = 15 g/dL)
비이커 2:
혈장만 들어있음

그림 5.3. 비이커 1에는 15 g/dL의 혈색소가 포함된 혈액이 들어있다.; 비이커 2에는 (혈색소가 없는) 순수혈장이 들어있다. 두 비이커 모두 대기 중 노출되어 있다(건조공기; 대기압 = 760 mmHg).

정상 CaO_2는 16−22 mL O_2/dL이다. 저산소증이 있는 상태라도 PaO_2 나/또는 SaO_2는 정상일 수 있다. 따라서 산소화 정도를 평가할 때는 CaO_2가 적정 수준인 것을 확인해 보아야 한다. 정상 CaO_2의 98%는 헤모글로빈에 결합되어 운반된다.

헤모글로빈에 결합되어 나타내는 CaO_2는 $Hb \times 1.34 \times SaO_2$로 계산한다.

그리고 혈장 등에 용해되어 나타내는 CaO_2는 $0.003 \times PaO_2$로 계산한다.

CaO_2 공식은(제2장을 보라) 혈액이나 혈장샘플의 oxygen content를 계산하는데 사용된다.

?

그림 5.3에는 대기에 노출된 두 개의 비이커에 액체가 담겨 있다. 비이커 1에는 hemoglobin content가 15 g/dL인 혈액이 들어 있고 비이커 2에는 헤모글로빈 없이 혈장만 들어있다. 대기압이 760 mmHg라면(수증기압이 없다 가정하고) 각각의 비이커의 oxygen content를 계산하라.

비이커 1에는 산소와 화학적으로 결합하는 헤모글로빈이 담겨 있고 따라서 비이커 1에는 헤모글로빈과 결합한 산소와 헤모글로빈과 결합하지 않고 용해된 산소가 들어있다. 비이커 2에는 헤모글로빈이 없고 순수한 혈장만 있으므로 oxygen content는 용해된 산소에 의해서만 결정된다.

두 비이커 모두에서 용해된 산소의 양은 혈장에 노출된 PO_2와 혈장의 산소용해도에 의해 결정된다. 혈장의 산소 용해도는 0.003 mL O_2/dL plasma/mmHg이다. 그런데 PO_2는 어떠한가? 두 비이커 모두에서는 우리 폐에서와 같이 CO_2의 교환은 일어나지 않고 혈장표면이 대기와 접해 있으므로 혈장 내 PO_2는 혈장 바로 위 대기의 PO_2와 같다. 대기압이 760 mmHg(건조대기압)이므로 두 비이커 내 PO_2는

$$FIO_2 \times P_B = 0.21 \times 760 \text{ mmHg} = 160 \text{ mmHg}$$이다.

두 비이커 내 PO_2는 같고 용해된 산소로 표현된 oxygen content는 두 비이커 모두 같으므로 이 양은?

a. 0.48 mL O_2/dL
b. 2.0 mL O_2/dL
c. 4.8 mL O_2/dL

혈장에 용해된 oxygen content를 계산하기 위해 산소용해도와 PO_2의 값을 곱한다.

혈장에 용해된 oxygen content = 0.003 mL O_2/dL/mmHg × 160 mmHg
= 0.48 mL O_2/dL

비이커 2에는 헤모글로빈이 없으므로 이 비이커의 oxygen content는 전적으로 용해된 산소에 의해 결정된다. 이 수치는 0.48 mL O_2/dL이다. 비이커 1에는 산소가 더 많이 결합되는데 이는 헤모글로빈과 산소가 화학적으로 결합하기 때문에 당연하다. 그러나 산소분자가 헤모글로빈과 결합하면 더 이상 산소분압을 나타내지 못한다. 산소분자가 헤모글로빈에 결합하면 대기로부터 혈장 속으로 추가적인 산소분자가 들어오게 된다(즉, 헤모글로빈은 산소분자를 빨아들이는 거대한 스폰지와 같아서 주변의 혈장에 더 많은 산소분자가 들어올 수 있게 해준다). 따라서 두 비이커 간의 oxygen content의 차이는 바로 헤모글로빈에 결합된 산소의 양이다.

비이커 1에서 헤모글로빈에 결합된 oxygen content는?

a. 0.48 mL O_2/dL

b. 15 mL O_2/dL

c. 19.9 mL O_2/dL

Oxygen content는 oxygen content equation(산소함유량 공식)을 통해 계산할 수 있으며 따라서 SaO_2 즉 헤모글로빈에 산소가 포화되는 정도에 대한 지식이 필요하다. SaO_2는 폐 속에서 혈액에 노출되는 산소분압(이 예에서는 160 mmHg)의 높이와 산소해리곡선의 위치에 따라 결정된다. 정상적인 산소해리 곡선을 보면 이 정도의 PO_2에서 SaO_2는 99%이다. 따라서

$$\text{헤모글로빈에 결합된 산소함유량(oxygen content; Hb-bound)} = Hb \times 1.34 \times SaO_2 = 15 \times 1.34 \times 0.99 = 19.9 \text{ mL } O_2/dL$$

비이커 1의 총 oxygen content는 얼마인가? 어떤 이유로 비이커 1이 비이커 2보다 oxygen content가 높을까?

비이커 1의 총 oxygen content는 용해된 산소와 결합된 산소 즉 0.48+19.9 = 20.38 mL O_2/dL이다. 그러나 비이커 2의 총 oxygen content는 0.48 mL O_2/dL로 비이커 1의 2.4%정도 밖에 되지 않는다. 달리 표현하면 비이커 1은 비이커 2보다 산소가 42배 많다.

임상문제 5.4

방안에 건강한 남자가 있다. 이 사람의 PaO_2 = 100 mmHg, hemoglobin content = 15 g/dL이라면 이 사람의 oxygen content 중 용해된 형태의 산소가 차지하는 비율은?

앞서 설명한 내용을 요약해보자면

- 거의 대부분의 oxygen content는 헤모글로빈에 화학적으로 결합되어 있으므로 PaO_2만으로는 그 양을 알 수 없다.
- Hemoglobin content에 대해 모르면 PaO_2만으로 총 oxygen content를 추정하는데 전혀 도움이 되지 못한다.
- 혈액 내에 들어있는 산소의 양을 알기 위해서는 CaO_2를 계산해 볼 필요가 있다.
- 사람은 생존을 위하여 어느 정도의 oxygen content가 필요한데 PaO_2만으로는 oxygen content를 정확히 알 수 없으므로 정상 PaO_2이지만 실제로는 산소가 부족한 상황도 있을 수 있다.

임상문제 5.5

아래의 4가지 상황에서 PaO_2, SaO_2 그리고 CaO_2의 변화를 표시해보라(증가, 감소, 정상 중에서). 환자가 대기 중에서 호흡하고 있다고 가정하자. 각 상황은 급성변화(24시간 이내)이며 그 외 다른 이상소견은 없다고 가정하자.

측정치	심한 빈혈	일산화탄소중독	심한 V-Q 불균형	고지대
PaO_2				
SaO_2				
CaO_2				

임상문제 5.6

어떤 환자가 더 심한 저산소 상태인가?

환자 A : PaO_2 85 mmHg, SaO_2 95 %, Hb 7 g/dL

환자 B : PaO_2 55 mmHg, SaO_2 85 %, Hb 15 g/dL

임상문제 5.7

다음의 문장이 맞았는지 (T), 틀렸는지 (F) 표시해 보면 스스로 얼마나 많이 이해 했는지 알 수 있다. 만약 이번 제5장을 완전히 이해했다면 모든 문제의 정답을 맞출 수 있다.

a. 심장, 폐가 정상이라면 PaO_2는 폐포산소분압에 의해 좌우된다.

b. 심장, 폐가 정상이면 빈혈로 인하여 PaO_2는 낮아지지 않는다.

c. 적혈구 용혈 환자에서 PaO_2가 증가하는데 이는 용혈 시 용해된 산소가 떨어져 나오므로
d. 산소해리곡선이 우측으로 이동하면 헤모글로빈에 산소가 덜 결합하므로 PaO_2가 증가한다.
e. 빈혈환자가 수혈을 받으면 SaO_2와 CaO_2가 증가하는 것을 경험한다.
f. 컵에 있는 물의 PaO_2는 0인데 이는 물에는 혈액이 없기 때문이다.
g. 컵에 있는 물의 SaO_2는 0인데 이는 헤모글로빈이 없기 때문이다.
h. 컵에 있는 물의 CaO_2는 0인데 이는 헤모글로빈이 없기 때문이다.

저산소혈증 VS. 저산소증

임상문제 5.6은 '어떤 환자가 더 저산소혈증인가?' 하는 것인데 oxygen content를 계산하면 답을 알 수 있다. 만약 '어떤 환자가 더 저산소증인 상태인가?' 라고 문제를 바꾸면 답이 달라질까? 저산소혈증과 저산소증의 차이가 무엇이며 그 차이에 큰 의미가 있을까? 어떤 책은 두 단어를 같은 의미로 사용하기도 하고 어떤 책에서는 다른 의미로 정의한다.

이 용어에 대해 모두가 동의하는 정의는 없으며 두 용어 사이의 구분은 부분적으로 의미론적(semantic)이다. 개인적으로 '저산소혈증은 PaO_2, SaO_2, hemoglobin content의 감소를 의미한다'라고 정의하고 싶고 저산소혈증의 심각도를 반영하는 주된 요소인 혈액 내 oxygen content(산소함유량)의 감소를 의미한다. 이런 문맥에서 보면 PaO_2나 SaO_2와는 관계없이 oxygen content(산소함유량)가 낮을수록 환자는 저산소혈증 상태이다.

반면에 저산소증는 더욱 일반적인 용어로써 조직으로의 산소전달장애를 의미한다. 저산소증은 심박출량과 조직수준에서 산소흡수를 고려해야 한다. 이런 관점에서 볼 때 저산소혈증는 저산소증의 한 형태이다(표 5.1). 어떤 환자가 저산소혈증 상태이더라도 심박출량의 증가, 조직의 산소흡수력의 증가등을 통해 적응하여 조직으로의 산소공급은 정상일 수 있다. 이 경우 환자는 저산소혈증 상태이나 저산소증은 아니다. 반대로 환자가 적절한 oxygen content인 상태이더라도 저산소증일 수 있는데 이는 낮은 심박출량 또는 mitochondrial poisoning에서 볼 수 있다.

그러나 산소분압, 산소포화도, oxygen content의 차이점을 이해한다면 어떤 용어를 쓰더라도 큰 문제가 되지 않는다. 이 개념을 이해한다면 저산소혈증나 저산소증의 정의는 당신의 생각대로 하면 된다.

표 5.1. 저산소증의 원인 – 일반적 분류

1. 저산소혈증
   a. PaO_2의 감소(표 4.3 참조)
   b. SaO_2의 감소(1a의 어떤 원인으로도 유발 ; 일산화탄소 중독 ; 과다 methemoglobin ; 또한 산소해리곡선을 우측으로 이동시키는 어떤 원인으로도 유발 산혈증 등)
   c. 혈색소 함량의 감소(빈혈)
2. 조직으로의 산소운반 감소
   a. 심박출 감소(쇼크, 울혈성 심부전)
   b. left to right systemic shunt(패혈성 쇼크에서 보이는 바와 같음)
3. 조직의 산소흡수 감소
   a. 미토콘드리아 중독(시안화물 중독)
   b. 산소해리곡선의 좌측 이동(알칼리혈증, 일산화탄소 중독, 이상 혈색소 구조)

저산소혈증의 임상적 평가

즉시 검사결과를 알 수 있는 ABGA가 가능하기 전까지는 의사는 환자의 청색증을 관찰하는 등 임상적 방법을 통해서만 저산소혈증을 평가하였다. 그러나 이 방법을 통해 저산소혈증을 임상적으로 평가하는 것은 신뢰도가 낮다. 그 이유는 몇 가지가 있는데

- 청색증을 인지하는데는 관찰자 간의 차이가 크다는 점이다. 어떤 의사는 정상 ABGA 소견인데 청색증이라고 진단하기도 하고 어떤 의사는 산소포화도가 아주 낮은데도 청색증을 놓치는 경우도 있다(Comroe 1947).
- 약 5 g/dL의 reduced Hb이 모세혈관에 존재할 때 임상적으로 청색증이라고 인지할 수 있는 검푸른 색을 보인다(Lundsgaard 1923, Martin 1990). 빈혈환자에서는 심한 저산소혈증이더라도 이 정도의 reduced Hb이 발생하기 어렵다. Hemoglobin content가 5 g/dL(HEMATOCRIT는 약 15% 정도이다)인 심한 빈혈환자는 아무리 심한 저산소혈증이라도 청색증이 나타나지 않는다.
- 저산소혈증의 부수적인 소견(빈맥, 빈호흡, 의식의 변화 등)은 아주 비 특이적이므로 저산소혈증을 발견하는데 도움이 되지 않는다. PaO_2, SaO_2는 정상이나 환자는 심한 호흡곤란을 호소할 수 있고 반대로 심한 저산소혈증이나 멀쩡한 환자도 있다.

만약 저산소혈증을 의심할 만한 이유가 있다면 산소상태를 측정할 수 있는 ABGA나 pulse oximeter를 시행해야 한다. 저산소혈증의 진단과 산소투여를 결정해야 할 때 PaO_2와 SaO_2 측정을 대신할 수 있는 검사는 없다.

5장 임상문제 해답

5.1. b. PaO_2 불변, SaO_2 불변, CaO_2 감소. 갑자기 hemoglobin content가 반으로 감소하면 CaO_2도 반으로 감소한다. 그럼에도 PaO_2와 SaO_2는 변하지 않는다. 왜냐하면 PaO_2와 SaO_2는 hemoglobin content과 직접 관계되지 않기 때문이다.

5.2. 주어진 답가지 중 옳은 답은 e 뿐이다. Intrapulmonary shunt가 있는 폐질환의 경우 PaO_2가 감소한다. 다른 답가지들은 hemoglobin content와 헤모글로빈 결합에 관계되는 것으로 (이들 자체의 변화만으로는) PaO_2를 감소시킬 수 없다.

5.3. Oxygen content(산소함유량)의 계산을 위해 먼저 SaO_2를 알아야 한다. 그림 5.3에서 SaO_2가 83%임을 알 수 있다(그래프에서 얻은 수치이므로 ±1%는 가능한 오차이다). 용해된 산소양(아주 작기 때문에)을 무시하면 oxygen content는

$$CaO_2 = 0.83 \times 12 \times 1.34 = 13.35 \text{ mL } O_2/dL$$

이 수치는 헤모글로빈 10 g/dL 에서 15 g/dL사이의 oxygen content의 중간에 해당한다.

5.4. 계산은 PO_2가 160 mmHg 대신 100 mmHg인 것을 제외하고는 두 비이커 계산시와 같다(대기에서는 산소분압이 낮은데 그 이유는 수증기압과 이산화탄소압에 의해 산소분압이 낮아지기 때문이다). 따라서 용해된 부분은 0.3 mL O_2/dL이다(비이커에서는 0.48 mL O_2/dL이었음). 이 사람의 산소결합분획도 약간 작은데 PO_2 100 mmHg는 SaO_2가 98%이다. 따라서 이런 환경에서 이 사람의 혈액 내 oxygen content는 다음과 같다.

$$\begin{aligned} CaO_2 &= (Hb \times 1.34 \times SaO_2) + (0.003 \times PaO_2) \\ &= (15 \times 1.34 \times 0.98) + (0.003 \times 100) \\ &= 19.7 + 0.3 \\ &= 20.0 \text{ mL } O_2/dL \end{aligned}$$

용해된 산소함유량은 총 산소함유량의 0.3/20 = 1.5%이다. 달리 말하면 이 조건에서(정상 PaO_2 및 hemoglobin content) 혈장에 녹아 운반되는 양과 비교할 때 67배 이상의 산소가 헤모글로빈에 의해 결합된 채로 운반된다. 따라서 헤모글로빈이 중요한 것이다. 대기압에서 혈액 내 용해된 산소의 양은 신체대사에 필요한 산소의 양에

비해서는 너무 적은 양이다.

5.5.

측정치	심한빈혈	일산화탄소중독	심한 V-Q 불균형	고산지대
PaO_2	정상	정상	감소	감소
SaO_2	정상	감소	감소	감소
CaO_2	감소	감소	감소	감소

5.6. 우리 몸은 산소분자를 필요로 하며 저산소혈증의 정도를 평가하는데 oxygen content(산소함유량, CaO_2)가 산소분압보다 중요하다. 이 문제에서 용해된 산소의 양 자체는 무시할 만하며 따라서 답에 영향을 주지 않는다.

환자 A: $CaO_2 = 0.95 \times 7 \times 1.34 = 8.9$ mL O_2/dL

환자 B: $CaO_2 = 0.85 \times 15 \times 1.34 = 17.1$ mL O_2/dL

환자A가 PaO_2가 높지만 더 저산소혈증인 상태이다.

5.7.

a. T

b. T

c. F

d. F

e. F

f. F

g. T

h. F

Chapter 6

SaO_2, Hemoglobin binding, Pulse Oximetry

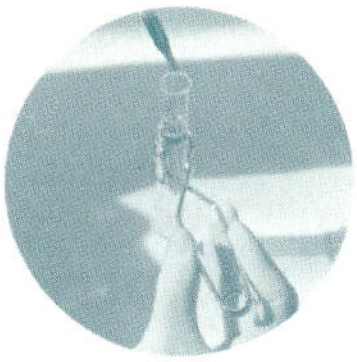

Oxygenated hemoglobin과 Reduced hemoglobin

제5장에서 PaO_2, SaO_2 그리고 CaO_2의 중요한 차이점에 대하여 다루었다. 이 번 장에서는 이와 더불어 hemoglobin binding, carboxyhemoglobin, methemoglobin 그리고 pulse oximeter에 대하여 좀 더 광범위하게 공부하도록 하자. 우선 용어 정리가 필요하다. 저산소혈증과 저산소증이란 용어는 쓰는 사람의 생각에 따라 달라지나 다른 산소에 관한 용어들은 매우 엄격히 정의됨에도 불구하고 자주 혼란을 일으킨다(그 이상은 아닐지라도). 환자가 대기 중에서 호흡하고 있다고 가정하고 다음 ABGA 소견을 해석해보라.

pH	7.42
$PaCO_2$	34 mmHg
PaO_2	67 mmHg
SaO_2	84%
%COHb	5%
%MetHb	2%

?

이 환자의 혈액에서 다음 항목은 대략 몇 퍼센트인가?

Oxygenated hemoglobin ____________________

Reduced hemoglobin ____________________

Deoxygenated hemoglobin ____________________

Oxidized hemoglobin ____________________

Carboxyhemoglobin ____________________

Methemoglobin ____________________

Oxygenated hemoglobin은 heme그룹에 산소가 결합된 헤모글로빈을 말하며 전체 heme그룹의 산소결합가능 부위 중 실제 산소가 결합된 비율을 SaO_2로 표시한다. Reduced hemoglobin은 다른 말로 deoxygenated hemoglobin이라고도 하며 산소와 결합하지 않았거나 또는 다른 가스와 결합한 헤모글로빈을 말한다(엄격히 말해서 'oxygenated heme'과 'unoxygenated heme'이란 용어를 사용해야 한다. 그 이유는 하나의 헤모글로빈에 4개의 heme 결합부위가 있어 하나의 헤모글로빈에 oxygenated 및 unoxygenated heme이 공존할 수 있기 때문이다).

앞의 ABGA 결과에서 oxygenated hemoglobin의 퍼센트는 측정된 SaO_2와 같은 84%이다. 그리고 deoxygenated(reduced) hemoglobin의 퍼센트는 산소나 산소이외의 어떤 가스와 결합하였거나(SaO_2와 COHb), 산소가 결합할 수 없는 헤모글로빈(MetHb)을 모두 뺀 수치이므로 9%이다.

최대 산소포화도	100%
SaO_2	84%
COHb	5%
MetHb	2%
Deoxygenated hemoglobin	9%

Oxidized hemoglobin은 정상적인 형태인 ferrous(제일철염, Fe^{++})상태가 아닌 ferric(제이철염, Fe^{+++})상태의 iron(철)로 이뤄진 헤모글로빈을 말하며 이런 형태의 헤모글로빈을 methemoglobin이라 부른다. 앞 문제의 ABGA 결과에서는 2%이다. 비록 Fe^{+++} 헤모글로빈을 산화되었다고 표현하지만 정상 Fe^{++}상태의 헤모글로빈을 환원되었다고는 하지 않는다. Fe^{++}상태의 헤모글로빈에 산소나 다른 어떤 분자가 결합되어 있지 않다면 환원된 헤모글로빈이라고 표현한다. 아마 용어가 혼란스럽겠지만 불행히도 널리 쓰이고 있으므로 일반적으로 통용되는 정의에는 스스로 익숙해져야 한다.

마지막으로 carboxyhemoglobin은 앞에서 정의하였고 앞의 ABGA 결과에서 전체 헤모글로빈의 5%에 해당하고 약간 증가된 수치이다.

SaO_2를 측정하는 것의 중요성 (단순하게 계산된 SaO_2가 아닌)

PaO_2는 혈장 속에 녹아 있는 산소분자에 의한 분압을 의미한다. 그러나 산소분자가 일단 헤모글로빈과 화학적으로 결합하면 더 이상의 가스분압을 나타내지 못한다. 환자

의 PaO_2가 낮아진 경우(가장 흔하게는 V-Q 불균형)라도 예를 들면 hemoglobin = 15g/dL, PaO_2 = 55 mg Hg, SaO_2 = 88%, CaO_2 = 17.8 mL O_2/dL인 경우처럼 동맥혈 oxygen content는 적절하게 유지될 수 있다. 반대로 제5장에서 다루었던 것처럼 저산소혈증 소견이 있으며 심한 CaO_2 감소 소견을 보이는 환자라도 정상적인 PaO_2를 보일 수 있다. PaO_2는 정상인데 저산소혈증인 모순적인 상황은 일반적으로 2가지 경우 - 빈혈, 헤모글로빈과 산소의 결합도에 영향을 주는 경우 - 발생한다.

증례. 54세 남자가 두통과 호흡곤란으로 응급실에 왔다. 대기호흡 시 시행한 ABGA 결과 PaO_2 89 mmHg, $PaCO_2$ 38 mmHg, pH 7.430이었고 SaO_2는 직접 측정되지 않았으나 계산 상(측정된 PaO_2와 정상적인 산소해리곡선에서 계산한)으로는 98%였다. 환자의 헤마토크릿은 44%였다. 응급실에서 검사하는 동안 증세가 약간 호전되어 Brain CT를 3일 후 검사하기로 예약하고 집으로 돌아갔다.

다음날 저녁 환자는 무의식 상태로 응급실에 실려왔다. 환자를 후송했던 응급구조사는 응급실 당직의사에게 환자주택의 난방장치에 문제가 있는 것 같다고 이야기 했다. 당직의사는 ABGA와 함께 일산화탄소와 SaO_2를 직접 측정하였다. 결과는 PaO_2 79 mmHg, $PaCO_2$ 31 mmHg, pH 7.36, SaO_2 53%, caboxyhemoglobin 46%였다.

환자가 처음 응급실에 왔을 때 진짜 SaO_2가 얼마였으리라 추정하는가?

a. 아마 90%이상
b. 아마 90%이하
c. 추정할 수 없다.

환자가 처음 응급실에 왔을 때 계산으로 SaO_2를 구하지 않고 직접 SaO_2를 측정하였더라면 90%보다 훨씬 낮은 수치를 보였을 것이다. 일반적으로 일산화탄소 중독의 증상이 나타나려면 COHb는 최소한 10%를 넘어야 한다(표 6.1). 첫 번째 ABGA에서 일산화탄소 중독소견을 밝혀내지 못한 이유는 제5장에서 다뤘다. 일산화탄소 그 자체는 PaO_2에 변화를 주지 못하며 SaO_2나 oxygen content에만 영향을 주기 때문이다(두 번째 응급실 내원 시 PaO_2가 약간 감소한 것은 폐하엽에 약간의 무기폐 소견이 있었기 때문이다). 두 번째 응급실 내원 시 측정한 환자의 oxygen saturation(산소포화도, SaO_2)과 oxygen content(산소함유량)는 그림 5.2의 'x' 표 한 위치에 해당한다. 이 증례를 통해 ABGA 검사 시 SaO_2를 직접 측정해야 하는 중요성을 알 수 있다. 계산된

표 6.1. 일산화탄소 중독의 증상

흡입공기 중 일산화탄소, %	혈중 COHb, %	증상 및 징후
0	1 – 2	heme 파괴 시 발생하는 정상적인 농도; 무증상
〈 0.007	3 – 10	흡연자에게 흔함; 무증상이나 기타 요인으로 호흡곤란이 악화될 수 있음
0.007	〉 10	심한 흡연자에게서 보임; 심한 운동 시 호흡곤란 발생, 간헐적인 전두부 긴장감
0.012	〉 20	중증도 활동시 호흡곤란; 간헐적인 관자놀이 부위 박동성 두통
0.022	〉 30	심한 두통, 과민성, 쉽게 피로해짐, 판단장애, 현훈 및 dimness of vision(어두운 시야) 가능
0.035 – 0.052	〉 40	두통, 착란, 활동시 기절.
0.080 – 0.122	〉 60	무의식, 쇼크, 간헐적 경련발작, 호흡부전, 지속적 노출시 사망
0.195	〉 70	사망

SaO_2는 위 증례와 같이 잘못된 해석을 하게 할 수 있다. 의사들이 저산소혈증의 증상인 두통, 호흡곤란으로 처음 내원한 환자들에서 이같이 계산에 의해서 나온 잘못된 '정상 SaO_2' 소견 때문에 일산화탄소 중독과 같은 원인질환을 찾는데 실수할 수 있다.

P_{50}과 산소해리곡선의 이동

어떤 PaO_2에서 산소포화도가 결정될 때 많은 요인이 작용한다. 이런 요인들이 전체적으로 작용, 산소해리곡선의 모양과 위치를 결정하게 된다.

다음 항목 중 어떤 주어진 PaO_2에서 헤모글로빈에 산소가 결합할 때 영향을 미치는 요소를 골라보라.

a. 환자의 나이
b. PAO_2
c. $PaCO_2$
d. pH
e. 일산화탄소

f. 헤모글로빈 분자의 특성
g. 체온
h. 혈액 내 2,3-diphosphoglycerate
i. hemoglobin content

위의 항목 중 환자의 나이, PAO_2, hemoglobin content를 제외하고는 모두 산소해리곡선에 영향을 준다. 3가지 예외적인 조건에 대해서 살펴보자.

- 환자의 특징(나이, 체중, 체위 등)은 환기-관류(V-Q)의 변화를 통해서 PaO_2에 영향을 줄 수 있다(제4장 참고). 그러나 산소가 헤모글로빈과 어떻게 결합하는 것에 대해 직접적인 영향은 없다.
- PAO_2가 PaO_2의 주된 결정요소이지만(제4장 참고) 이것은 산소가 헤모글로빈에 결합하는데 별 다른 영향을 주지 못한다(즉 SaO_2에도 영향이 없다).
- 빈혈이 헤모글로빈에 산소가 결합하는데 어떤 영향을 줄 것이라는 잘못된 개념을 흔히 갖고 있다. 그러나 실제로 빈혈은 산소해리곡선의 위치에 아무런 영향을 주지 못한다. 다시 말하면 헤모글로빈의 양이 oxygen content에는 영향을 줄 수 있지만 '산소가 결합 가능한 헤모글로빈에 어느 정도의 산소가 결합하는가?' 에는 영향을 주지 못한다.

이 세 가지 이외의 다른 항목 $PaCO_2$, pH, 일산화탄소, 헤모글로빈분자의 특성, 체온, 2,3-DPG등은 주어진 어떤 PaO_2에서 헤모글로빈에 산소가 어느 정도 결합할 수 있는 지에 영향을 줄 수 있다. 그림 6.1에 보면 이것들을 산소해리곡선에 미치는 영향에 따라 분류해 놓았다. 그림 6.2는 pH와 체온에 따라 산소해리곡선이 어떻게 이동하는지를 보여준다.

산소해리곡선이 우측으로 이동한다는 말은?

a. 주어진 PaO_2에 대해서 더 낮은 SaO_2를 보인다.
b. 주어진 PaO_2에 대해서 더 높은 SaO_2를 보인다.

만약 정상적으로 PaO_2 60 mmHg가 SaO_2 90%를 나타낸다면 산소해리곡선이 우측으로 이동하는 경우 같은 PaO_2에서 더 낮은 SaO_2를 나타내게 될 것이다. 따라서 정답은 a.이다.

✍ 임상문제 6.1

다음 한 쌍의 답가지에서 환자(1)과 환자(2) 중 누가 더 낮은 arterial oxygen content를 보이는지 (더 심한 저산소혈증 인지?) 선택해 보라. 필요하면 그림 6.2를 이용하여 대략의 SaO_2수치를 구하여도 된다.

a. 환자 (1); Hb 10 g/dL, PaO_2 60 mmHg, pH 7.55
   환자 (2); Hb 10 g/dL, PaO_2 60 mmHg, pH 7.35
b. 환자 (1); Hb 15 g/dL, PaO_2 90 mmHg, pH 7.10
   환자 (2); Hb 15 g/dL, PaO_2 60 mmHg, pH 7.47
c. 환자 (1); Hb 12 g/dL, SaO_2 90%, pH 7.20
   환자 (2); Hb 12 g/dL, SaO_2 80%, pH 7.40
d. 환자 (1); Hb 12 g/dL, PaO_2 90 mmHg, pH 7.40
   환자 (2); Hb 12 g/dL, SaO_2 90%, pH 7.55

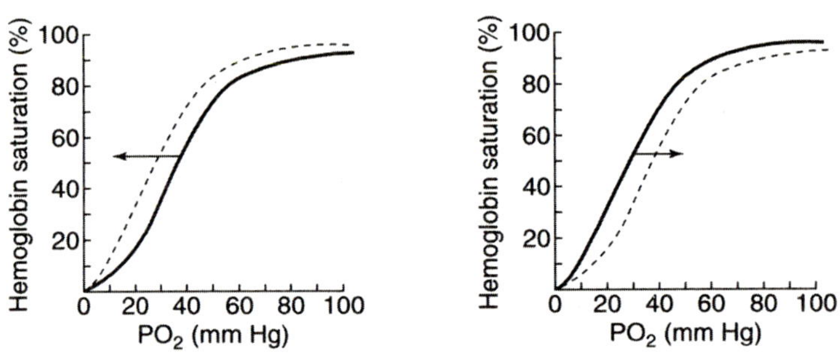

← To the left

Reduced:
- temperature
- 2,3-DPG
- $PaCO_2$
- $[H^+]$

Increased:
- pH
- COHb
- metHb

Various abnormal hemoglobin chains

To the right →

Increased:
- temperature
- 2,3-DPG
- $PaCO_2$
- $[H^+]$

Reduced:
- pH

Various abnormal hemoglobin chains

그림 6.1. 산소해리곡선의 위치를 변경시키는 조건

P50은 동맥혈 헤모글로빈의 50%가 산소에 의해 포화될 때의 PaO_2를 말한다. 즉 SaO_2 = 50%일 때 PaO_2를 말한다. P50의 측정에는 많은 시간이 소모되므로 일상적으로 검사하지 않으며 일부 검사실에서 특별한 요청에 의해서만 검사된다. 그러나 이 검사결과는 산소해리곡선의 이동 정도를 아는데 도움이 된다. 정상적인 P50은 약 27 mmHg정도이다.

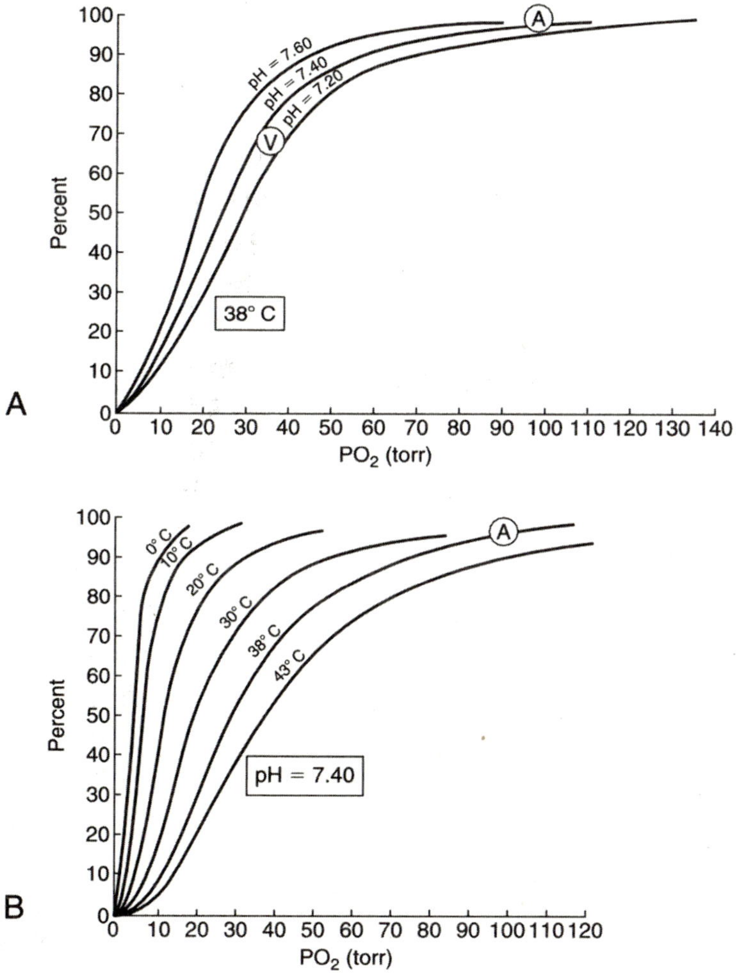

그림 6.2. 산소해리곡선의 변위. A. 일정 온도에서 산도(pH)의 변화. B. 일정 산도(pH)에서 온도의 변화(Slonim NB, Hamilton LH. Respiratory physiology. 4th ed. St. Louis: Mosby, 1981).

산소해리곡선이 우측으로 이동하는 경우

a. P50 〉 27 mmHg

b. P50 〈 27 mmHg

P50이 24 mmHg라면 산소해리곡선은 어느 쪽으로 이동할까?

a. 오른쪽으로

b. 왼쪽으로

산소해리곡선을 보면 정상 P50보다 높은 경우 곡선이 우측으로 이동하고 정상 P50보다 낮은 경우 P50이 좌측으로 이동한다('**L**ow P50은 **L**eft 쪽으로 이동한다'라고 외워두자!).

임상문제 6.2

주어진 pH와 PCO_2에 맞는 P50를 적어보아라. P50의 수치는 22, 24.5, 27, 29.5, 31 mmHg에서 고른다.

pH	PCO_2	P50
7.26	60	
7.32	50	
7.40	40	
7.48	30	
7.56	20	

일반적으로 산소해리곡선이 좌측으로 이동하면 폐모세혈관에서 흡수된 것보다 더 많은 산소가 조직 내 억류된다. 따라서 SaO_2는 높아지나 역설적으로 조직에는 더 적은 산소가 공급된다. 반대로 해리곡선이 우측으로 이동하면 반대로 폐모세혈관에서 더 적은 산소가 흡수되지만 상대적으로 더 많은 산소가 조직으로 공급된다.

저산소혈증 환자에서 산소해리곡선을 좌측 또는 우측으로 이동하는 것 중 어떤 것이 더 유익한가? 또 치료 시 의도적으로 해리곡선을 어떤 방향으로 유도하는 것이 좋은가? 답하기 전 그림 6.2를 복습하여라.

어떤 사람은 '중환자에서 정상적인 위치보다 해리곡선을 우측으로 이동시키는 것이 조직 내 산소공급을 증가시킬 수 있으므로 유익할지 모른다' 라고 주장할 수 있다. 또 쇼크에는 흔히 acidosis가 동반되는데 이는 환자(조직)에게 더 많은 산소를 공급하고자 하는 일종의 적응 과정으로도 볼 수 있다.

그러나 이런 생리학적 지식을 환자에 적용하는 것은 어렵다. 산소해리곡선을 우측으로 이동시키면 조직에는 더 많은 산소가 공급되지만 이러한 변화에는 acidemia(산혈증), 높은 $PaCO_2$, 발열 등이 필요하며 이로 인해 환자들이 고통을 받을 수 있기 때문이다. 따라서 임상적으로 가장 적절한 결론은 아무런 인위적 변동이 없는 상태가 더 좋다는 것이다.

따라서 산소해리곡선을 변화시키기 보다는 정상 pH와 적절한 oxygen content(산소함유량)를 유지하는 것을 치료 목표로 정해야 할 것이다.

Carobxyhemoglobin과 산소해리곡선; 일산화탄소 중독

그림 6.3은 산소해리곡선에 미치는 일산화탄소의 영향을 나타낸 그림이다. 일산화탄소는 조직으로의 산소공급에 2가지 영향을 미친다.

1) 일산화탄소는 헤모글로빈에 산소가 결합하는 것을 막아서 동맥혈 산소포화도를 낮게 한다.
2) 일산화탄소는 헤모글로빈에 결합된 산소분자의 친화도를 높인다. 즉 산소해리곡선을 좌측으로 이동시킨다(Ernst 1998).

일산화탄소는 산소에 비해 230배 정도 헤모글로빈에 친화력이 좋다. 따라서 일산화탄소 분압이 산소분압의 1/230만 되어도 헤모글로빈의 산소결합부위에 경쟁적으로 작용한다. 만약 PaO_2가 100 mmHg이고 PaCO가 0.43 mmHg이라 해도 혈액은 oxyhemoglobin 50%, COHb 50%로 변할 것이다. 따라서 아주 작은 양의 일산화탄소라도 일산화탄소중

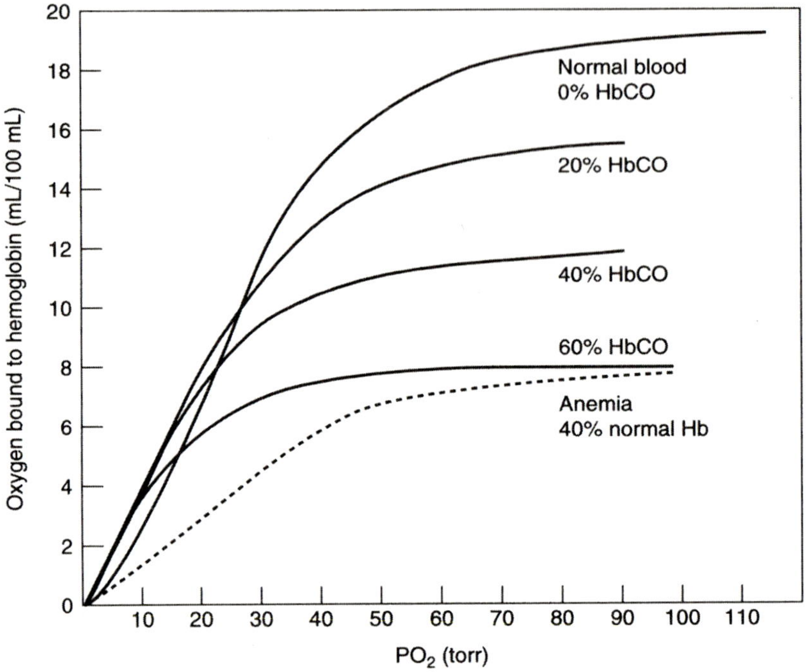

그림 6.3. 산소해리곡선에 대한 일산화탄소의 영향. 설명은 본문 참조(Roughton FJW, Darling RC. Am J Physiol 1944;141:17–31, Comrole JH Jr.Physiology of respiration. 2nd ed. Chicago: Year book Medical Publishers, 1974).

독을 일으킬 수 있다. 그림 6.3에서는 과량의 일산화탄소가 oxygenation(산소화)에 미치는 '二重苦(이중고)'을 보여준다. 첫째로 헤모글로빈에 결합된 일산화탄소로 인해 같은 결합부위에 산소가 결합할 수 없게 된다. 산소와 일산화탄소가 흡입되면 폐모세혈관에서 헤모글로빈과 결합된다. 예를 들어 만약 30%의 헤모글로빈과 결합할 정도의 일산화 탄소가 흡입되면 (30% COHb) 헤모글로빈의 결합부위 30%는 산소와 결합할 수 없게 되는 것이다. 따라서 PaO_2의 결과와 상관없이 SaO_2는 70%이상 올라갈 수 없다. 둘째로 일산화탄소는 헤모글로빈에 화학적으로 결합한 산소분자의 헤모글로빈에 대한 친화력을 증가시킨다. 헤모글로빈에 대한 친화력이 증가된다는 말은 일산화탄소의 존재 하에서 산소분자가 헤모글로빈에 더욱 강하게 결합한다는 말이며 따라서 산소해리곡선이 좌측으로 이동한다. 이와 같이 해리곡선이 좌측으로 이동할 때의 부작용은 그림 6.3에서처럼 조직 내 모세혈관의 수준에서 더 잘 관찰된다. 조직 내 모세혈관의

PO_2가 20-40 mmHg인데 이 정도의 PO_2에서는 산소가 헤모글로빈에 더욱 강하게 결합하므로 조직으로 공급되는 산소가 적어진다.

폐 모세혈관에서 hemoglobin content가 40% 정도인 심한 빈혈은 60% COHb 때와 같은 oxygen content(산소함유량)를 보인다(그림 6.3). 그럼에도 빈혈이 심한 상태의 혈액이 조직을 순환할 때에는 많은 양의 일산화탄소가 헤모글로빈에 결합했을 때와는 달리 조직으로 쉽게 산소를 공급한다. 따라서 빈혈이 심한 경우 조직의 PO_2(예를 들어 30 mmHg)와 산소포화도(및 함유량)는 많은 양의 일산화탄소가 헤모글로빈에 결합한 경우보다 더 높다. 일산화탄소와 결합한 헤모글로빈은 산소와 더욱 강하게 결합하므로 따라서 조직의 입장에서 보면 빈혈 때 보다 일산화탄소 중독 시 더 심한 저산소증에 빠지게 된다.

요약하면 과도한 일산화탄소는

- 폐 모세혈관에서 헤모글로빈과 산소의 결합을 방해한다.
- 헤모글로빈과 결합된 산소를 정상보다 더욱 강하게 결합시켜 주어진 PO_2에서 조직이 사용 가능한 산소를 오히려 적게 한다.

일산화탄소는 헤모글로빈에 아주 높은 친화도를 보이는 것과 더불어 이런 두 가지 효과에 의하여 아주 강력한 독으로 작용한다.

임상문제 6.3

다음은 4쌍의 환자 ABGA 결과이다. 각각에서 환자(1), 환자(2) 중 누가 더 저산소혈증인지 선택해보라. Hemoglobin content의 단위는 g/dL이며 PaO_2는 mmHg이다.

a. 환자 (1) Hb = 15, PaO_2 = 100, pH = 7.40, COHb = 20%
   환자 (2) Hb = 12, PaO_2 = 100, pH = 7.40, COHb = 0%
b. 환자 (1) Hb = 15, PaO_2 = 90, pH = 7.20, COHb = 5%
   환자 (2) Hb = 15, PaO_2 = 50, pH = 7.40, COHb = 0%
c. 환자 (1) Hb = 5, PaO_2 = 60 pH = 7.40, COHb = 0%
   환자 (2) Hb = 15, PaO_2 = 100, pH = 7.40, COHb = 20%
d. 환자 (1) Hb = 10, PaO_2 = 60, pH = 7.30, COHb = 10%
   환자 (2) Hb = 15, PaO_2 = 100, pH = 7.40, COHb = 15%

일산화탄소는 헤모글로빈에 산소와 경쟁적으로 결합하므로 만약 PO_2를 아주 높게 하면 헤모글로빈에 결합한 일산화탄소를 제거할 수 있다. 따라서 일산화탄소 중독의 치료는 가능한 빠르고 높게 PaO_2를 증가시키는 것이 필요하다. 대부분의 경우 FIO_2를

100%나 이와 가까운 정도로 증가시켜 최소한 수 시간 동안 유지시킬 필요가 있다. 일산화탄소중독이 심한 경우(의식불명이나 발작 등이 있는 경우)에는 기관삽관과 100% 산소를 이용한 인공호흡이 필요할 수 있다. 그리고 고압산소치료가 가능한 병원에서는 산소를 압력을 높여(보통 대기압의 2-3배 이상 증가시킨다)일산화탄소를 좀 더 빨리 제거한다. 어떤 경우에도 추가적인 산소공급으로 가능한 빨리 일산화탄소를 제거하는 것이 치료의 목적이다.

Pulse oximetry

수 십 년 전부터 헤모글로빈-산소포화도를 비 침습적으로 측정하는 것은 가능했으나 실제 임상에서 쉽게, 그리고 널리 사용하게 된 것은 불과 1980년대 말이다. 변화의 시작은 환자의 맥박(주로 손가락의)에 2가지 파장의 광선을 투과시켜 oxygenated & deoxygenated hemoglobin(산소화 된 헤모글로빈과 탈 산소화된 헤모글로빈)을 분석할 수 있는 작고 신뢰할 만한 기계가 만들어지면서부터 시작되었다(Clark et al 1992, Leasa 1992; Schnapp

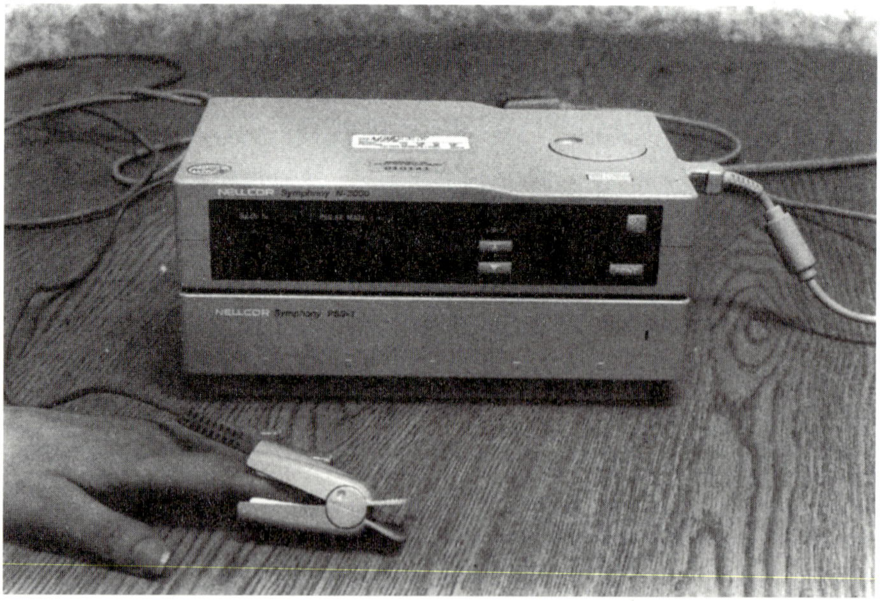

그림 6.4. 손가락에 설치한 pulse oximeter. 환자의 맥박은 78 회/min, SpO_2는 100%로 측정되고 있다.

표 6.2. CO-OXIMETRY와 PULSE OXIMETRY의 비교

특징	CO-OXIMETRY	PULSE OXIMETRY
광 파장의 개수	4	2
측정기술	시험관 내 검사; 기계에 동맥혈을 주입함 (그림 1.1)	비침습적; 손가락 혹은 귓불 등 맥박감지가 용이한 곳(그림 6.4)에 휴대용 기계를 설치
측정치	%O2Hb(SaO_2) ; % unbound Hb; %CoHb; %MetHb; Hb content	%O_2Hb(SaO_2) ; % unbound Hb
장점	높은 정확성; O_2Hb와 COHb를 분간할 수 있음	무통; 연속관찰 가능; 휴대가 간편; 상대적으로 저렴함; SpO_2가 fetal Hb에 의해 영향받지 않음.
주요 단점	동맥혈 샘플이 필요함; 구입, 유지 및 조작에 고비용이 필요함; 대부분 외래환자에겐 부적절함; fetal Hb는 SaO_2의 판독을 방해함	COHb와 O_2Hb를 구별하지 못함; 진행성 과탄산혈증에 추가적인 산소공급 시 산소포화도가 정상으로 나와 잘못된 안도감을 줄 수 있음; SaO_2와 SpO_2 간의 상관성은 기계에 따라 다양함; 기본원리에 미숙한 의료진에 의해 오용될 우려가 있음.

& Cohen 1990) 그림 6.4에서 흔히 쓰이는 pulse oximeter를 볼 수 있다.

Pulse oximeter를 사용하여 측정한 산소포화도는 co-oximetry로 동맥혈을 검사해 나온 SaO_2와 같지 않기 때문에 pulse oximeter의 결과를 나타낼 때 'SpO_2'를 사용한다. SaO_2와 SpO_2의 차이점을 이해하면 pulse oximeter를 사용할 때 빠지기 쉬운 오류를 방지할 수 있다. 이 둘의 차이점은 표 6.2에 정리되어 있다.

SpO_2와 co-oximetry로 측정한 SaO_2의 차이는 기본적으로 측정하는 기술의 차이에 있다. 기술은 점차 발전하지만 현재의 pulse oximeter는 2가지 파장의 광원이 비침습적으로 손가락(또는 발가락, 귓볼)을 투과하면서 SpO_2를 측정하며 co-oximeter는 혈액샘플에 4가지 파장의 광원을 투과하여 SaO_2를 측정한다. 4가지 파장의 광원(2가지 파장으로는 불가능)을 사용하면 oxyhemoglobin과 carboxyhemoglobin, methemoglobin을 구분할 수 있다. 이런 측정기술의 차이로 인하여 산소포화도는 측정 방법에 따라 달라질 수 있다(만약 차세대 pulse oximeter가 4가지 파장을 사용하게 된다면 여기에 논의한 차이점은 필요 없게 될 것이다).

표 6.3. PULSE OXIMETER를 이용해 산소포화도(SpO_2)를 측정할 때 영향을 주는 몇몇 요인들

요인	SpO_2의 판독
Carboxyhemoglobin	실제 SaO_2 보다 높음
Methemoglobin	실제 SaO_2 보다 높음
암색 조갑 광택(dark nail polish)	실제 SaO_2 보다 약간 낮음
메틸렌 블루	실제 SaO_2 보다 많이 낮음
태아 혈색소(fetal Hb)	특이 영향 없음
황달	특이 영향 없음
피부 색소침착	상이함[a]
관류 감소	상이함[b]
혈관수축	상이함[c]
심장 부정맥	상이함[c]
저체온, 오한	상이함[c]

[a] 해설은 본문 참조.
[b] 연구들은 pulse oximeter의 모델에 따라 피부의 색소침착에 의존적인 다양한 영향들을 보고하고 있음.
[c] SpO_2는 잘못된 높은 또는 낮은 결과를 지속적으로 보일 수 있음.

Pulse oximetry의 임상적 적용

"이론의 여지는 있지만 마취와 회복 그리고 중환자 치료 중 환자의 안전과 건강을 모니터링 하는데 pulse oximetry보다 더 의미 있는 기술의 발전은 없었다" (Severinghaus 1986). 또한 "심전도 이후 환자 모니터링에 있어서 가장 위대한 발전이다" (Hanning & Alexander－Williams 1995). 당연히 의료진은 pulse oximeter를 충분히 알아야 한다. 또한 이에 대한 많은 논문과 리뷰가 발표되었다(Council on Scientific Affirs 1993; Severinghaus & Kelleher 1992; Wahr & Tremper 1995). Pulse oximeter의 중요성과 사용의 간편성에도 불구하고 사용법 및 측정결과를 해석할 때 흔히 실수를 범하게 된다.

1) ***Pulse oximetry는 oxyhemoglobin과 carboxyhemoglobin을 구별하지 못한다*** *(Barker & Tremper 1987; Raemer et al 1989; Hampson 1998).*

Pulse oximeter는 2가지 파장 – 660 nm, 940 nm – 을 방출한다. Oxygenated hemoglobin(HbO_2)과 deoxygenated hemoglobin(Hb)은 두 가지 파장에 대해 다른 반응을 나타내며 pulse oximeter가 이를 구별해 낸다. 660 nm의 파장은 주로 HbO_2를 투과하고 940 nm는 Hb를 투과한다. 660 nm의 파장은 COHb를 HbO_2와 비슷하게 투과하므로 pulse oximeter는 COHb를 HbO_2로 판단한다. 예를

들어서 진짜 SaO_2가 85%이고 COHb가 10%인 환자에서 pulse oximetry는 SpO_2 95%로 측정하는 것이다. 이런 이유로 일산화중독이 의심되는 환자에서 산소화 정도를 평가하기 위해 pulse oximeter를 사용하면 안 된다.

2) ***Pulse oximetry는 낮은 PaO_2에 의한 oxygen desaturation과 과다한 meth-emoglobin (metHb) 차이를 신뢰할 정도로 구별하지 못한다.***

일산화탄소와는 달리 MetHb는 SpO_2를 감소시키나 MetHb의 증가에 정비례하여 SpO_2를 감소시키지는 않는다(Barker et al 1989; Einsenkraft 1988; Ralston et al 1991; Watcha et al 1989). MetHb은 SpO_2를 감소시키는데 SpO_2가 85%까지는 대략 MetHb농도의 반 정도가 증가할 정도로 SpO_2가 감소한다. 또한 그 이상의 MetHb이 증가해도 SpO_2는 85-80%정도에서 더 떨어지지 않는다. 따라서 pulse oximetry상 SpO_2가 90%라는 것은 다음 세 가지 해석이 가능하다.

a. 10%의 oxygen desaturation으로 발생한 낮은 PaO_2를 의미한다(즉 SaO_2가 90%와 같다는 의미).

b. PaO_2는 정상이나 10%의 methemoglobin의 증가를 의미한다.

c. 낮은 PaO_2와 증가된 methemoglobin이 같이 있는 경우를 의미한다.

일산화탄소 중독과 마찬가지로 methemoglobin이 과다한 상태에서는 산소화 정도를 평가하기 위하여 pulse oximeter를 이용하면 안 된다. 심한 methemoglobinemia에서 methylene blue를 치료제로 쓰는데 이는 다른 많은 정맥 주사용 색소와 같이 SpO_2를 많이 떨어뜨리는 원인이 될 수 있다. 따라서 methemoglobinemia를 치료할 때 pulse oximeter를 사용하면 안 된다(Wahr & Tremper 1995).

3) ***임상적으로 허용되는 SpO_2의 정확도는 SaO_2의 ±3% 이내이며 oximeter의 제조회사나 모델에 따라 그 정확도가 달라질 수 있다****(Leasa 1992).*

여러 종류의 oximeter의 정밀도이나 정확성에 대한 많은 연구가 있었으나 결과는 차이가 많았다. Oximeter의 특정모델이나 특정시간에 따라 산소포화도가 과다 또는 과소 평가되는 경우가 있으므로 SpO_2를 측정할 때 동시에 co-oximeter를 이용하여 SaO_2를 측정해 보는 것이 가끔 필요하다. 그러나 이런 방법은 실제적이지 못하고 또 하고 싶지 않은 일이다. 그 대신 pulse oximetry에 의해 측정되는 SpO_2는 실제 SaO_2보다 높게 측정된다고 생각하여 SpO_2가 93% 정도인 경우 저산소증에 필요한 조치를 시작하는 것이 올바르다. 필요한 조치는 (예: vital sign을 자주 확인하거나 심장리듬, 추가적인 산소공급, ABGA의 측정 등)임상적인 상황에 따라 결정한다.

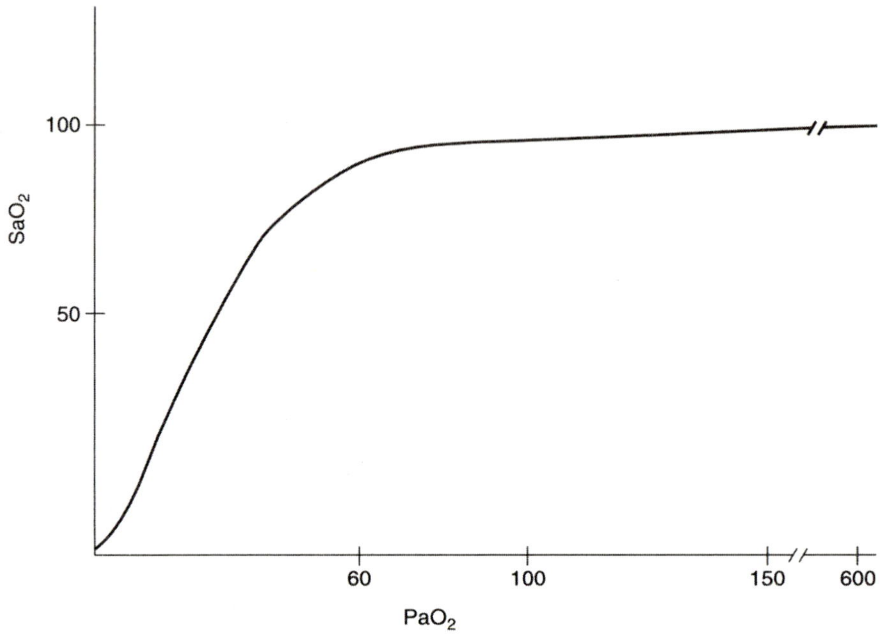

그림 6.5. 산소해리곡선은 PaO_2 60 mmHg 이상에서 대체로 편평하게 유지되며, PaO_2 100 mmHg 이상에서는 거의 수평하다. 따라서 SaO_2의 심한 감소가 없어도 PaO_2의 의미있는 감소(환자의 가스교환의 측면에서 보면)가 있을 수 있다.

4) ***만약 환자의 산소포화도는 적절하나 PaO_2가 떨어지는 경우 pulse oximetry결과를 가지고 안심할 수 없다.*** PaO_2가 60 mmHg 이상에서는 산소해리곡선이 비교적 평편해지고 100 mmHg 이상에서는 특히 그렇기 때문에 SaO_2가 저산소혈증을 반영할 만큼 변하지 않았지만 PaO_2는 뚜렷히 떨어진 상태일 수 있다.
5) ***만약 환자의 산소포화도는 적절하지만 $PaCO_2$가 증가하는 경우는 pulse oximetry 결과만으로 안심할 수 없다.*** 진정제를 투여하거나 마취상태의 환자의 경우 적절한 환기작용이 없어도 고농도의 산소투여를 통해 환자의 SaO_2는 유지될 수 있다. 가장 심한 경우를 'apneic oxygenation(무호흡 산소화)'라고 한다. 높은 FiO_2의 산소를 투여하면 폐 속에서 확산작용으로 산소화는 유지되나 $PaCO_2$는 환자의 생명을 위협할 정도로 상승할 수 있는 것이다(Ayas et al 1998; Davidson & Hoise 1993; Hutton & Clutton-Brock 1993). 아주 심한 acidosis에서도 특히 PaO_2가 높게 유지되면 SaO_2는 정상범위에 있을 수 있다(그림 6.6 참고). 확산에 의한 산

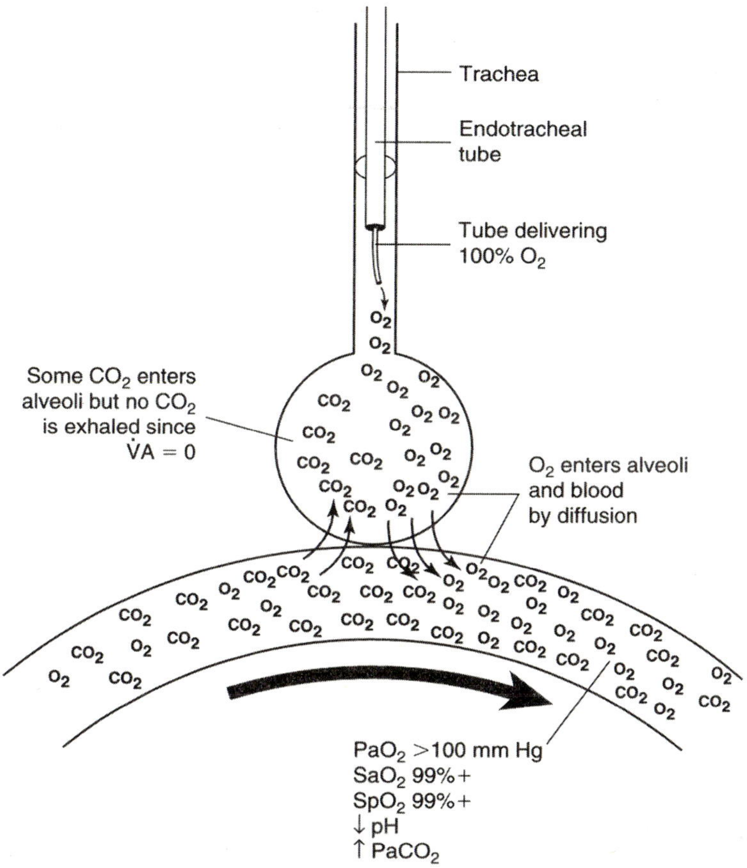

그림 6.6. 무호흡성 산소화. 기관삽관을 통한 폐내 산소 확산은 폐포환기량이 0인 경우라도 혈액에 산소를 공급할 수 있다. PaO_2는 정상이거나 과정상(supernormal) 일 수 있다.; 그 결과로, SaO_2와 SpO_2는 정상범위를 유지한다. 가스교환 시 기타 지표를 확인하지 않으면, 고탄산혈증과 진행성 호흡성 산증(↓ pH, ↑ $PaCO_2$) 을 발견하지 못할 수 있다. 일부 CO_2가 폐포강 안으로 확산되어 들어와도 폐포환기가 되지 않기 때문에 대기와의 CO_2교환은 발생하지 않는 것을 주목하라.

소화는 뇌사판정 시 무호흡 여부를 확인하기 위해 사용된다. 자발호흡이 없고 신경학적 검사에서 뇌사소견을 보이는 환자에서 기계환기 없이 기도삽관을 통해 고농도의 산소를 투여하여 확산 작용을 통해 산소화 상태를 유지한다. 이 때 $PaCO_2$가 60 mmHg 또는 그 이상 증가하는데도 자발호흡이 계속 없으면(저체온증이나 약물복용 등 자발호흡을 억제하는 다른 이유가 없다면) 뇌사라고 판정할 수 있는 것이다.

6) ***조직의 perfusion(관류)이 나쁜 상태, 혈관수축 또는 저체온증인 상태에서는 pulse oximetry결과를 믿을 수 없을 때가 있다.*** 이 문제는 사지로 공급되는 혈류량이 감소되는 환자에서 흔히 볼 수 있는 문제이다. Pulse oximeter는 강한 맥박이 있어야 잘 작동한다. 약한 맥박에서 측정되는 SpO_2는 잘못된 측정치일 수가 있다.

7) ***Pulse oximetry의 결과에 영향을 줄 수 있는 여러 다른 조건에 대한 연구는 많지 않다.*** 따라서 의심스러우면 ABGA를 통해 확인하는 것이 반드시 필요하다.

   매니큐어 : 어떤 경우 검은색 계통의 메니큐어, 특히 진한 검정색, 청색을 사용한 경우 SpO_2에 영향을 줄 수 있다. 이 경우 메니큐어에 의해 SpO_2가 잘못 낮게 나올 수 있다(Cote et al 19980). 의심스러운 경우 메니쿠어를 지운 다음 측정하면 된다.

   검은색피부 : 어떤 모델의 pulse oximeter에서는 검은색피부가 SpO_2의 결과에 약간 영향을 미치는 경우가 있다. 그러나 결과가 일치하지 않았고 확실한 변화가 보고된 것은 없다(Ralosin et al 1991; Ries et al 1989; Zeballos & Weisman 1991)

   황달 : 과빌리루빈혈증은 pulse oximetry의 SpO_2결과에 영향을 주지 않는다. (Veyckemans et al 1989)

   *태아 헤모글로빈*은 SpO_2에 영향을 주지 않는 것으로 보인다. 그러나 반대로 태아 헤모글로빈은 co-oximeter의 결과에 영향을 줄 수 있다(Barker & Tremper 1987; Lindberg et al 1995).

8) ***Pulse oximetry는 이 장치가 어떻게 작동되고 어떻게 측정하는지에 대해 익숙하지 않은 사람에 의해 잘못 사용될 수 있다.*** 1994년 시행된 연구결과에 의하면 의사나 간호사들이 oximetry의 몇 몇 기초적인 원리에 놀랄 만큼 무지하여 결과를 판독하는 데 심각한 오류를 일으키는 것으로 보고 되었다(Stoneham et al 1994). 예를 들면 의사 30%, 간호사 93%에서 pulse oximeter가 PaO_2나 산소함유량(oxygen content)를 측정하는 것으로 알고 있다. 이 연구에서 1명의 의사와 1명의 간호사(연구 대상의 3%에 해당됨) 만이 pulse oximeter의 적절한 작동에는 혈류의 맥박이 필요하다는 것을 알고 있었다.

물론 pulse oximeter는 아주 단순하므로 누구든지 SpO_2를 측정할 수 있다. 반면에 ABGA 검사는 숙련된 검사실 직원이 co-oximeter를 이용해 측정할 수 있다. 이렇게 사용이 간편하므로 잘못 사용되기도 한다. 나는 다양한 의료 종사자 - 의사, 간호사,

치료사등 - 들이 oximeter에 익숙지 않고 앞에서 언급한 함정에 대해 잘 모르기 때문에 잘못된 결과를 의무기록에 남기는 경우를 많이 보아 왔다. 이렇게 전적으로 잘못 기록된 결과가 다른 의료진에 의해 신뢰할 만한 결과로 해석되는 경우에는 심각한 결과를 초래할 수 있기 때문에 주의해야 한다.

Pulse oximetry – 실제 임상의 예

시간경과에 따라 환자의 SpO_2를 연속적으로 모니터링 할 때 최소한 한 번 이상 pulse oximeter의 SpO_2와 ABGA로 직접 측정한 SaO_2치를 비교했을 때 pulse oximetry는 매우 유용하다. 이 경우 pulse oximetry는 ABGA를 자주 시행할 필요성을 줄여준다. 반대로 pulse oximetry는 ABGA의 필요성을 알려 주기도 하는데 환자가 추가적인 산소요법을 시행 받는데도 예상한 것보다 낮은 SpO_2를 보일 때는 ABGA를 시행할 필요가 있다.

응급실 환자에서 ABGA와 pulse oximetry검사를 동시에 시행 했다. 대기호흡 중 동맥혈 PaO_2는 77 mmHg이다. 다음은 동시에 각기 다른 방법을 통해 측정한 동맥혈 산소포화도 3가지 결과이다.

PaO_2결과로 계산한 산소포화도 95%
Pulse oximeter로 측정된 산소포화도 98%
Co-oximeter로 측정된 산소포화도 85%

한 환자에서 동시에 측정한 세 가지 결과가 왜 다르며 어떤 결과가 가장 신뢰할 만한가?

이 문제는 흔히 사용되는 3가지 산소포화도에 대한 3가지 측정 방법을 보여준다. 무엇보다 신뢰할 만한 방법은 동맥혈 검체를 co-oximeter를 이용해 직접 측정한 방법이다. 이는 co-oximeter가 4가지 파장을 이용하여 직접 oxyhemoglobin, carboxyhemoglobin, methemoglobin을 측정하고 SaO_2를 유일하게 직접 측정할 수 있기 때문이다. 반면에 pulse oximetry로 측정된 산소포화도에는 carboxyhemoglobin과 어떤 과다한 methemoglobin이 다양한 정도로 포함될 수 있기 때문에 이 같은 dyshemoglobin이 과다한 경우 산소포화도가 실제보다 높게 측정되는 경우가 있다.

계산된 SaO_2의 경우 산소분자만 헤모글로빈에 결합한 경우 신뢰할 만한 결과를 보인다. 그러나 이는 PaO_2만으로는 알 수 없다. 이 문제의 경우에 10%의 carboxyhemoglobin과 2%의 methemoglobin이 있는 환자로 SaO_2가 95%로 계산된 것은 잘못된 것이다. 요약하면 산소포화도가 어떻게 측정되었는지를 아는 것은 중요하며 이에 따라 해석도 달라져야 한다.

?

55세 남자환자가 심근경색으로 입원한지 3일이 되었다. ABGA 소견(대기호흡 중)에서 PaO_2는 84 mmHg, 측정된 SaO_2는 95%였다. 초기 SpO_2는 96%였다. 환자에게 산소와 심장약이 투여 되었으며 ECG와 pulse oximetry가 계속 모니터링 되었다. 2일 후 SpO_2는 88%였다. 환자는 편안해 보였으며 폐음은 깨끗하였고 흉부엑스선 소견도 정상이였다. 간호사는 환자의 피부색이 입원 시와 달리 약간 푸르스름하다고 느꼈다. 당신은 2일 동안 환자의 SpO_2가 96%에서 88%로 감소한 것을 어떻게 설명할 수 있겠는가?

PaO_2가 감소했기 때문에 pulse oximetry의 SpO_2가 감소했을 수 있으나 이 문제에서는 PaO_2가 감소할 만한 다른 이유가 없다. 몇 일 동안 환자의 호흡기에는 아무런 변화가 없었다. 그러나 환자가 복용한 약에는 관상동맥질환 시 흔히 처방되는 long acting nitrate가 포함 되어 있었을 것이다. 예상 외로 낮은 SpO_2를 보였기 때문에 ABGA를 시행하였다. PaO_2는 123 mmHg로 증가되었으며(비강을 통한 산소 흡입에 따라) 측정된 SaO_2가 84%였는데 이 때 methemoglobin이 12.2%이였다. 따라서 nitrate투여에 따른 부작용으로 methemoglobin이 많이 증가한 것을 알 수 있다. methemoglobin을 제외하면 환자의 실제 산소포화도는 96% 일 것이다. Nitrate투여를 중지한 2일 후 환자의 SpO_2는 98%였고 co-oximeter로 측정한 SaO_2는 95%, MetHb 2.4%였다.

임상문제 6.4

응급실에 호흡곤란 및 두통으로 환자가 혼자 걸어서 내원하였다. Pulse oximetry는 SpO_2가 94%임을 보여 주었다. 이 환자에서 일산화탄소의 양은 어느 정도일까?

임상문제 6.5

일산화탄소 중독에 의해 의식불명인 환자가 내원하였다. 대기호흡 시 초기 ABGA 소견은 pH 7.30, $PaCO_2$ 30 mmHg, PaO_2 85 mmHg, SaO_2 45%, COHb 52%, hemoglobin content 15 g/dL 였다. 다음에 나열된 조건에서 환자의 동맥혈 PO_2와 oxygen content를 계산하라. 각각의 경우 $PaCO_2$는 변화가 없다 가정하고 P(A–a)는 50 mmHg로 통일하며 병원의 대기압은 해수면압을 기준으로 계산하여라.

a. 산소마스크로 80%의 산소를 공급할 때, 일산화탄소는 45%로 감소
b. 기관삽관 후 100% 산소를 공급할 때, 일산화탄소는 40%로 감소
c. 2기압의 고압(= 1520 mmHg)산소치료로 100% 산소를 공급할 때, 일산화탄소는 40%로 감소
d. 3기압의 고압(= 2280 mmHg)산소치료로 50% 산소를 공급할 때, 일산화탄소는 30%로 감소

임상문제 6.6

해수면에서 대기호흡 시 동맥혈 내 총 산소함유량과 같은 정도로 혈장내의 arterial oxygen content를 높이려면 100%의 산소로 호흡한다고 할 때 대기압을 어느 정도로 올려야 하는가? 환자가 정상적인 폐와 hemoglobin content를 갖고 있다고 가정하라.

a. 4
b. 6
c. 9
d. 15
e. 20

임상문제 6.7

호흡기질환의 기왕력이 없던 환자가 위장장애가 있어 내시경을 시행받고 있다. 이 환자에서 비강캬뉼라를 이용 3 L/분의 산소를 공급하면서 pulse oximetry로 SpO_2를 검사하였다. 검사 전에는 SpO_2가 99%였는데 내시경도중 SpO_2가 91%로 감소되었다. 그러나 환자는 아무런 호흡곤란도 호소하지 않았다. SpO_2가 변한 것을 어떻게 설명할 수 있는가? 그리고 이에 대한 처치는?

6장 임상문제 해답

6.1. 이 문제를 풀기 위해 그림 6.2를 통해 주어진 pH와 PaO_2를 가지고 SaO_2를 구하여야 한다(SaO_2는 약간 차이가 있을 수 있다). 또한 용해된 산소의 양은 무시할 정도로 적어서 답에 영향을 주지 않는다.

a. 환자 (1) CaO_2 = 0.93×10×1.34 = 12.5 mL O_2/dL
환자 (2) CaO_2 = 0.89×10×1.34 = 11.9 mL O_2/dL
환자 (2)가 약간 저산소혈증 상태이다.

b. 환자 (1) CaO_2 = 0.92×15×1.34 = 18.5 mL O_2/dL
환자 (2) CaO_2 = 0.92×15×1.34 = 18.5 mL O_2/dL
두 환자 모두 헤모글로빈에 결합된 oxygen content(산소함유량)는 같다.

c. 환자 (1) CaO_2 = 0.90×12×1.34 = 14.5 mL O_2/dL
환자 (2) CaO_2 = 0.80×12×1.34 = 12.9 mL O_2/dL
환자 (2)가 더 저산소혈증 상태이다.

d. 환자 (1) CaO_2 = 0.98×12×1.34 = 15.8 mL O_2/dL
환자 (2) CaO_2 = 0.90×12×1.34 = 14.5 mL O_2/dL
환자 (2)가 더 저산소혈증 상태이다.

6.2.

pH	PCO_2	P_{50}
7.26	60	31
7.32	50	29.5
7.40	40	27
7.48	30	24.5
7.56	20	22

6.3. 어떤 PaO_2에 대한 SaO_2를 표준 산소해리곡선에서 구한 후 이 수치에서 COHb를 빼면 실제 SaO_2를 계산할 수 있다.

a. 환자 (1) CaO_2 = 0.78×15×1.34 = 15.7 mL O_2/dL
환자 (2) CaO_2 = 0.98×12×1.34 = 15.8 mL O_2/dL
Oxygen content 는 거의 같다 그러나 환자(1)의 COHb가
20%이므로 산소해리곡선이 좌측으로 이동하여 더 저산소혈증 상태이다.

b. 환자 (1) $CaO_2 = 0.87 \times 15 \times 1.34 = 17.5$ mL O_2/dL
   환자 (2) $CaO_2 = 0.85 \times 15 \times 1.34 = 17.1$ mL O_2/dL
   환자 (2)가 더 저산소혈증이다.

c. 환자 (1) $CaO_2 = 0.90 \times 5 \times 1.34 = 6.0$ mL O_2/dL
   환자 (2) $CaO_2 = 0.78 \times 15 \times 1.34 = 15.7$ mL O_2/dL
   환자 (1)이 심한 빈혈 때문에 더 저산소혈증이다.

d. 환자 (1) $CaO_2 = 0.87 \times 10 \times 1.34 = 11.7$ mL O_2/dL
   환자 (2) $CaO_2 = 0.83 \times 15 \times 1.34 = 16.7$ mL O_2/dL
   환자 (1)이 더 저산소혈증이다.

6.4. 이 환자에서 혈액의 일산화탄소 농도는 어떤 수치든지 가능하다(환자가 다른 사람의 도움 없이 응급실에 내원하였으므로 일산화탄소 농도는 40%이하 일 것이라는 추정은 할 수 있다). Pulse oximetry는 carboxyhemoglobin과 oxyhemoglobin을 같은 것으로 측정 두 가지를 합하여 SaO_2로 표현한다.

6.5. 이 문제에 대한 해답을 구하려면 alveolar gas equation(폐포가스 방정식)과 oxygen content equation(산소함유량 방정식)을 사용하여야 한다. FIO_2가 높기 때문에 alveolar gas equation(폐포가스 방정식)에서 상수 1.2는 사용하지 않아도 된다. 따라서 SaO_2 = 100%라고 생각하고 여기에서 %COHb를 빼면 된다. 다른 문제와는 달리 이 문제에서는 총 oxygen content(산소함유량)에 기여하는 용해된 산소의 양을 무시해서는 안된다.

a. FIO_2 = 80%, CO가 45%로 떨어진다면
   $PAO_2 = 0.8(713) - 30$ mmHg $= 540$ mmHg
   $PaO_2 = 540 - 50 = 490$ mmHg
   $CaO_2 = (15 \times 0.55 \times 1.34) + (0.03 \times 490) = 11.1 + 1.5 = 12.6$ mL O_2/dL

b. 기관삽관으로 100%산소, CO는 40%로 감소
   $PAO_2 = 1.0(760 - 47) - 30$ mmHg $= 683$ mmHg
   $PaO_2 = 683 - 50 = 633$ mmHg
   $CaO_2 = (15 \times 0.6 \times 1.34) + (0.003 \times 633) = 12.1 + 1.9 = 14.0$ mL O_2/dL

c. 2기압의 고압산소에서(= 1520 mmHg), 100% 산소, CO는 40%
   $PAO_2 = 1.0(1520 - 47) - 30$ mmHg $= 1443$ mmHg
   $PaO_2 = 1443 - 50 = 1393$ mmHg

CaO_2 = (15×0.60×1.34) + (0.003×1393) = 12.1 + 4.2 = 16.3 mL O_2/dL

d. 3기압의 고압산소에서(= 2280 mmHg), 50% 산소, CO는 30%

PAO_2 = 1.0(2280−47)−30 mmHg = 2203 mmHg

PaO_2 = 2203−50 = 2153 mmHg

CaO_2 = (15×0.70×1.34)+(0.003×2153) = 14.1+6.5 = 20.6 mL O_2/dL

6.6. c. 정상적인 호흡상태($PaCO_2$ = 40 mmHg) 및 P(A−a)O_2가 50 mmHg이라 가정하면 다음의 계산은 100%의 산소를 호흡할 때 1기압에서 용해되는 산소는 1.9 mL O_2/dL이다.

PAO_2 = 1.0(760−47)−40 mmHg = 673 mmHg

PaO_2 = PAO_2 − 50 mmHg = 623 mmHg

용해되는 oxygen content(산소함유량) = 0.003×623 = 1.87 mL O_2/dL

1기압에서 추가로 대기압이 증가 시 $PaCO_2$와 수증기압은 또 다시 빼지 않아도 되므로 oxygen content가 조금 더 증가한다.

따라서 1기압 이상의 산소압은 1기압 당

0.003×760 mmHg = 2.3 mL O_2/dL의 혈장 내 산소용해의 증가를 일으킨다.

정상 혈액 내 oxygen content(산소함유량)는 약 20 mL O_2/dL이다.

FIO_2가 100%시 대기압이 1기압 증가할 때 마다 oxygen content는

2 mL O_2/dL보다 조금 더 증가한다. 따라서 정확한 답은 c로 9기압이다.

답을 확인하기 위해서는 9기압에서 100%산소를 호흡하고 있다고 가정하자(이런 상황은 이론적이고 실제로는 아주 산소독성이 심하므로 치명적이다).

9기압×760 mmHg = 6840 mmHg

PAO_2 = 1.00(6840−47)−40 = 6753 mmHg

O_2 content (혈장 속에 있는 양) = 0.003×6753 = 20.26 mL O_2/dL

6.7. 정상적인 폐를 갖는 사람이 추가적인 산소를 호흡하면 SpO_2는 100%에 가깝게 된다. SpO_2가 99%에서 91%로 감소했다는 것은 급격한 PaO_2의 감소(예를 들어 음식물 등의 흡인에 의한)를 의미할 수 있다. 그러나 이러한 상태에서는 호흡기 증세가 동반된다. 그러나 이 환자에서는 아무런 증세가 없으므로 내시경 시행 전에 통증을 완화시키기 위해 사용하는 국소마취제에 의한 methemoglobinemia의 가능성이 더 높다. Methemoglobinemia는 혈액의 색을 검게하므로 피부색이 검푸르게 변할 수

있으나 이것은 청색증(deoxygenated hemoglobin이 최소한 5 g/dL이상 되어야 하는)은 아니고 methemoglobine에 의한 직접적인 피부색의 변화이다.
일단 methemoglobinemia가 의심되면 내시경을 중지하고 환자의 청색증에 대해 co-oximeter를 검사하면 대개 분명한 methemoglobin이 확인된다. 치료는 FIO_2를 증가시키고(고농도의 산소를 공급할 수 있는 산소 마스크로 바꿔야 한다) 이후 24시간 동안 임상적인 평가와 co-oximeter (pulse oximeter로 측정하지 말고)등을 통해 환자를 세밀히 관찰하여야 한다. Methemoglobin의 농도가 계속 증가하여 환자를 위협하지 않는다면 환원제(예, methylene blue)등을 이용한 치료는 필요 없다. 환원제 치료가 필요하다고 정해진 최소한의 수치는 없지만 methemoglobin이 15%를 넘는 경우 사용을 고려해 보아야 한다.

Chapter 7

pH, $PaCO_2$, HCO_3^-와 산-염기상태

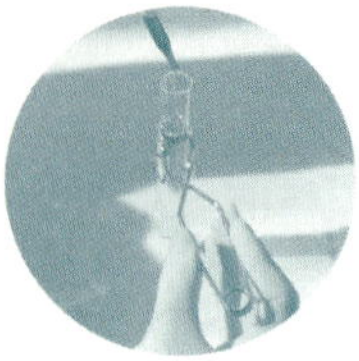

Henderson-Hasselbalch공식과 pH

ABGA에 의해 평가되는 세 종류의 생리적 과정 - 산소화, 환기, 산-염기 평형 - 중에서 아마도 산-염기 평형이 가장 복잡한 과정이다. 산소화, 환기문제는 호흡기계의 상태를 나타내는 PaO_2나 $PaCO_2$같은 각각 한 개의 변수(예, PaO_2 또는 $PaCO_2$)에 의하여 비교적 쉽게 평가되고 거의 대 부분 한 장기(폐)의 이상소견에 의해 발생하는 변화이다. 이와는 대조적으로 산-염기장애는 두 개 또는 그 이상의 변수(PaO_2나 $PaCO_2$이외에 pH, HCO_3등)를 알아야 하므로 매우 복잡하다. 산-염기장애는 신장, 폐의 이상소견뿐 만 아니라 위장관장애, 또 신체 내로 들어온 exogenous chemicals(외인성 화학물질)과 독성물질 등에 의해서도 발생하기 때문이다.

CO_2는 체내대사산물로서 혈액속의 H_2O와 결합하여 carbonic acid(탄산, H_2CO_3)을 형성한다. 이와 같이 형성된 carbonic acid(탄산)는 곧 바로 carbonic anhydrase(탄산탈수효소)에 의하여 H^+(수소이온)과 HCO_3로 분해된다. 이런 화학반응은 가역적이어서 어떤 방향으로든지 진행될 수 있다.

$$CO_2 + H_2O \leftrightarrow H_2CO_3 \leftrightarrow H^+ + HCO_3^-$$

수소이온의 농도는 carbonic acid(탄산)와 HCO_3(중탄산염)의 농도에 의해 좌우된다. 수소이온의 농도를 간접적으로 표시하는 pH는 Henderson-Hasselbalch(H-H)방정식에 의하여 다음과 같이 정의된다.

$$pH = pK + \log \frac{[HCO_3^-]}{[H_2CO_3]}$$

여기서

pK = carbonic acid(탄산)의 dissociation constant(해리상수)를 negative logarithm (음수로그)화한 6.1이며

pH = nanomoles/Liter(nM/L)로 표시되는 수소이온농도($[H^+]$)의 negative logarithm (음수로그)이다.

혈액 내의 거의 모든 H_2CO_3는 용해된 CO_2의 상태로 존재한다. 따라서 H-H방정식의 분모를 계산하기 위해서는 $PaCO_2$에 solubility coefficient(용해도계수)인 0.03 mEq/L/mmHg를 곱하면 된다.

$$pH = pK + \log \frac{[HCO_3]}{0.03(PaCO_2)}$$

?

농도를 표현하는 단위를 사용하는 경우 H-H방정식에서 HCO_3^-: $PaCO_2$의 정상적인 비는?

a. 2.4:4.0

b. 1:2

c. 2:1

d. 10:1

e. 20:1

정상 HCO_3^-는 24 mEq/L이고 정상 $PaCO_2$는 40 mmHg이며 여기에 0.03을 곱하면 1.2 mEq/L다. 따라서 HCO_3^-: $PaCO_2$의 정상적인 비는 20:1이다. log20은 1.3이며 여기에 pK값 6.1을 더하면 정상 pH 7.4가 나오는 것이다.

표 7.1 pH와 수소이온 농도

혈액 pH	$[H^+]$(nM/L)	정상으로부터의 %변화
산혈증		
7.00	100	+150
7.10	80	+100
7.30	50	+25
정상		
7.40	40	
알칼리혈증		
7.52	30	−25
7.70	20	−50
8.00	10	−75

단위가 없는 pH에 대해서 pH는 H^+의 농도와 역상관 관계를 보이고 또 작은 pH의 변화가 큰 H^+ 농도의 변화를 의미하기 때문에 불필요하게 혼동을 일으키는 용어라고 많은 학자들이 주장하였다(표 7.1). 따라서 임상에서 acidity(산도)를 표현할 때 pH 대신 $[H^+]$를 사용하자는 주장도 많이 제기되었다(Campbell & Rip 1962; Hill 1973; Lennon & Lemann 1966). 그럼에도 전 세계적으로 pH가 널리 사용되고 있고 ABGA에서 H^+의 농도를 표시하는데 pH를 사용하는 것은 큰 문제가 없는 것 같다.

표 7.1은 pH 7.00-8.00 사이에서 각각의 pH에 대한 H^+의 농도와 정상 pH와 어떤 pH의 차이에 따른 H^+ ion농도의 %차이를 보여준다. 예를 들어 pH 7.40에서 $[H^+]$농도는 40 nM/L이다. 그리고 pH가 7.40에서 7.30으로 0.1 감소하면 $[H^+]$농도는 25% 증가한다. 참고로 혈청 Na에서 이 정도의 퍼센트(25%) 변화는 정상 Na농도 140 mEq/L를 175 mEq/L로 엄청나게 증가시키는 것과 같다는 것을 상상해보라!

비록 임상에 입문하는 수 많은 의사들이 어느 정도 H-H방정식을 배우지만 실제 검사실(blood gas lab)외에서 pH등 여러 변수를 계산하기 위하여 이 식을 사용하는 경우는 매우 드물다. 그런데도 복잡한 공식을 강조하는 이유는 무엇인가? H-H방정식의 임상적 중요성은 다음과 같다.

- 중탄산계(Bicarbonate system)는 ECF(세포외액)에서 양적으로 가장 큰 buffer system(완충계)이다. 이들의 buffer component(완충요소)들인 HCO_3, $PaCO_2$는 즉각적으로 혈액 내 산-염기장애를 반영한다.
- H-H방정식의 세 가지 변수는 쉽게 측정된다(또는 두 개가 쉽게 측정되고 다른 1개는 측정치에 의해 계산된다).
- H-H방정식의 기본적인 비례관계는

$$pH \approx \frac{HCO_3}{PaCO_2}$$

이며 이 관계는 네 종류의 일차적 산-염기장애를 기술하는데 사용할 수 있다. 두 가지 buffer component(완충요소)의 변화방향 및 변화정도를 아는 것은 산-염기장애를 이해하는데 중요하다.

HCO_3^-가 36 mEq/L, $PaCO_2$가 60 mmHg인 혈액의 pH는?

a. 7.1
b. 7.3
c. 7.4
d. 7.5
e. 더 많은 자료가 없으면 결정 못함

앞서 기술한 바와 같이 이 책을 읽는 데는 계산기가 필요하지 않다. 그러므로 H-H 방정식의 로그를 계산할 때 쓰려고 계산기를 찾지 말기 바란다. 이 문제에서 HCO_3^-와 $PaCO_3$치는 각각 정상보다 50%씩 증가하였으나 각 수치의 비는 변하지 않았으므로 pH 역시 변하지 않아서 정답은 7.4가 된다.

HCO_3^-가 16 mEq/L인 혈액의 pH는?

a. 7.1
b. 7.3
c. 7.4
d. 7.5
e. 더 많은 자료가 없으면 결정 못함

정답은 e. 결정 못함이다. H-H방정식에서 세 개의 변수 중에서 최소한 두 개의 변수는 알아야 나머지 하나의 변수를 계산할 수 있다. 따라서 문제의 답은 산혈증 또는 알칼리혈증이다.

HCO_3^-가 24 mEq/L, $PaCO_2$가 80 mmHg인 혈액의 pH는?

a. 7.1
b. 7.3
c. 7.4
d. 7.5
e. 7.6

여기서 pH를 H-H방정식을 이용하여 계산할 수도 있으나 그럴 필요는 없다. 정상 HCO_3^-와 정상의 두 배인 $PaCO_2$ 소견을 보이는 혈액은 강산성이다. 따라서 정상에 비해 25%정도의 변화를 보이는 7.3보다는 강한 산성의 소견을 보일 것이고 이 문제의 보기 중에서는 7.1이 가장 적절한 답이다.

정맥 CO_2: 어떻게 측정되고 어떻게 사용되나?

ABGA 검사실에서 $PaCO_2$와 pH는 측정되고 HCO_3^- (중탄산염, bicarbonate)는 H-H 방정식에 의해 계산된다. 이와 달리 생화학검사실에서는 정맥혈의 bicarbonate(중탄산염)를 혈청 전해질의 한 종목으로 측정한다. 그러나 측정한 결과를 bicarbonate가 아닌 'CO_2'로 보고한다. 정맥혈에서 일상적으로 측정되는 전해질은 Na^+, K^+, Cl^- 등과 함께 CO_2이다(그림 7.1).

정맥 또는 혈장 CO_2는 true bicarbonate (H-H방정식 계산시 분자인)와 mEq/L로 표시되는 용해된 CO_2(PCO_2의 결정인자)를 포함한다. 용해된 CO_2가 정맥혈에서는 46 mmHg의 분압을 일으키며 정맥혈에서의 양은

$$0.03 \text{ mEq/L/mmHg} \times 46 \text{ mmHg} = 1.38 \text{ mEq/L}$$ 정도이다.

더구나 정맥혈 bicarbonate는 동맥혈 bicarbonate에 비해 약간(약 1-3 mEq/L) 높다.

따라서 생화학검사실에서 일상적으로 측정하는 정맥혈의 CO_2는 ABGA 검사실에서 시행하는 ABGA의 HCO_3^-보다 약 2-4 mEq/L정도 크다.

생화학검사실에서는 정맥혈의 혈장에서 실제 bicarbonate(중탄산염, H-H방정식 계산 시 분자인)와 용해된 CO_2(H-H방정식의 분모인)를 측정하고 이것을 각각 mEq/L단위로 표시되는 'CO_2'(또는 'total CO_2')로 보고한다. 그림 7.1에서 보는 것처럼 정상 정맥 CO_2는 24-30 mEq/L이며 반면에 계산된 HCO_3^-는 22-26 mEq/L이다(앞의 결과는 정맥의 소견으로 ABGA 검사실에서 측정하는 동맥혈 CO_2의 분압 인 $PaCO_2$와 혼동하여서는 안되겠다).

측정된 정맥 혈청 CO_2와 계산된 동맥혈 HCO_3^-는 2-4 mEq/L 정도의 편차 안에 있어야 하나 실제로는 이 편차 이상으로 또 다른 방향으로 차이를 보일 수 있다. 표 7.2는 왜 이 두 검사치가 차이가 나는지, 또 각 수치가 다른 수치에 비해 종종 높거나 또는 낮은지에 대한 몇 가지 이유를 나열하고 있다.

A

RESULT	REF RANGE	COLLECTION DATE TIME DRAWN UNITS	08MAY98 0904
FIO2		%	35
LITER FLOW		L/M	
MODE			VENT
TYPE			ART
- - - -Blood Gas- - -			
PH	[7.35–7.45]		7.43
PCO2	[35–45]	MM HG	35
PO2	[60–100]	MM HG	**143 H**
HCO3–	[22–26]	MEQ/L	23
SAO2 MEAS	[93–100]	%	97
SAO2 CALC	[93–100]	%	
HB	[12.0–16.0]	G/DL	**8.7 L**
COHB	[0.0–3.0]	%	1.5
METHB	[0.0–2.0]	%	1.2
O2 CONT	[16–22]	VOL %	**12 L**
BASE EXC	[−2.0–2.0]	MEQ/L	−0.1

B 08MAY98

	SODIUM	POTASSIUM	CHLORIDE	CO2
REF RANGE	[135–145]	[3.5–5.0]	[98–107]	[24–30]
UNITS	MEQ/L	MEQ/L	MEQ/L	MEQ/L
0715	145	4.2	102	**22 L**

그림 7.1. FiO_2 35%로 기계환기를 시행 받고 있는 환자의 실제 동맥혈가스(A)와 정맥혈(혈청)의 전해질(B)검사 결과. ABGA 결과는 Henderson–Hasselbalch 방정식에 pH와 $PaCO_2$ 결과를 대입하여 중탄산염 수치를 계산했고 그 정상치는 22–26 mEq/L 임을 주목하라. 전해질의 경우, 정맥 CO_2는 직접 측정한 수치로 정상범위는 24–30 mEq/L 이다. 정맥 CO_2는 정맥내 bicarbonate와 용해된 CO_2 모두가 혼합된 것이다. 검사실 컴퓨터는 비정상적으로 높거나 낮은 측정값을 굵은체로 인쇄한다.

임상문제 7.1

54세의 남자가 울혈성 심부전으로 입원하였다. ABGA는 pH 7.52, $PaCO_2$ = 44 mmHg, HCO_3^- = 34 mEq/L소견을 보였다. 거의 동시에 시행된 정맥혈 CO_2는 24 mEq/L였다. 이 환자의 산-염기 상태는?

표 7.2. 계산된 동맥혈 HCO_3^-와 측정된 정맥혈 CO_2가 다를 수 있는 이유

1. 정맥혈 HCO_3^-는 정상적으로 동맥혈 HCO_3^-보다 약간 높다.
2. 동맥혈 HCO_3는 pK 6.1을 이용하여 계산하고 정맥혈 HCO_3^-는 총CO_2의 일부분으로 측정된다. ($PaCO_2$에 의한 변화가 포함됨)
3. 중환자의 실제 pK수치는 추정되는 수치 6.1과 다를 수 있다(Hood 1982).
4. 동맥혈과 정맥혈 검체가 동시에 채취되지 않기 때문에 그 사이에 환자의 산-염기상태가 변할 수 있다.
5. 정맥혈은 검사실에서 측정되기 전 시험관에서 공기에 노출되어 확산작용으로 약간의 CO_2를 잃게 된다.
6. 채혈방법에 따라 정맥혈 CO_2치에 변화를 줄 수 있다. 즉 tourniquet(압박대)를 사용하는 경우 일시적 lactic acidosis(젖산 산증)을 일으켜 정맥혈 HCO_3를 낮출 수 있다.
7. 만일 pH 나/또는 $PaCO_2$가 부정확하게 측정되는 경우 계산된 HCO_3^- 또한 부정확해진다.

비록 H-H방정식에서 세 개의 변수 중 두 개의 변수가 나머지 하나를 결정 하지만 각각의 독립변수는 임상적으로 유익할 수 있다. 만일 세 가지 변수 중 하나가 실제로 비정상적인 수치를 보일 때 환자는 어떤 형태로든지 산-염기장애를 보인다. 따라서 검사실이나 또는 검사결과 입력 시의 실수가 아니라면 계산된 HCO_3^- 또는 측정된 CO_2가 높거나, 낮은 경우 산-염기장애를 의미한다.

높거나 낮은 bicarbonate/serum CO_2를 보일 때 가능한 진단

증가된 HCO_3^- 또는 혈청 CO_2

a. 대사성 알칼리증이거나/또는
b. 호흡성 산증의 보상기전으로 bicarbonate가 증가한 경우

감소된 HCO_3^- 또는 혈청 CO_2

a. 대사성 산증 이거나/또는
b. 호흡성 알칼리증의 보상기전으로 bicarbonate가 감소한 경우

정맥혈 샘플을 이용한 전해질 검사가 ABGA 검사보다 훨씬 자주 시행되므로 혈청 CO_2는 잠재적인 산-염기장애의 첫 번째 단서가 될 수 있다. 따라서 비정상적인 CO_2 결과를 아무생각 없이 간과하면 임상적으로 큰 실수를 범할 수 있다.

제3장 증례의 노인환자에서 sedatives(진정제)를 처방했을 때 의사는 환자가 과환기 상태 라고 잘못 오해하였다. 따라서 진정제를 처방하였는데 환자의 검사 결과지를 보면 ABGA 결과는 없었지만 당시 두 번 측정한 정맥혈 CO_2가 모두 34 mEq/L로 증가하였다.

?

제한된 이 검사결과를 가지고 당신은 증가된 CO_2의 원인을 무엇이라 생각할 수 있는가?

a. 대사성 알칼리증(metabolic alkalosis)

b. 호흡성 산증과 신보상 작용(respiratory acidosis with renal compensation)

c. 노인 환자에서의 정상치(normal value for an elderly patient)

d. 검사실 오류(laboratory error)

H-H방정식에 관련된 변수 중에서 하나의 이상소견은 두 종류 또는 그 이상의 산-염기 장애에 의해 발생할 수 있다. 예를 들면 HCO_3^-나 혈청 CO_2의 증가는 대사성-알칼리증, 호흡성 산증 또는 두 가지 상태가 동시에 발생한 경우 보일 수 있다. 검사실 오류는 언제든지 있을 수 있지만 두 번의 서로 다른 측정 결과가 유사한 소견을 보이는 경우, 검사실 오류일 가능성은 적다. 이 환자에서는 ABGA를 시행하지 않았으나 혈청 CO_2가 다소 증가한 것은 아마 경한 대사성 알칼리증(이뇨제 치료에 의한)에서 기인하는 것으로 추정된다. 환자가 오랫동안 흡연을 하였으므로 호흡성 산증이 CO_2 상승의 가능성 있는 이유이다. 실제로 환자에서 CO_2가 증가된 것은 만성 호흡성 산증 및 신장의 보상작용 때문이다.

환자가 중환자실에 도착했을 때 ABGA 소견은 pH 7.07, $PaCO_2$ 83 mmHg와 HCO_3^- 23 mEq/L를 보였는데 이는 이전에 알지 않았던 호흡성 산증의 악화와 새로운 대사성 산증(환기-관류장애로 lactic acidosis의 발생)을 의미한다. 중환자실로 이송하기 전 환자의 불안증상은 호흡성 산증과 호흡곤란의 악화와 관련된 증상이다.

끝으로 알아야 할 것은 혈청 CO_2가 높거나 낮은 경우, 호흡성 및 대사성 장애의 두 가지 가능한 원인이 있지만 매우 높은 또는 매우 낮은 수치를 보이는 경우는 대사성 장애를 우선 의심하는 것이 실제적이다. 호흡성 알칼리증의 보상기전으로는 CO_2가 12 mEq/L이하로 낮아질 수 없고 호흡성 산증의 보상기전으로는 CO_2가 45 mEq/L이상 증가할 수 없다. 따라서 만약 혈청 CO_2가 12 mEq/L이하인 경우에는 대사성 산증, 혈청 CO_2가 45 mEq/L이상인 경우는 대사성 알칼리증이 있다고 거의 확신해도 좋다.

전해질과 anion gap(음이온 간격)

이 책의 중심은 ABGA에 관한 것이지만 혈청 전해질에 대한 공부도 중요한데 그 이유는 많은 경우 ABGA 해석 시 전해질 결과가 중요하기 때문이다. 앞에서 정맥혈 CO_2에 대한 설명을 통해 전해질과 ABGA 소견의 상호 관계를 강조하였다.

전해질장애는 산-염기장애에서 흔히 처음으로 나타나는 검사실 소견이다. 최소한 전해질은 anion gap을 계산하는데 사용된다. Sodium, chloride, 그리고 bicarbonate(혈청 CO_2로 측정되는)는 산-염기장애나 ABGA를 검사하는 환자에서 꼭 해야 하는 계산이다. 또한 potassium은 산-염기장애에서 흔히 이상 소견을 보이므로 반드시 측정해 보아야 한다. Anion gap(AG)의 계산은 일상적으로 측정되는 양이온에서 음이온을 뺀 수치이다.

$$(Na^+ + K^+) - (Cl^- + HCO_3^-)$$

그럼에도 K^+의 수치는 대게 작으므로 AG공식에서는 보통 생략된다. 따라서 흔히 사용되는 공식은 다음과 같다.

$$AG = Na^+ - (Cl^- + HCO_3^-)$$

비록 이 공식이 논문이나 교과서에 가장 흔히 사용되지만 공식에는 계산된 동맥혈의 HCO_3^-를 포함하지 않고 측정한 정맥혈의 CO_2를 사용한다. 그러나 더 혼란스러운 것은 검사실에 따라 측정된 정맥혈 HCO_3^-를 쓰기도 하고 CO_2를 쓰기도 한다는 점이다. 그러나 어떤 결과를 사용하든지 AG를 계산하는 것은 당신의 몫이므로 정상치는 정맥혈 전해질의 측정치에 달려있다. 이 책에서는 anion gap을 다음과 같은 공식으로 계산한다.

$$AG = Na^+ - (Cl^- + CO_2)$$

이 같은 방법으로 계산된(K^+은 포함시키지 않음) AG의 정상범위는 12 ± 4 mEq/L이다.

AG이 존재하는 이유는 통상적으로 혈액 내 모든 전해질을 측정하지 않기 때문이다. 정상적으로 우리 몸은 전기화학적으로 균형을 이루고 있고 모든 anion(음이온)의 합과 모든 cation(양이온)의 합은 같아야 한다. 그럼에도 통상적인 검사 시 몇몇 anion을 측정하지 않으므로 anion gap이 생기는 것이다. Anion gap은 측정상의 artifact이며 생리학적인 실체는 없는 것이다.

표 7.3에서 정상 혈청에 존재하는 모든 cation과 anion을 나열 했다. 만약 이들을 모두 측정한다면 cation과 anion사이 차이는 존재하지 않는다. 통상적으로 Na^+, K^+, Cl^-, 그리고 CO_2만 측정하며 cation보다는 anion이 측정되지 않는 것이 많으므로 anion gap이 존재하는 것이다 (Oh & Carroll 1977). 마지막으로 K^+이 흔히 계산에 포함되지 않으므로 정상 anion gap은 12 mEq/L 정도 되는 것이다.

임상적인 유용성을 논의하기 전에 anion gap측정의 중요한 기술적인 측면을 알아야

표 7.3. 혈청 내 음이온과 양이온

전기화학적 평형에 의해 혈청 내 음이온과 양이온의 농도는 같다. 그러나 통상적으로 전해질을 측정할 때에는, 양이온에 비해 음이온이 측정되지 않는 것이 많다. 이로 인해 expected anion gap이 발생한다. 통상적 계산에서, 전형적으로 AG은 단지 Na, Cl, bicarbonate(혈청 CO_2), 3가지 전해질로 계산하고 있다.

ANIONS		CATIONS	
ELECTROLYTE	VALUE(mEq/L)	ELECTROLYTE	VALUE(mEq/L)
All anions and cations			
Proteins	15	Calcium	5
Organic acids	5	Magnesium	1.5
Phosphates	2	Potassium	4.5
Sulfates	1	Sodium	140
Chloride	104		
Bicarbonate	24		
Totals	151		151
Anions and cations used to calculate the anion gap			
Chloride+bicarbonate	128	Sodium	140
Difference = 12			

한다. 이는 전해질 측정 방법에 따라 정상적인 AG의 차이가 발생할 수 있기 때문이다(Sadjadi 1995; Winter et al 1990). 측정의 기술적인 면은 이 책에서 다루고자 하는 내용은 아니지만 어떤 검사실에서는 낮은 정상범위를(예, 3-11 mEq/L) 보이는 방법으로 전해질 검사가 이루어지기도 한다(Winter et al 1990). 따라서 현재 근무 중인 병원의 검사실에서 쓰는 정상 AG을 사용하기 바라며 그 정상치는 이 책에서 정상치라고 한 12 ± 4 mEq/L와 다를 수 있다는 것이다. 다른 검사결과와 마찬가지로 만약 무엇을 측정하고 있는 지 잘 이해한다면 측정방법의 기술적 면을 몰라도 효과적으로 검사결과를 해석할 수 있을 것이다.

Anion gap은 정상 또는 높거나 낮을 수 있지만 각각의 결과는 각기 다른 임상적 의미가 있다.

- Normal anion gap: Anion gap acidosis라는 검사 상의 증거가 없다. 이 결과로 anion gap acidosis를 항상 배제할 수는 없으나 그 가능성은 매우 낮아진다.
- 매우 낮은 또는 negative anion gap: 이런 결과를 보이는 경우 다음과 같은 여러 가지 원인이 있다.

  Bromism(dextromethorphan bromide이 포함된 기침약 복용 시 발생할 수 있다)

이때 볼 수 있는 halide ion은 chloride로 측정되므로 아주 낮은 negative AG를 보임.

Lithium 독성에서처럼 측정되지 않는 과다한 cation이 존재할 때

Hypoproteinemia(혈청 알부민이 1g/dL감소될 때 마다 2.5 mEq/L의 AG이 감소한다)에서처럼 측정되지 않는 anion이 감소할 때

다발성 골수종에서처럼 비정상적으로 양전기를 띈 단백질(paraproteins)이 존재하는 경우

- Hypoproteinemia를 제외하고는 감소된 또는 negative anion gap을 보이는 경우는 증가된 anion gap을 보이는 경우보다 비교적 드물다.
- 증가된 anion gap: 환자는 anion gap metabolic acidosis일 수 있다(표 8.1 참고). Anion gap이 정상보다 크면 클수록 AG metabolic acidosis일 가능성이 높다.

혈액 내의 모든 과량의 음이온은 bicarbonate(중탄산염)에 의하여 buffer(완충)되므로 증가된 AG은 대사성 산증의 상태를 의미한다(Emmett & Narris 1977; Gabow et al. 1980; Gabow 1985; Narins & Emmett 1980; Oster et al. 1988). **이 말은 실제로 측정된 정맥혈 CO_2가 정상 또는 그 이상으로 증가한 경우에도 마찬가지이다.**

AG이 증가하는 경우에는 표 8.1에 나열된 하나 또는 그 이상의 원인을 반드시 생각해 보아야 한다. 흔한 원인으로는 lactic acidosis, 신부전(신장에 의해 정상적으로 배출되는 organic acid가 축적 되므로), 당뇨병성 케톤산증이 있다. 비교적 덜 흔한 원인으로는 아스피린의 과다복용, 어떤 독성물질의 섭취(부동액인 ethylene glycol 또는 methanol) 후 발생하는 대사산물 등이 있다.

임상문제 7.2

$PaCO_2$가 50 mmHg이고 AG가 20 mEq/L인 환자에서 Na^+: 145 mEq/L, Cl^-: 104 mEq/L였다. 이 환자의 pH는?

AG을 해석할 때 문제점의 하나는 '어떤 수치가 정말로 비정상적이냐?' 하는 것이다. 대부분 환자의 AG은 16-20 mEq/L이며 이 경우 특별한 anion gap acidosis는 진단되지 않는다. 그러나 20 mEq/L이상인 경우 anion gap acidosis의 가능성은 현저히 커진다(AG이 29 mEq/L 이상인 경우는 그 가능성이 100%이다). 실제적으로 AG이 20 mEq/L이상 인 경우는 anion gap metabolic acidosis라고 생각하고 그 원인을 찾도록 해야 한다.

42세 남자 환자가 탈수와 저혈압으로 병원에 입원하였다. 전해질 검사 결과 Na^+: 165 mEq/L, K^+:4.0 mEq/L, CO_2 32 mEq/L, Cl^- 112 mEq/L였다. ABGA는 시행하지 않았다. 이 환자에서 대사성 산증이 있는가?

물론 대사성 산증이다. 이 환자의 anion gap은 165−(32+112) = 21 mEq/L이다. 이 환자에서 CO_2가 증가되었지만(탈수에 의한 대사성 알카리증을 반영) 저혈압과 나쁜 조직관류에 의해 대사성 산증의 소견이 약간 있음을 알 수 있다. 대사성 산증과 대사성 알칼리증이 동시에 존재하는 경우에 대하여는 다음 단락과 제8장에서 다루겠다.

혼합대사장애(mixed metabolic disorder)에서 전해질검사에 대한 추가 설명: Bicarbonate gap(BG)

제8장에서 ABGA 해석을 바탕으로 혼합 산-염기장애를 설명하려고 한다. 그렇지만 앞의 예에서 설명한 바와 같이 anion gap이 증가된 상태에서 정맥혈 CO_2가 증가된 경우처럼 혼합 산-염기장애를 혈청 전해질 소견으로 종종 진단할 수 있다. 그러나 이것이 분명하지 않은 경우에는 'AG의 변화와 혈청 CO_2의 변화의 차이'를 계산해 봄으로써 두 가지 이상의 산-염기장애가 혼재되어 있는 것을 명확히 알 수 있다(Haber 1991; Wrenn 1990). 이 계산을 bicarbonate gap(BG)이라고 부른다.*

$$\text{Bicarbonate gap} = \Delta AG - \Delta CO_2$$

여기에서

$$\Delta AG = \text{환자의 AG} - 12 \text{ mEq/L}$$
$$\Delta CO_2 = 27 \text{ mEq/L} - \text{환자의 } CO_2$$

* Anion gap의 변화와 혈청 CO_2의 변화의 차이를 부르는 용어는 bicarbonate gap, delta gap, 1:1 관계의 편차(deviation)등이 있다. 이 책에서는 bicarbonate gap을 사용하는데 이 용어가 기본 개념을 가장 잘 표현한 것 같기 때문이다.

만약 anion gap acidosis가 유일한 산-염기장애인 경우 anion gap의 상승과 bicarbonate의 감소(혈청 CO_2로 측정됨)는 1:1의 상관관계를 보여야 한다. 즉 'AG의 증가'와 '혈청 CO_2의 감소'의 차이는 0이어야 한다. 예를 들어 AG이 10 mEq/L까지 증가하면 (따라서 24 mEq/L로) 혈청CO_2는 10 mEq/L 감소되어야 한다(따라서 17 mEq/L로). 이 경우

$$\Delta AG - \Delta CO_2 = 10-10 = 0 \text{ bicarbonate gap이다.}$$

AG이 증가되어 있는데 bicarbonate gap이 양수 또는 음수로 정상수치인 0과 뚜렷한 차이를 보이는 경우 혼합 산-염기 장애의 존재를 시사한다. 즉 anion gap acidosis외 다른 질환 즉, 예를 들면 metabolic alkalosis(positive bicarbonate gap인 경우)나 hyperchloremic metabolic acidosis(negative bicarbonate gap인 경우)가 동반되어 있음을 시사한다.

올바른 개념이지만 bicarbonate gap의 한 가지 문제점은 정상 상, 하한치를 정하는데 있다. 왜냐하면 의사들이 자신이 담당한 환자의 baseline AG과 혈청 CO_2를 알지 못하기 때문에 BG이 추정한 것 보다 더 많은 또는 더 적은 결과를 보일 수 있다. 이 문제는 ΔAG과 ΔCO_2를 계산하는 공인된 표준방법이 없기 때문에 더 복잡하다. 예를 들면 어떤 의사는 ΔAG을 측정된 AG에서 정상 AG의 상한치(즉, 16 mEq/L)를 빼서 계산하나 다른 의사는 평균 AG(즉, 12 mEq/L)으로 계산하기도 한다.

이런 이유로 원래 변동성이 많은 전해질 검사결과와 마찬가지로 bicarbonate gap도 공인된 정상치가 없다. 어떤 의사들은 bicarbonate gap이 만일 ±6 mEq/L 이상이면 비정상이라 주장하고(Wrenn 1990) 다른 의사는 ±8 mEq/L 이상을 비정상이라 주장한다(Paulson & Gadallah 1993).

양성과 음성의 bicarbonate gap($\Delta AG - \Delta CO_2$)을 보이는 경우 진단 시 생각해야 하는 원인

양성 bicarbonate gap (〉 6 mEq/L)*

혈청 CO_2가 anion gap의 변화보다 예상 이하로 감소된 경우

a. 대사성 알칼리증이거나/또는

b. 호흡성 산증에서 보상작용으로 bicarbonate가 retention된 경우

음성 bicarbonate gap gap (〈 6 mEq/L)

혈청 CO_2가 anion gap의 변화보다 예상 이상으로 증가된 경우

a. hyperchloremic metabolic acidosis이거나/또는

b. 호흡성 알칼리증에서 보상작용으로 bicarbonate가 배설된 경우

* Bicarbonate gap이 크면 클수록 다음 중 하나의 산-염기장애가 있을 가능성이 높다.

Bicarbonate gap의 비정상치를 정확히 아는 것 이상으로 중요한 것은 bicarbonate gap이 혼합 산-염기장애를 진단하는데 어떤 역할을 할 수 있느냐? 에 대한 개념을 이해하는 것이다. 교과서적인 목적으로 bicarobonate gap이 6 mEq/L 이상 또는 이하인 경우 비정상적인 bicarbonate gap이라고 생각하고 즉시 원인 조사를 시작해야 한다. Bicarbonate gap이 크면 클수록 다음 중 한 가지의 산-염기장애가 있을 가능성이 높다.

만약 전해질 검사결과에서 산-염기장애의 가능성이 있는 경우에 다음과 같은 계산을 해야 한다. 이런 계산은 처음에는 귀찮아 보이지만 빠르게 할 수 있고 연필이나 종이 없이도 가능하다. 이 방법에 익숙해지면 지름길을 알려 주겠다. 다음의 계산은 119p의 42세 남자환자 증례를 계산한 것이다.

1. anion gap (AG) = $Na^+ - (Cl^- + CO_2)$ = 165−(112+32) = 21 mEq/L
2. ΔAG = AG − 정상 anion gap = 21−12 = 9 mEq/L
3. CO_2 = 정상 CO_2 − 측정된 CO_2 = 27−32 = −5 mEq/L
4. bicarbonate gap = $\Delta AG - \Delta CO_2$ = 9−(−5) = 14 mEq/L

이 계산에서 사용된 정맥혈 CO_2의 정상치는 27 mEq/L이다(그림 7.1).

Bicarbonate gap이라고 불리는 이유는 유기 anion에 대해 완충작용이 일으키는 것은 bicarbonate moiety이나 그럼에도 계산에서 이용된 것은 생화학 검사로 시행되는 혈청 CO_2이며 결국 anion gap도 이것에 기초를 두고 있기 때문이다. 용어로 인해 혼동을 일으키지 말기 바란다. 내가 의도적으로 두 가지 용어에 대해 계산의 각 단계를 보여주었기 때문에 정맥혈 검사결과 중 CO_2로 bicarbonate gap을 계산하는 방법을 이해했을 것이다.

이 예에서 bicarbonate gap이 아주 높은 14 mEq/L로 나온 이유는 대사성 알칼리증이나/또는 보상된 호흡성 산증임을 시사한다. 계산을 다 해보지 않아도 물론 두 가지 해석이 가능한데 그 이유는 정맥혈 CO_2가 조금 증가되어 있어 이 증례의 경우 AG 계산으로도 알 수 없는 '숨겨진' 장애로 대사성 산증이 있음을 알 수 있다(계속된 ABGA 검사에서 정상 $PaCO_2$ 소견을 보여 정맥혈 CO_2의 증가가 대사성 알칼리증에 의한 것임을 나타낸다).

Bicarbonate gap계산의 지름길

앞에 기술한 계산의 각 단계는 bicarbonate gap이 어떻게 유래됐고 어떤 검사가 필요하다는 것을 이해하는데 중요하다. 그러나 일단 이 계산에 익숙하면(익숙해져야 한

다) 좀 더 간단한 계산법을 사용할 수 있다. 간단한 계산법은 ΔAG과 ΔCO_2를 계산공식에서 빼버리는 것이다. 따라서

$$\begin{aligned}\text{Bicarbonate gap} &= \Delta AG - \Delta CO_2\\ &= [AG - 12] - [27 - CO_2]\\ &= [(Na^+ - Cl^- - CO_2) - 12\ ] - [27 - CO_2]\\ &= Na^+ - Cl^- - 39\end{aligned}$$

요약하면 $Na^+ - Cl^- - 39$가 4단계의 계산에 비해 확실히 간단하다. 그렇지만 bicarbonate gap의 의미를 이해하고 사용하는데는 4단계의 계산에 대한 이해가 필요하다고 믿는다. 물론 AG과 CO_2의 평균치가 달라지면 '39'라는 상수는 달라질 수 있다. 다음 문제에서 나는 두 가지 방식 – 각 단계별 계산법, 요약 공식 계산법 – 으로 bicarbonate gap을 계산해 보겠다.

Bicarbonate gap의 임상적 적용

진단보조 도구로써 bicarbonate gap은 정맥혈 CO_2가 증가하지 않은 경우 가장 유용하게 사용될 수 있다. 다음에서 그 예를 살펴보자.

?

수 일간의 오심, 구토 그리고 복통으로 응급실에 온 28세 남자가 있다. 환자는 혈압이 낮고 피부 긴장도(skin turgor)가 감소된 상태였다. 전해질소견은 다음과 같다.

Na^+ = 144 mEq/L
K^+ = 4.2 mEq/L
Cl^- = 95 mEq/L
CO_2 = 14 mEq/L

1. Anion gap을 계산하면: $AG = Na^+ - (Cl^- + CO_2) = 144-(95+14) = 35$
2. ΔAG을 계산하면 (근무하는 병원에서 사용되는 AG의 정상치를 알아두라) : $35-12 = 23$
3. ΔCO_2를 계산하면: $27-14 = 13$
4. Bicarbonate gap을 계산하면: $\Delta AG - \Delta CO_2 = 23-13 = 10$ mEq/L이다.

간단한 계산은: $Na^+ - Cl^- - 39 = 144-95-39 = 10$ mEq/L이다.

Bicarbonate gap이 +10 mEq/L이므로 ΔAG으로 추정한 것보다 측정한 혈청 CO_2가 10 mEq/L 높다는 것을 의미한다. 따라서 탈수와 나쁜 혈류로 인해 anion gap metabolic acidosis와 구토로 인한 위액 손실로 인해 metabolic alkalosis가 같이 있음을 알 수 있다. 그러나 bicarbonate gap을 계산해 보지 않으면 metabolic alkalosis가 있는지 알기가 어렵다. 일견 CO_2가 낮다고 느낄 수 있으나 anion gap에 비해서 아주 높다는 사실은 간과하기 쉽다.

Bicarbonate gap을 계산함으로써 다음 증례에서처럼 nonanion gap metabolic acidosis의 존재를 알아낼 수 있다.

급성신부전을 앓고 있는 27세 여자환자에서 다음과 같은 검사결과를 얻었다. 어떤 산–염기장애가 있겠는가?

Na^+ = 140 mEq/L
K^+ = 4.0 mEq/L
Cl^- = 115 mEq/L
CO_2 = 5 mEq/L
pH = 7.12
$PaCO_2$ = 13 mmHg
HCO_3^- = 4 mEq/L

ABGA 소견에서 명백히 metabolic acidosis임을 알 수 있다. 그러나 어떤 형태 또는 복합 대사장애의 가능성은?

1. Anion gap을 계산하면: $AG = Na^+ - (Cl^- + CO_2) = 140-(115+5) = 20$
2. ΔAG을 계산하면: 20–12 = 8
3. ΔCO_2를 계산하면: 27–5 = 22
4. Bicarbonate gap을 계산하면: $\Delta AG - \Delta CO_2 = 8-22 = -14$ mEq/L이다

간단한 계산은: $Na^+ - Cl^- - 39 = 140-115-39 = -14$ mEq/L이다

환자의 bicarbonate gap은 –14 mEq/L로 뚜렷하게 감소되어 있다. 이 환자의 excess anion gap만으로 추정한 결과에 비해 혈청 CO_2가 14 mEq/L 더 낮은 상태이다. 다시 설명하면 환자의 anion gap에 영향을 주는 acid 또는 acids가 정맥혈 CO_2를 19

mEq/L 정도까지 낮추어야 하나 실제 정맥혈 CO_2는 5 mEq/L에 불과하므로 추가적인 acidosis를 일으키는 원인이 있으리라 추정할 수 있고 이 환자에서는 hyperchloremic metabolic acidosis가 있음을 알 수 있다. 이런 경우는 요독증 (AG의 증가를 일으킴)과 간질성신염(AG의 증가는 없으나 hyperchloremic metabolic acidosis를 흔히 일으킴)이 동반된 신부전환자에서 자주 발생한다.

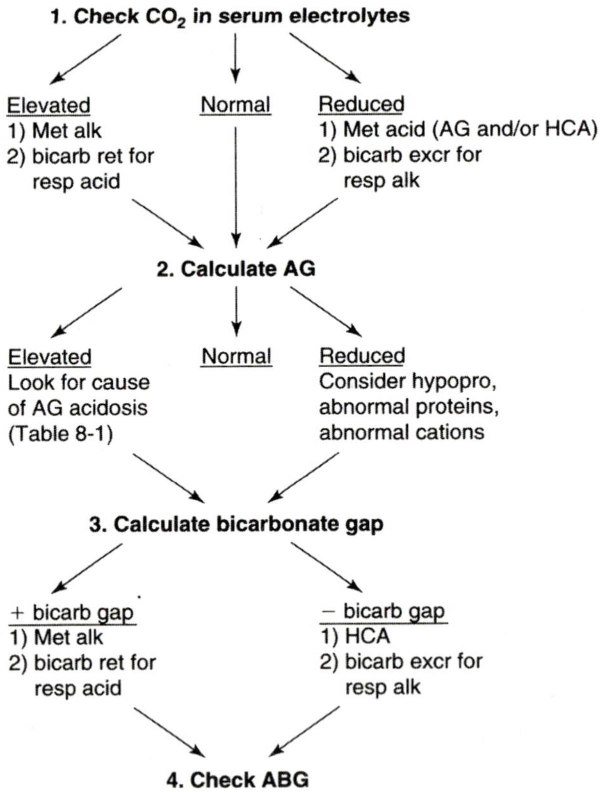

그림 7.2. 산-염기장애를 진단하기 위해 전해질을 이용하는 알고리즘. 각 상황에서 표기된 진단은 상호 배타적(mutually exclusive)이지 않음에 유의하라. 설명은 본문을 참조하라(Met alk, metabolic alkalosis; met acid, metabolic acidosis; HCA, hyperchloremic acidosis; resp alk, respiratory alkalosis; bicarb, bicarbonate; resp acid, respiratory acidosis; ret, retention; hypopro, hypoproteinemia; excr, excretion).

임상문제 7.3

다음 결과로 알 수 있는 산-염기장애는?

Na^+	= 150 mEq/L	K^+	= 3.5 mEq/L
Cl^-	= 102 mEq/L	CO_2	= 20 mEq/L
pH	= 7.46	$PaCO_2$	= 30 mmHg
HCO_3^-	= 20 mEq/L		

마음속에 새겨 둘 것은 비정상적인 bicarbonate gap이 산-염기장애의 형태를 정확히 진단하는 것은 아니라는 것이다. 비정상적인 정맥혈 CO_2의 소견을 볼 때 단지 이와 같이 생각해 보면 된다. 예를 들어, 증가된 정맥혈 CO_2나/또는 positive bicarbonate gap은 respiratory acidosis에 대한 대사성 보상작용으로 bicarbonate가 retention된 것 일 수 있다. 보상작용으로 증가된 bicarbonate를 metabolic alkalosis라고 하지 않는다. 마찬가지로 감소된 정맥혈 CO_2나/또는 negative bicarbonate gap은 respiratory alkalosis에 대한 보상작용으로 bicarbonate가 신장을 통해 배설되어 생길 수 있다. 보상작용으로 bicarbonate가 배설된 상태를 metabolic acidosis이라고 하지 않는다. Metabolic acidosis, alkalosis에 대한 정의는 8장에서 볼 수 있다.

그림 7.2는 전해질 결과를 산-염기장애의 진단에 이용하는 알고리즘이다. 가능성이 있는 경로를 따라가 보면 낮은 정맥혈 CO_2를 보이는 환자에서 metabolic alkalosis가 있을 수도 있다. 혼합 산-염기장애는 항상 ABGA를 측정해야 그 상태를 정확히 알 수 있다. 그러나 만일 AG이 정상이면 반드시 bicarbonate gap을 계산해 볼 필요는 없다.

임상문제 7.4

다음 4개의 AG과 CO_2 결과를 보고 진단명을 a-f사이에서 선택하라. 하나 이상의 진단이 있을 수도 있다. CO_2 = 측정된 혈청CO_2이다.

a. 산-염기장애가 없다.
b. AG 대사성 산증
c. hyperchloremic metabolic acidosis
d. 대사성 알칼리증
e. 만성 호흡성 알칼리증
f. 만성 호흡성 산증

1. AG = 22 mEq/L, CO_2 = 17 mEq/L
2. AG = 14 mEq/L, CO_2 = 17 mEq/L
3. AG = 28 mEq/L, CO_2 = 20 mEq/L
4. AG = 12 mEq/L, CO_2 = 33 mEq/L

✍ 임상문제 7.5

47세 여자가 최근 발생한 발열, 구토, 의식변화로 응급실에 왔다. 진찰 시 환자는 급성병색을 보였고 대기호흡 시 ABGA 소견은 다음과 같았다.

pH = 7.42
HCO_3^- = 24 mEq/L
$PaCO_2$ = 38 mmHg
PaO_2 = 84 mmHg

이 결과로부터 다음 중 옳은 설명은?

a. bicarbonate완충계를 포함하여 의미 있는 산-염기장애는 없다.
b. ABGA 결과는 측정 오류일 것이다.
c. 정맥혈 전해질 소견은 비정상적 CO_2를 보일 것이다.
d. 만약 환자의 산-염기장애가 있다면 혼합장애일 것이다.

✍ 임상문제 7.6

34세 남자가 의식 저하와 하지부종으로 응급실에 왔다. 다음의 검사결과를 보였다.

pH = 7.40
$PaCO_2$ = 38 mmHg
PaO_2 = 72 mmHg
HCO_3^- = 24 mEq/L

Na^+ = 149 mEq/L
K^+ = 3.4 mEq/L
Cl^- = 100 mEq/L
CO_2 = 24 mEq/L

BUN = 100 mEq/dL
Creatinine = 8.7 mg/dL

이 환자의 산-염기장애는?

염기과잉(Base excess, BE) vs. 중탄산염(bicarbonate)

흔히 혼동을 일으키는 계산 중 하나는 base excess(염기과잉, 약자로 BE)이다. 나는 BE를 사용하지 않고 가르치지도 않는다. 그러나 ABGA 결과 보고 시 너무 자주 BE가 보고되기 때문에 설명할 필요는 있다.

대부분의 임상의사는 BE가 어느 정도 bicarbonate(중탄산염, [HCO_3^-])의 농도와 관련된 것으로 알고 있으나 실제 어떤 관계가 있는지 정확히 모른다.

혈액에는 bicarbonate외에도 다른 완충계(buffer system)인 헤모글로빈이 있다. 혈액에 일정한 산(fixed acid)을 투여하게 되면 투여된 산의 일정양에 비례하여 bicarbonate가 감소되며 따라서 1리터당 완충염기(buffer base[BB] per liter)의 총량이 감소하게 된다. 마찬가지로 bicarbonate가 혈액 내 모든 완충염기중의 일부이므로 metabolic alkalosis에서 BB는 증가된다. 다르게 말하면 HCO_3^-의 어떤 증가나 감소는 [BB]의 증가나 감소로 반영된다.

이론적으로 BB는 모든 완충염기(buffer base)를 대표하므로 bicarbonate보다 대사성 산-염기장애를 더욱 정확하게 평가할 수 있는 것으로 알려져 있다. BB를 알기 위해서는 물론 환자의 헤모글로빈 콘텐트를 알아야 한다. 헤모글로빈이 정상치인 15 g/dL인 경우 BB는 약 48 mEq/L이고 헤모글로빈이 8 g/dL인 경우 BB는 약 45 mEq/L이다.

BE는 환자의 정상 BB와 그 환자의 실제 BB와의 차이이다. Base excess는 원래 혈액을 실험실에서 적정(titration)하여 측정하는 것이지만 오늘날 ABGA 결과에 보고되는 base excess는 다음과 같은 계산을 통해 보고된다.

즉, BE = 정상 BB − 계산된 BB

정상적으로 BE는 0 ± 2 mEq/L이다. 만일 BE가 2이상의 양수(positive value)인 경우(즉 〈 2 mEq/L) 환자는 대사성 요소(metabolic component)가 과다하고 반드시 HCO_3^-는 증가하게 된다. 만일 BE가 −2 이하의 음수값(negative value)을 보이는 경우(즉 〉 2 mEq/L) 환자는 염기부족(base deficit) 상태이고 HCO_3^-가 반드시 감소하게 된다. 이런 상황을 종종 'negative base excess' 라고 하는데 확실히 혼동을 일으키는 용어다.

BE는 혈액 내 대사성 요소(이중 약 반 정도가 bicarbonate이다)의 증감을 표현하는 복잡한 방법이다. BE는 bicarbonate뿐 만 아니고 모든 완충염기(buffer base)가 계산된 수치이므로 BE와 bicarbonate는 일대일 또는 직상관 관계가 없다.

다음의 ABGA 결과는 bicarbonate와 BE소견을 보여준다. BE가 15 mEq/L라는 것은 대사성 요소가 많이 증가된 것을 의미한다. 이는 계산되어 보고되는 bicarbonate에 반영되며 정상보다 18 mEq/L이상 증가한 것이다. pH 및 $PaCO_2$와 더불어 이 두 결과는 대사성 알칼리증(metabolic acidosis), 보상된 호흡성 산증(compensated respiratory acidosis)을 시사한다.

pH	7.45
SaO_2	93%
$PaCO_2$	62 mmHg
Hb	13.9 g/dL
PaO_2	73 mmHg
BE	15 mEq/L
HCO_3^-	42 mEq/L

내가 왜 ABGA 해석 시 BE를 사용하지 않는 이유 4가지를 다음에 기술하였다.

1. 이 용어는 혼란을 일으킨다. BE가 음수인 경우와 negative BE라는 이야기를 들을 때 특히 혼란을 일으킨다.
2. BE는 직접 측정하는 것이 아니라 공식에 의해 계산되는 수치이고 그 계산공식이 검사실마다 다른 경우가 많다(어떤 검사실은 whole blood의 BE를 측정하는 곳도 있고 다른 곳은 extracellular fluid 전체의 BE를 측정하는 곳도 있다). BE 계산 공식은 복잡하고 임상의사가 꼭 알아야 하는 oxygen content나 anion gap등의 산출공식등과 달리 반드시 알 필요가 없다. 따라서 BE는 '신비적'인 (이 결과가 어디서 나왔나?)생각 만 더해주고 ABGA 해석을 복잡하게만 한다.
3. 만성 호흡기 질환에서는 bicarbonate의 증가 또는 감소를 표시하는 것이 더 적절할 것으로 생각되며 정상이 아닌 BE는 주의가 필요한 산-염기장애의 존재를 시사하는 정도이기 때문이다. 예를 들면 pH 7.36, $PaCO_2$ 58 mmHg, HCO_3^- 34 mEq/L는 chronic respiratory acidosis가 안정화된 상태를 나타낸다. 이 ABGA 결과는 실제는 chronic respiratory acidosis에 대한 적절한 보상작용으로 신장에서 중탄산염이 축적(bicarbonate retention)되는 대사성 반응이 발생한 것인데 단순히 BE가 12 mEq/L로 증가한 것만 보면 마치 이 환자에게 중대한 대사장애가 있는 것으로 생각할 수 있기 때문이다.
4. 계산된 bicarbonate결과를 주의 깊게 관찰하면 BE를 모르더라도 ABGA를 적절히 해석할 수 있다. 또한 모든 검사실이 bicarbonate를 측정하지만 BE는 보고하지 않는 곳도 있으므로 임상의사들은 BE결과 없이 환자의 산-염기상태를 해석하는데 익숙하여야 한다. 따라서 HCO_3^-를 이용하는 병원에서는 BE에 대해 고민하거나 BE를 계산하는 필요를 없애줄 것이다.

요약하면 BE는 한 환자 혈액 속의 total base와 정상 혈액의 total base와의 차이를 계산하여 주는 개념이다. 이 결과는 양수 또는 음수로 표시된다(후자를 'negative BE' 또는 'base deficit'이라 표현한다). BE는 과잉이나 부족을 표현할 때 적절함이 고려되어있지 않고 계산되어 보고되는 bicarbonate(중탄산염)보다 더 유용한 정보를 주지 못하므로 이 책에서는 ABGA 해석 시 BE를 사용하지 않는다.

7장 임상문제 해답

7.1. 동맥혈의 계산된 HCO_3^-와 측정된 혈청 CO_2와는 10 mEq/L의 차이가 있다. 만약 pH, $PaCO_2$가 정확하다면 계산된 HCO_3^-또한 정확할 것이다. 물론 pH 또는 $PaCO_2$가 부정확하게 측정될 수 있고 따라서 HCO_3^-또한 틀릴 수 있다. ABGA 소견은 대사성 알칼리증(HCO_3^-의 증가)을 시사하는 소견이다. 측정된 정맥혈 CO_2는 정상적으로 ABGA의 HCO_3^-와 일치하지 않는다. 이 같이 계산된 동맥혈 HCO_3^-와 측정된 정맥혈 CO_2간의 차이를 보이는 원인은 표 7.2에 나열되어 있다.

7.2. 정맥혈 bicarbonate와 동맥혈 bicarbonate가 같다고 가정할 때 정맥혈 CO_2를 계산해 보라.

Anion gap = $Na^+ - (Cl^- + CO_2)$ = 20 mEq/L

20 mEq/L = $145 - (104 + CO_2)$이므로 CO_2 = 21 mEq/L이다.

pH는 H-H방정식을 통해 구할 수 있다.

$$pH = 6.1 + \log \frac{21}{0.03(50)} = 7.25$$

7.3.

1. Anion gap을 계산하면: AG = $Na^+ - (Cl^- + CO_2)$ = 150−(102+20) = 28
2. ΔAG을 계산하면: 28−12 = 16
3. ΔCO_2를 계산하면: 27−20 = 7
4. Bicarbonate gap을 계산하면: $\Delta AG - \Delta CO_2$ = 16−7 = 9 mEq/L이다.

간단한 계산은: $Na^+ - Cl^- - 39$ = 150−102−39 = 9 mEq/L이다.

이 문제에서 혈청 CO_2가 감소한 것에 비해 AG은 9 mEq/L이상 증가된 것을 알 수 있다. 따라서 대사성 알칼리증이 동시에 존재할 가능성이 높다. 다른 말로 하면 비록 AG은 증가되어 있으나 정상보다 낮은 혈청 CO_2를 보이므로 환자는 대사성 알칼리증이 있고 이와 함께 호흡성 알칼리증도 동반되어 있는 것이다.

전해질 결과를 보지 않고 ABGA만 보면 아마 호흡성 알칼리증만 있다고 해석할 수 밖에 없다. 또 AG만 계산하였다면(bicarbonate gap을 확인하지 않고) 아마도 이 환자에서 anion metabolic acidosis와 metabolic alkalosis가 함께 있는 것을 간과했었을 것이다. 대사성 산증과 알칼리증이 혼합된 경우는 우리가 생각하는 것보다 흔하며 특히 알코올중독자, 신질환 환자들에서 흔하다. 이 문제의 환자는 수일 동안 구토를 하였고(metabolic acidosis), 저혈압으로(lactic acidosis를 일으킴) 진행된 환자이다.

7.4. 여기서 진단은 상호배타적인 것이 아니며 공존할 수도 있다. 정확한 진단을 위해서는 ABGA와 철저한 임상적 평가가 필요하다.

1.

$\triangle$AG	= 10
$\triangle CO_2$	= 10
Bicarbonate gap	= 0
Dx	= b

2.

$\triangle$AG	= 2
$\triangle CO_2$	= 10
Bicarbonate gap	= −8
Dx	= c, e

3.

$\triangle$AG	= 16
$\triangle CO_2$	= 7
Bicarbonate gap	= 9
Dx	= b, d, f

4.

ΔAG	= 0
ΔCO_2	= −6
Bicarbonate gap	= 6
Dx	= d, f

7.5. d. 만일 이 환자에서 산-염기장애가 있다면 혼합장애일 것이다. 답가지 a는 틀렸는데 이는 HCO_3^-가 정상이더라도 bicarbonate buffer system을 포함해 산-염기장애를 배제할 수 없기 때문이다. 정상 bicarbonate소견을 나타낼 수 있는 경우는 두 가지 또는 그 이상의 (대사성 알칼리증 + 대사성 산증과 같이) 장애가 서로 균형을 이뤄 정상 bicarbonate소견을 보일 수 있기 때문이다. 답가지 c도 틀리는데 정맥혈 CO_2는 계산된 동맥혈 HCO_3^-와 거의 같아야 하기 때문이다. 답가지 d가 옳은데 그 이유는 답가지 a가 틀린 이유와 같다. 이 환자는 혼합 산-염기장애 환자로 더 많은 검사결과는 다음 문제에서 알 수 있다.

7.6. 우선 pH, PCO_2, 계산된 HCO_3^- 그리고 혈청 CO_2 모두 정상소견이다(그리고 이 문제의 경우 정맥혈 CO_2 = 동맥혈 HCO_3^-와 같다). BUN, Cr만 크게 증가되어 있어 언뜻 보기에는 산-염기장애가 없으리라 생각된다. 그러나 다음에 요약된 대로 계산해 보면 좀 더 명확한 해답을 찾게 될 것이다.

1. Anion gap을 계산하면: AG = $Na^+ - (Cl^- + CO_2)$ = 149−(100+24) = 25
2. ΔAG을 계산하면: 25−12 = 13
3. ΔCO_2를 계산하면: 27−24 = 3
4. Bicarbonate gap을 계산하면: $\Delta AG - \Delta CO_2$ = 13−3 = 10 mEq/L이다

간단한 계산은: $Na^+ - Cl^- - 39$ = 149−100−39 = 10 mEq/L이다

Bicarbonate gap이 +10 mEq/L이므로 대사성 알칼리증이다. 이 환자는 정상 pH, $PaCO_3$를 보이면서 대사성 산증과 대사성 알칼리증이 함께 있는 경우이다. 이 경우는 요독증(대사성 산증을 일으킴)환자가 동시에 이뇨제를 복용(대사성 알칼리증)한 경우로 볼 수 있다.

Chapter 8

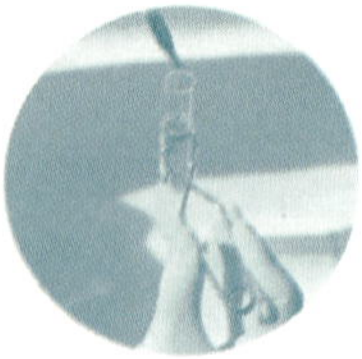

일차성, 그리고 혼합 산-염기장애

H-H방정식의 변수들의 관계

HCO_3^-:$PaCO_2$의 비율과 pH의 단순한 관계는 4종류의 일차성 산-염기장애와 이들의 보상적 변화를 표현하는데 사용될 수 있다(그림 8.1). 어떤 산-염기장애를 표현할 때 환자의 변화와 혈액의 변화 사이에 뚜렷한 용어 구분이 필요하다. 즉 혈액의 변화는 acidemia(산혈증), alkalemia(알칼리혈증)이라는 용어로 표시하고 환자의 변화는 acidosis(산증), alkalosis(알칼리증)이라는 용어로 표시한다(Winter, 1965). 이 같은 구분의 중요성은 혼합 산-염기장애(mixed acid-base disorder)를 논의할 때 더욱 분명해진다. 아래에 몇 가지 중요한 정의를 기술하였다.

Acidemia(산혈증): 혈액의 pH 〈 7.35 인 경우

Acidosis(산증): 일차적인 생리적 변화로 단독적으로 발생하면 acidemia(산혈증)을 일으킨다. 예로는 나쁜 관류에 의한 lactic acidosis, acute hypoventilation(급성 환기저하)에 의한 respiratory acidosis(호흡성 산증)가 있다. 만일 같은 환자에서 alkalosis(알칼리증)가 동시에 발생한다면 혈액의 pH는 결과적으로 낮거나 정상이거나 또는 높을 수 있다.

Alkalemia(알칼리혈증): 혈액의 pH 〉 7.45인 경우

Alkalosis(알칼리증): 일차적인 생리적 변화로 단독적으로 발생하면 alkalemia(알칼리혈증)을 일으킨다. 예로는 과도한 이뇨제 투여에 의한 metabolic alkalosis(대사성 알칼리증), acute hyperventilation(급성 과환기)에 의한 호흡성 알칼리증이 있다. 만일 같은 환자에서 acidosis(산증)가 동시에 발생하였다면 혈액 pH는 결과적으로 낮거나 정상이거나 또는 높을 수 있다.

Primary acid-base disorder(일차성 산-염기장애): HCO_3^-나 $PaCO_2$ 중 어떤 하나의 일차적인 변화로 4가지 산-염기장애 중 하나가 발생한다(그림 8.1). 만일 HCO_3^-가 일차적으로 변하면 발생하는 장애는 대사성 산증(HCO_3^-의 감소: 산혈증) 또는, 대사성 알칼리증(HCO_3^-의 증가: 알칼리혈증)이다. 또한 $PaCO_2$가 일차적으로

PRIMARY EVENT	COMPENSATORY EVENT

Metabolic acidosis

$$\downarrow pH \cong \frac{\downarrow HCO_3^-}{PaCO_2} \qquad \downarrow pH \cong \frac{\downarrow HCO_3^-}{\downarrow PaCO_2}$$

Metabolic alkalosis

$$\uparrow pH \cong \frac{\uparrow HCO_3^-}{PaCO_2} \qquad \uparrow pH \cong \frac{\uparrow HCO_3^-}{\uparrow PaCO_2}$$

Respiratory acidosis

$$\downarrow pH \cong \frac{HCO_3^- *}{\uparrow PaCO_2} \qquad \downarrow pH \cong \frac{\uparrow HCO_3^-}{\uparrow PaCO_2}$$

Respiratory alkalosis

$$\uparrow pH \cong \frac{HCO_3^- **}{\downarrow PaCO_2} \qquad \uparrow pH \cong \frac{\downarrow HCO_3^-}{\downarrow PaCO_2}$$

그림 8.1. 4가지 일차성 산-염기장애와 그에 대한 보상성 변화. 일차적인 장애가 pH에 큰 변화를 일으킨다(큰 화살표). pH의 변화에 대해 HCO_3^-:$PaCO_2$의 비율을 정상화시키고 pH를 정상으로 유지하기 위해서는 HCO_3^-와 $PaCO_2$의 보상성 변화가 일어난다(작은 화살표). 각각의 일차적인 산-염기장애는 다양한 임상적 상황에 의해 발생한다(표 8-1).

* $PaCO_2$가 10 mmHg씩 증가할 때, 생화학적인 완충작용으로 HCO_3^-는 ~1 mEq/L씩 증가한다. 본문을 참조하라.

** $PaCO_2$가 10 mmHg씩 감소할 때, 생화학적인 완충작용으로 HCO_3^-는 ~2 mEq/L씩 감소한다. 본문을 참조하라.

변하면 발생하는 장애는 호흡성 알칼리증($PaCO_2$의 감소: 알칼리혈증) 또는 호흡성 산증($PaCO_2$의 증가:산혈증)이다.

compensation(보상작용): 일차적인 산-염기장애에 대하여 이차적으로 HCO_3^-나 $PaCO_2$의 변화가 발생한다. 이와 같은 compensatory changes(보상성 변화)를 '산증'이나 '알칼리증'이라는 용어로 분류하지는 않는다. 예를 들어 어떤 환자가 대사성

표 8.1. 4가지 일차성 산-염기장애의 임상적 원인들

Metabolic acidosis
- with increased anion gap
  - Lactic acidosis, ketoacidosis, poisoning and overdose (e.g., paraldehyde, ethylene glycol, methanol, aspirin)
- With normal anion gap
  - Diarrhea, renal tubular acidosis, interstitial nephritis, excess NH_4Cl administration, drainage from a ureterosigmoidostomy, acetazolamide administration

Metabolic alkalosis
- Chloride–responsive (responds to Nacl or KCl)
  - Contraction alkalosis, diuretics, corticosteroids, gastric suctioning, vomiting
- Chloride–resistant
  - Any hyperaldosterone state (e.g., Cushing's syndrome; Bartter's syndrome), severe K^+ depletion

Respiratory acidosis (respiratory failure)
- Central nervous system depression
  - Drug overdose, anesthesia
- Chest bellows weakness or dysfunction
  - Myasthenia gravis, polio, massive obesity, diaphragm paralysis, flail chest, paralyzing agents
- Disease of lungs and/or upper airway
  - Severe asthma attack, chronic obstructive pulmonary disease, severe pneumonia, severe pulmonary edema, upper airway obstruction

Respiratory alkalosis
- Voluntary hyperventilation
- Hypoxemia (includes altitude)
- Liver failure
- Anxiety hyperventilation syndrome
- Sepsis
- Any acute pulmonary problem
  - Acute pulmonary embolism, pneumonia, mild asthma attack, mild pulmonary edema

산증에 대한 보상작용으로 hyperventilation(과환기)를 해서 아무리 $PaCO_2$를 낮추어도 '호흡성 알칼리증'이 발생했다고 말하지 않는다. 즉, 이때의 hyperventilation(과환기)은 단순히 metabolic acidosis(대사성 산증)에 대해 보상작용으로 발생한 것이므로 respiratory alkalosis(호흡성 알칼리증)가 발생했다고 말하지 않는다. 그러나 과환기가 일차적인 장애이고 단독으로 발생하였다면 알칼리혈증을 유발시켰을 것이다. 단순 대사성 산증 환자에서 알칼리혈증은 결코 일어나지 않는다.

임상문제 8.1

다음의 경우에서 일차성 장애와 보상의 방향에 대해 그림 8.1을 보지 말고 빈 칸을 채워라.

	상태		일차적인 장애	보상작용
a.	↓pH,	↓HCO_3^-		
b.	↓pH,	↑$PaCO_2$		
c.	↑pH,	↓$PaCO_2$		
d.	↑pH,	↑HCO_3^-		

4가지 산-염기장애와 임상적인 원인

어떤 일차성 산-염기장애를 진단하는 것은 환자들에서 빈혈, 발열의 원인을 진단하는 것과 비슷하다. 즉 적절한 치료를 위해서는 분명한 원인을 알아야 한다.

각각의 일차성 산-염기장애는(그림 8.1) 원인 질환이 쉽게 발견이 되지 않는 경우도 있지만 보통 하나 또는 그 이상의 특정한 임상적 원인에 의해 발생한다. 표 8.1에 임상적으로 가장 흔한 4가지 일차성 산-염기장애의 원인 질환을 나열하였다.

호흡성 알칼리증과 호흡성 산증(Respiratory alkalosis and respiratory acidosis)

모든 일차성 산-염기장애와 관련된 공부는 respiratory alkalosis와 acidosis로부터 시작된다. 이 2가지 장애는 CO_2의 변화에 대한 우리 몸의 titration(적정화)이 특징이다. 표 8.2는 PCO_2가 15에서 90 mmHg로 증가할 때 발생하는 HCO_3^-와 pH의 변화를 보여준다. 이것은 인체를 대상으로 한 두 가지 다른 연구 결과(Brackett 1965, Arbus 1969)에 의한 것이며 그림 8.2의 산-염기 지도에 acute respiratory acidosis와 alkalosis의 band가 그려져 있다.

낮은 $PaCO_2$ band (acute respiratory alkalosis)를 그리기 위하여 간단한 수술을 시행 받는 환자를 마취 도중 과호흡(hyperventilation) 시켰고, 그 뒤 10분 이내에 동맥혈가스를 측정하였다. 높은 $PaCO_2$ band (acute respiratory acidosis)를 그리기 위하여 건강한 지원자들을 5% CO_2가 포함된 공기가 채워진 밀폐된 방에서 호흡하게 한 후 역시 10분 이내에 ABGA를 측정하였다.

이 CO_2 titration band는 혼합 산-염기장애가 있을 때 특히 유용하다. ABGA 소견이 이 범위 밖에 있는 호흡질환은 a) 환자 상태가 급성이 아니거나 b) 혼합 산-염기장애라 생각된다.

표 8.2. 급격한 $PaCO_2$의 변화에 따른 pH와 HCO_3^-의 변동 (Data from Brackett, Arbus 1965).

$PaCO_2$가 급격히 변할 때(신장의 보상 작용이 아직 발생하기 전) 각 $PaCO_2$치에 대한 pH, HCO_3^-의 변화를 95% 신뢰구간으로 기술하였다. 각 $PaCO_2$는 acute hypoventilation(급성 저환기)이나 hyperventilation(과환기)상태에서 다른 산-염기장애가 없는 경우, 환자의 95%는 아래와 같은 범위내의 pH, HCO_3^- 결과를 보일 것이다. 급성 과환기와 더불어 HCO_3^-가 감소하며, 또 급성 저환기와 더불어 HCO_3^-가 증가하는 것에 유의하라. 이 자료를 그림 6.2의 산-염기도에서 급성 호흡성 산증과 알칼리증을 표현하는 band로 표시하였다.

$PaCO_2$(mm Hg)	pH	HCO_3^-(mEq/L)
15	7.61–7.74	15.3–20.5
20	7.55–7.66	17.7–22.8
30	7.45–7.53	21.0–25.6
40	7.38–7.45	22.8–26.8
50	7.31–7.36	24.1–27.5
60	7.24–7.29	25.1–27.9
70	7.19–7.23	25.7–28.5
80	7.14–7.18	26.2–28.9
90	7.09–7.13	26.5–29.2

Data from Brackett NC Jr, Cohen JJ, Schwartz WB. Carbon dioxide titration curve of normal man. N Engl J Med 1965;272:6–12; and Arbus GS, Hebert LA, Levesque PR, et al. Characterization and clinical application of the "significance band" for acute respiratory alkalosis. N Engl J Med 1969;280:117–123

임상문제 8.2

환자의 ABGA가 pH 7.14, $PaCO_2$ 70 mmHg, HCO_3 23 mEq/L이다. 산-염기장애를 기술하라.

대사성 산증(Metabolic acidosis)

편의상 대사성 산증을 AG이 증가된 산증과 AG이 정상인 산증으로 분류한다(표 6.3). AG이 증가된 산증은 unmeasured anion인 lactic acidosis의 lactate anion 같은 산이 혈액 내에 많이 증가될 때 발생한다. 이와는 달리 AG이 정상인 산증은 통상적으로 측정되는 Cl가 혈액 속에 유입될 때(예: NH_4Cl의 투여) 또는 혈액으로부터 배설되는 HCO_3^-를 chloride가 대치하는 경우 발생한다(예: 심한 설사나, renal tubular acidosis).

95% 신뢰구간으로 예상되는 대사성 산증에 대한 보상작용은 그림 8.2에 잘 나타나 있다. 이 그림은 적어도 24시간 동안 같은 상태가 유지되었던 합병증이 발생하지 않은 (예, 당뇨성 케톤산증) 환자로부터 만들어졌다(Asch et al 1969; Pierce et al 1970). 이 구간 밖의 ABGA 소견을 보이는 환자들은 1) 완전한 보상작용이 일어나기 전의 매

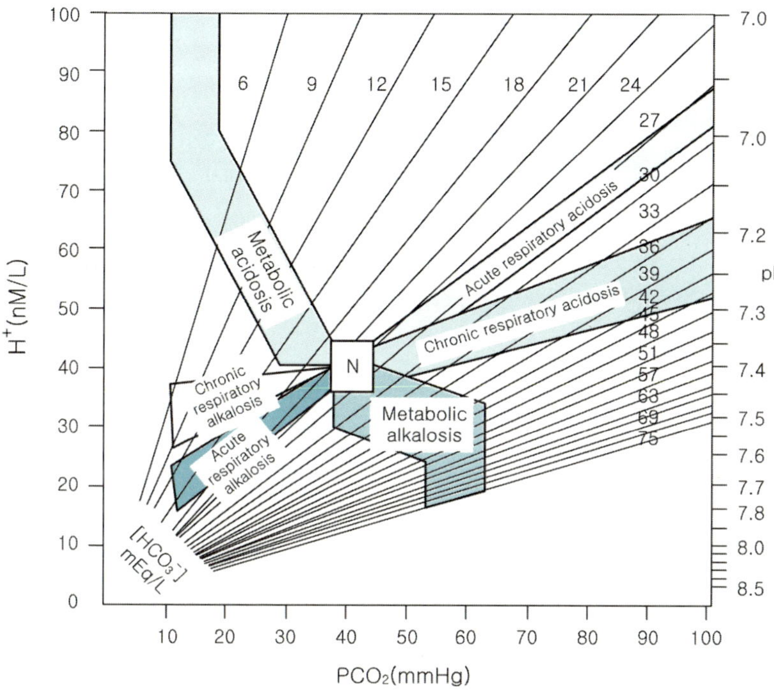

그림 8.2. 산-염기도는 네종류의 일차성 산-염기질환(acute metabolic, respiratory acidosis: acute metabolic, respiratory alkalosis)과 chronic respiratory acidosis, alkalosis를 같이 보여준다. PCO_2에 대한 pH의 변화를 acute respiratory acidosis(이 그림에서는 $PaCO_2$ 10-40 mmHg)와 acute respiratory alkalosis(이 그림에서는 $PaCO_2$ 40-100 mmHg)의 band를 연결하여 연속적인 band로 만들었다(표 6.2를 참고하시오)(From Goldberg M, Green SB, Moss mL, et al: Computer-based instruction and diagnosis of acid-base disorders. JAMA 223:269-275, 1973).

우 초기의 대사성 산증이던지, 2) 혼합 산-염기장애이다.

대사성 알칼리증(Metabolic Alkalosis)

대사성 알칼리증은 과량의 bicarbonate를 혈액 내 투여하거나 HCl이 소실될 때 발생한다. 외부에서 bicarbonate를 투여하든지 신장에서 bicarbonate를 과다하게 재흡수(예: 이뇨제 치료 시)할 때 bicarbonate가 과다하게 증가하고, HCl의 소실은 nasogastric suction(코위흡인)이나 구토에 의하여 발생한다.

다른 일차성 산-염기장애와 달리 대사성 알칼리증에 해당되는 band는 넓어서 그림 8.2에서 보는 것과 같이 정상 $PaCO_2$부터 높은 $PaCO_2$까지를 전부 포함한다. 즉 순수한 대사성 알칼리증에서 보상작용에 의해 변하는 $PaCO_2$의 변화폭은 매우 넓다. 최근 연구에서 대사성 알칼리증은 bicarbonate의 증가 정도에 따라 2개의 넓은 보상 구간이 있다는 것이 알려져 있다(Javaheri 1982; Javaheri & Kazemi 1987).

환자가 혼합 산-염기장애를 갖고 있는가?

ABGA 해석에서 가장 큰 혼동을 일으키는 부분은 혼합 산-염기장애라고 생각된다. 이 주제는 7장에서도 혈청 전해질 소견과 함께 다룬바 있다. 이미 설명한 것처럼 anion gap과 bicarbonate gap을 계산해보면 혼합 산-염기장애를 해석하는데 도움이 된다(예, anion gap metabolic acidosis와 metabolic alkalosis). 물론, 특정 질환을 정확히 진단하고 상대적 심각도를 평가하기 위해서는 최소한 한 번 이상의 ABGA 결과가 필요하다.

ABGA 결과가 있으면 혼합 산-염기장애의 실마리를 푸는데 흔히 그림 8.2의 산-염기도를 사용한다. 이 산-염기도와 그 외 시각적 참고물을 쉽게 사용할 수 있고 적절히 해석할 수 있다면 큰 도움이 되나 항상 그렇지 못한다. 실제로 병력청취, ABGA, 전해질소견을 세심히 검토하면 대부분의 혼합 산-염기장애를 규명하는 것은 가능하다. 대사성 알칼리증을 제외하고 일차성 산-염기장애는 pH, $PaCO_2$, HCO_3의 변화가 대부분 예측할 수 있는 양상이므로 예측된 범위를 명백히 벗어난 경우 혼합 산-염기장애의 존재를 예상할 수 있다. 실제 임상에서 유용하게 사용할 수 있는 4가지 '비법'을 정리하여 보았다.

비법 1. 동시에 측정한 전해질 결과를 확인한 후 ABGA 결과를 해석하라. 혈청 CO_2가 정상범위를 벗어나면(그러나, 검사 또는 결과 보고 시 오류를 염두에 두라!) 항상 어떤 형태이든지 산-염기장애가 존재함을 기억하라. 그리고 두 가지 또는 그 이상의 산-염기장애가 있더라도 정상 혈청CO_2 소견을 보이는 경우도 있다. 우선 AG을 계산해보라. 만약 AG이 증가되어 있으면 다음은 bicarbonate gap을 계산하라. AG 〉 20 mEq/L인 경우는 anion gap metabolic acidosis를 강력히 의심할 수 있다. 만약 bicarbonate gap이 ±6 mEq/L이상 벗어난 경우는 AG metabolic acidosis 이외의 다른 산-염기장애가 있을 가능성이 있다(7장과 그림 7.2 참고).

비법 2. 일차성 산-염기장애만으로 정상 혈액 pH를 보일 수 없다. 일차성 산-염기장애가 적은 경우에 pH가 정상범위(7.35-7.45)일 수 있지만 정상 pH를 보이면서 HCO_3, $PaCO_2$ 소견이 뚜렷하게 이상 소견을 보이는 경우는 두 개 이상의 일차성 산-염기장애가 존배함을 시사한다. 예를 들어 pH = 7.40, $PaCO_2$ = 20 mmHg, HCO_3 = 12 mEq/L인 ABGA 결과가 패혈증 환자에서 나왔다면 비록 pH는 정상이지만 이는 호흡성 알칼리증과 대사성 산증의 두 가지 불안정한 산-염기장애가 동시에 발생한 것을 의미한다.

비법 3. $PaCO_2$의 주어진 변화에 대하여 pH와 HCO_3^-를 예측할 수 있는 간단한 공식이 있다. 만약 $PaCO_2$의 변화에 비해 예상밖으로 pH나 HCO_3^-가 높거나 또는 낮으면 환자는 산-염기장애를 갖고 있을 것이다. 표 8.3에 일차성 저환기(호흡성 산증) 또는 일차성 과환기(호흡성 알칼리증)로 $PaCO_2$가 10 mmHg변할 때 예상되는 pH와 HCO_3^-의 변화를 정리했다.

표 8.3에 정리된 공식은 호흡성 산증 또는 알칼리증이 있는 혼합 산-염기장애를 진단할 때 꽤 유용하게 사용할 수 있다. 물론 이 두 가지 경우 $PaCO_2$의 변화에 따라 혈액에 용해된 CO_2에도 급성변화가 발생한다. $PaCO_2$, 즉 용해된 CO_2분획이 변하면 용해된 CO_2가 물(H_2O)과 반응하는 hydration reaction(수화반응)이 좌 또는 우측으로 이동한다. 물론 이 반응은 가역적인 반응이다.

$$CO_2 + H_2O \leftrightarrow H_2CO_3 \leftrightarrow H^+ + HCO_3^-$$

Acute CO_2 retention(즉, 급성 호흡성 산증)은 hydration reaction(수화반응)을 정상보다 우측으로 움직이게 한다. 결과적으로 HCO_3^-가 약간 증가한다. 이와 반대로 acute CO_2 excretion(즉, 급성 호흡성 알칼리증)은 hydration reaction(수화반응)을 정상보다 좌측으로 움직이게 한다. 결과적으로 HCO_3^-가 약간 감소한다. 이런 HCO_3^-의 변화는 CO_2 hydration reaction에 의해 순간적으로 일어나며 신장의 보상작용과는 아무런 관계가 없다. 그러므로

a. Hypercabia(과탄산혈증)가 있는데 HCO_3^-가 정상이나 약간 낮은 소견을 보이면 이는 동반된 대사성 산증의 존재를 시사한다. 예) pH = 7.27, $PaCO_2$ = 50 mmHg, HCO_3^- = 22 mEq/L
b. Hypocapnia(저탄산혈증)가 있는데 HCO_3^-가 정상이거나 약간 높은 소견을 보이면 이는 동반된 대사성 알칼리증의 존재를 시사한다. 예) pH = 7.56, $PaCO_2$ = 30 mmHg, HCO_3 = 26 mEq/L

표 8.3. $PaCO_2$ 10 mmHg의 변화에 따른 pH와 HCO_3^-의 변화

CONDITION	ACUTE	CHRONIC
Respiratory acidosis ($PaCO_2$ up to 70 mmHg)	pH down by 0.07 HCO_3^- up by 1 mEq/L	pH down by 0.03 HCO_3^- up by 3–4 mEq/L
Respiratory alkalosis ($PaCO_2$ down to 20 mmHg)	pH up by 0.08 HCO_3^- down by 2 mEq/L	pH up by 0.03 HCO_3^- down by 5 mEq/L

비법 4. 충분한 보상작용이 일어난 대사성 산증(대개 12-24시간 걸림)에서 다음과 같은 공식을 적용할 수 있다.

$$\text{예측 } PaCO_2 = (1.5 \times \text{혈청 } CO_2) + (8 \pm 2)$$

재미있는 사실은 완전한 보상이 이뤄진 대사성 산증 환자에서 $PaCO_2$는 동맥혈 pH의 소숫점 마지막 두 자리의 숫자와 유사하거나 같다(Narins 1980). 따라서

$$\text{예측 } PaCO_2 = \text{pH의 소수점 마지막 두 자리} \pm 2$$

반면에 대사성 알칼리증에 대한 보상작용은(PCO$_2$를 증가시킴으로 일어나는데) 변화가 아주 심하고 어떤 경우는 보상작용이 미미하거나 없기도 한다.

다음 ABGA 소견은 어떤 산-염기장애가 있다고 생각하는가?

a. pH = 7.28, $PaCO_2$ = 50 mmHg, HCO_3^- = 23 mEq/L

b. pH = 7.50, $PaCO_2$ = 33 mmHg, HCO_3^- = 25 mEq/L

c. pH = 7.25, $PaCO_2$ = 30 mmHg, HCO_3^- = 14 mEq/L

a에서 bicarbonate는 acute CO_2 retention 즉 $PaCO_2$ = 50 mmHg일 때의 HCO_3^-의 예측 결과 (24+1 = 25 mEq/L)보다 낮은 23 mEq/L이므로 환자는 호흡성 산증에 대사성 산증이 같이 있는 상태이다. b)에서 bicarbonate가 급성 과환기 시 예측된 결과보다 더 높은 소견을 보이므로 환자는 호흡성 알칼리증과 동반된 대사성 알칼리증의 가능성이 있다. c)에서 완전히 보상된 대사성 산증과 비교해 볼 때 $PaCO_2$가 높은 것임을 알 수 있고 이는 동반된 호흡기 질환이나 아니면 대사성 산증의 아주 초기에서 보일 수 있다.

그러나 항상 염두에 두어야 할 것은 어떤 시점의 ABGA 소견은 두 개 또는 그 이상의 동반된 산-염기장애로 인해 발생할 수 있다는 것이다. 따라서 ABGA 소견이 어떤 하나의 산-염기장애라는 해석이 95% 신뢰구간 속에 있더라도 환자는 혼합 산-염기장애를 가지고 있을 수 있다. 이를 확실히 구분하는 유일한 방법은 모든 임상적 소견, 검사실 결과를 자세히 분석하고 환자를 주의 깊게 관찰하는 길 밖에는 없다.

35세 남자가 폐렴으로 입원하였는데 다음과 같은 ABGA 소견과 전해질 소견을 보였다.

pH = 7.52	PaO_2 = 62 mmHg
Na = 145 mEq/L	K = 2.9 mEq/L
$PaCO_2$ = 30 mmHg	CO_2 = 21 mEq/L
Cl = 98 mEq/L	

이 환자의 산-염기상태를 설명하시오.

환자의 pH와 $PaCO_2$는 급성 호흡성 알칼리증의 band에 위치한다. 환자는 중증도의 hypoxemia(저산소혈증)이 있고 ABGA 소견만으로는 폐렴 때문에 발생한 급성 과환기로 설명할 수 있다. 그러나 AG가 26 mEq/L로 증가되어 있어서 동반된 대사성 산증의 존재를 추측할 수 있다. ΔAG은 14 mEq/L이고 bicarbonate gap은 +8 mEq/L이다. 따라서 이 환자에게는 실제로 다음 세 종류의 서로 다른 산-염기장애가 있다. 호흡성 알칼리증(폐렴으로 인한); 대사성 산증(신장질환으로 인한); hypokalemic metabolic alkalosis(저 칼륨 대사성 알칼리증, 과도한 이뇨제의 사용으로 인한). 이 모든 산-염기장애의 결과는? 이 ABGA 결과와 일차성 급성 호흡성 알칼리증의 결과를 구별할 수 없다.

요약 : 산-염기장애의 진단을 위한 임상적, 검사실적 접근

각각의 일차성 산-염기장애는 단순히 혈액가스나 전해질소견만의 변화가 아닌 어떤 특정한 임상상태 또는 임상질환에 의해 발생한 생리학적인 과정으로 이해해야 한다. 이런 관점은 복잡한 또는 혼합 산-염기장애를 해석하는데 도움이 된다. 다음(그림 8.3)에 산-염기장애의 적절한 진단과 치료에 대한 중요 암기사항을 정리해 놓았다.

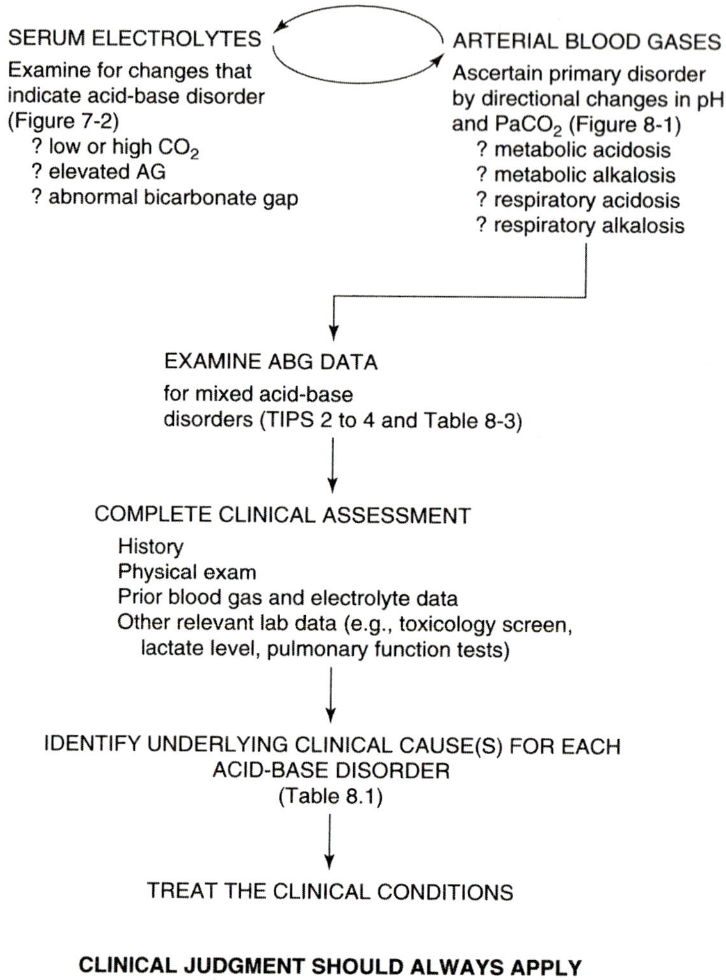

그림 8.3. 일차성 및 혼합 산-염기장애의 진단을 위한 임상적 접근법. 본문을 참조하라.

- ABGA나/또는 전해질소견으로부터 산-염기장애의 존재를 확인해야 한다. 전해질의 경우 그림 7.2에 요약되어 있는 대로 확인해 보아야 한다. 혈청 CO_2가 비정상인지 확인해보고 AG를 계산해 본 뒤 만약 증가되어 있으면 bicarbonate gap을 계산해 본다.

- 만약 측정된 pH나/또는 $PaCO_2$가 비정상적이라면 이 소견으로부터 최소한 한 가지 이상의 일차성 산-염기장애를 구별할 수 있어야 한다(그림 8.1). 각각의 일차성 산-염기장애에서 변화는 직설적이어서 쉽고 또 반드시 암기해야 한다.
- 혼합 산-염기장애를 시사하는 비정상적인 pH, $PaCO_2$와 HCO_3^-가 있는지 살펴본다(비법 2, 3, 4 그리고 표 8.3)
- 산-염기장애를 설명할 수 있는 환자의 전반적인 임상상태(병력청취, 이학적 검사, 과거의 ABGA, 혈청 전해질 결과를 포함한 기타 검사소견)에 대한 검토가 필요하다. 여러 가지의 임상적인 상황이 공존하는 경우 서로 상반되는 산-염기소견이 있을 수 있으므로 산증이 있는데도 pH는 높을 수 있고 명백한 알칼리증이 있는데도 pH는 낮을 수 있다.
- 근본적인 임상적 상황을 치료해야 하므로 산-염기장애를 교정하는 것만으로는 대개 불충분하다. 만약 생명이 위험할 정도의 심한 산혈증, 알칼리혈증이 있다면 우선 pH를 7.30-7.52 ($[H^+]$ 50-30 nM/L)로 유지해야 된다.
- 임상적 판단을 언제나 적용해야 한다. 제13장에 정리된 함정 12-14를 검토해 본다.

임상문제 8.3

45세 남자가 3일 전부터 시작된 호흡곤란으로 병원에 왔다. ABGA 소견은 pH = 7.35, $paCO_2$ = 60 mmHg, PaO_2 = 57 mmHg 그리고 HCO_3 = 31 mEq/L였다. 이 환자의 산-염기상태는?

임상문제 8.4

53세 남자가 응급실에 왔는데 다음과 같은 ABGA 소견을 보였다.

FiO_2 = 0.21 PaO_2 = 40 mmHg
pH = 7.51 HCO_3^- = 39 mEq/L
$PaCO_2$ = 50 mmHg

현재 이 환자의 산-염기상태를 잘 나타내는 것은?

a. 대사성 알칼리증
b. 대사성 알칼리증 및 호흡성 산증
c. 호흡성 산증 및 대사성 보상작용
d. 더 많은 정보가 있어야 판단할 수 있다.

이 환자는 심부전이 있는 것으로 진단되었고 산소공급과 이뇨제로 3일간 치료하였다. 증상이 호전된 3일 후 ABGA 소견은 FiO_2 24%에서 pH = 7.38, $PaCO_2$ = 60 mmHg, HCO_3^- = 34 mEq/L 그리고 PaO_2 = 73 mmHg 이였다. 이때 이 환자의 산-염기상태는?

임상문제 8.5

65세 환자가 다음의 검사결과를 보였다.

Arterial blood gas		Electrolytes, blood urea nitrogen(BUN), Glucose	
MERSURE	VALUE	MEASURE	VALUE
pH	7.51	Na^+	155 mEq/L
$PaCO_2$	50 mmHg	K^+	5.5 mEq/L
HCO_3	39 mEq/L	Cl^-	90 mEq/L
		CO_2	40 mEq/L
		BUN	121 mg/dL
		Glucose	77 mg/dL

환자의 산-염기상태를 적절히 기술한 것은?

a. 심한 대사성 산증
b. 심한 호흡성 산증
c. 호흡성 산증 및 대사성 알칼리증
d. 대사성 알칼리증 및 대사성 산증
d. 호흡성 산증 및 호흡성 알칼리증

임상문제 8.6

52세 여자가 약물을 과량복용한 후 2일간 인공호흡기 치료를 받았다. ABGA 소견 및 전해질 결과는 지난 12시간 동안 안정적이였다.

pH = 7.45　　Na$^+$ = 142 mEq/L,
$PaCO_2$ = 25 mmHg　　K^+ = 4.0 mEq/L
Cl^- = 100 mEq/L,　　CO_2 = 18 mEq/L

이 결과를 근거로 할 때 이 환자의 산-염기상태는?

임상문제 8.7

18세 여자가 응급실 치료로 호전되지 않는 심한 천식발작으로 중환자실에 입원하였다. ABGA(대기호흡 시) 소견은 pH = 7.46, $PaCO_2$ = 25 mmHg, HCO_3^- = 17 mEq/L, PaO_2 = 55 mmHg 그리고 SaO_2는 87%였다. 환자의 최대호기 유량(peak expiratory flow)은 95 L/min(예측치의 25%)였다. 천식치료를 계속했으나 2시간 후 환자는 더욱 힘들어 보이고 최대 호기 유량(peak expiratory flow)도 60 L/min이하로 감소하였다. 40%의 산소호흡 시 다시 측정한 ABGA 소견은 pH = 7.20, $PaCO_2$ = 52 mmHg, HCO_3^- = 20 mEq/L 그리고 PaO_2 = 65 mmHg였다. 이때 기관삽관과 인공호흡을 고려하였다. 이 환자의 산-염기상태는?

임상문제 8.8

72세 남자가 수축기 혈압 70 mmHg인 쇼크 상태로 입원하였다. 환자는 COPD를 앓아왔다. 재택 산소요법으로 산소를 공급받고 있으며 평소의 ABGA 결과는 pH = 7.34, $PaCO_2$ = 68 mmHg, PaO_2 = 65 mmHg 그리고 HCO_3^- = 36 mEq/L였다. 환자는 심장약을 먹고 있었다. 입원 시 시행한 ABGA는 FiO_2 = 0.40에서

pH = 7.10	PaO_2 = 35 mmHg
$PaCO_2$ = 70 mmHg	SaO_2 = 58%
HCO_3^- = 21 mEq/L였다.	

기관삽관을 시행하였고 같은 FiO2에서 ABGA를 다시 시행했다.

pH = 7.30	PaO_2 = 87 mmHg
$PaCO_2$ = 40 mmHg	SaO_2 = 98%
HCO_3^- = 19 mEq/L였다.	

환자의 AG이 23 mEq/L로 증가되어 있는데 이 환자의 산-염기상태는 ?

임상문제 8.9

복습하는 마음으로 다음의 여섯 개의 답가지 내용이 맞는지(T) 틀리는지(F) 표시해 보라.

a. 측정된 혈청 CO_2가 24 mEq/L에서 21 mEq/L로 급격히 감소할 때는 항상 대사성 산증이 존재한다.

b. 급성 호흡성 산증에서 초기에 bicarbonate가 증가하는데 그 이유는 CO_2가 물과 반응하여 H_2CO_3를 만들기 때문이다.

c. 만일 pH와 $PaCO_2$ 두 가지 모두 정상치보다 높다면 계산된 bicarbonate도 반드시 정상치 이상이어야 한다.

d. 비정상적인 혈청 CO_2는 어떤 형태로든 산-염기장애가 존재함을 항상 시사한다.

e. $PaCO_2$의 만성적 증가에 대한 보상은 신장에서 bicarbonate를 배설함으로 일어난다.

f. 정상 pH를 보이면서 비정상적인 HCO_3^-나 $PaCO_2$를 보이는 경우에는 두 개 또는 그 이상의 산-염기장애를 의미한다.

g. 정상 혈청 CO_2라면 산-염기장애가 없음을 시사한다.

h. 정상적인 ABGA 소견이면 산-염기장애의 존재를 배제할 수 있다.

8장 임상문제 해답

8.1.

	상태		일차적인 장애	보상작용
a.	↓pH	↓HCO_3^-	대사성 산증	↓$PaCO_2$
b.	↓pH	↑$PaCO_2$	호흡성 산증	↑HCO_3^-
c.	↑pH	↓$PaCO_2$	호흡성 알칼리증	↓HCO_3^-
d.	↑pH	↑HCO_3^-	대사성 알칼리증	↑$PaCO_2$

8.2. $PaCO_2$가 급성 증가 시 pH는 감소하여 급성 호흡성 산증이 일어나게 된다. 그럼에도 이 문제의 경우 급성 호흡성 산증만 있는 것인지 아니면 다른 장애가 동반되었는지 검토가 필요하다. 신장의 보상작용이 시작되기 전에는 $PaCO_2$가 10 mmHg씩 상승할 때 pH는 약 0.7씩 감소한다. 이 환자에서 pH는 0.26까지 떨어져서 $PaCO_2$가 30 mmHg 증가한 것을 감안하면 0.05 더 감소하였다. 따라서 다른 대사장애가 동반되었을 것이다.

다른 방법으로 접근해 보자. 계산된 HCO_3^-가 정상의 하한치인 것에서도 알 수 있다. CO_2가 갑자기 증가되면 HCO_3^-는 3 mEq/L상승하게 된다. 그러나 계산된 HCO_3^-가 정상의 하한치인 것을 볼 때 이 환자에서 다른 종류의 대사장애가 동반되어 있을 가능성을 시사한다. 혈액관류의 저하로 인한 경한 lactic acidosis가 발생한 것으로 대사성 변화를 설명할 수 있다.

8.3. $PaCO_2$와 HCO_3^-가 동시에 증가되어 있으나 HCO_3^-가 급성 호흡성 산증일 때에 비해 예상된 결과 이상으로 증가되어 있어 단순한 급성 호흡성 산증의 소견은 아니다. 환자가 수 일 전부터 호흡곤란이 있었으므로 만성적인 산-염기장애를 생각하는 것이 합리적이다. 이 환자는 만성 또는 부분적으로 보상된 호흡성 산증 환자일 것이다. 좀 더 자세한 임상소견 및 전해질 검사소견이 없다면 동반된 대사장애를 진단할 수 없을 것이다.

8.4. 정답은 "d"이다. 만약 산-염기장애가 발견된다면 (ABGA 및 전해질 검사소견으로) 그 다음으로 임상적인 원인을 생각해야 한다. $PaCO_2$, pH, HCO_3^-의 증가는 대사성 알칼리증을 시사하나 다른 가능성도 있다. ABGA만 보면 여러 가지의 과정의 병적 변화도 같은 ABGA 소견을 보일 수 있다는 것을 고려해야겠고 따라서 ABGA만

으로는 어떤 특정 산-염기장애를 확실하게 진단할 수는 없다. ABGA만으로 '대사성 알칼리증'이라고 진단하면 다음의 두 가지 큰 함정에 빠질 수 있다.

함정 1. 실제와는 달리 이것이 최종진단을 암시한다. 대사성 알칼리증은 많은 원인이 있고 찾아보고 교정해야 할 많은 임상적인 이유가 있다. 호흡성 또는 대사성 산증과 알칼리증은 '빈혈', '발열'과 같이 기본적인 임상적 문제의 발현이라는 시각으로 보아야지 이 자체를 진단이라고 생각해서는 안 된다.

함정 2. 환자는 대사성 알칼리증이 없을 수도 있고 또 대사성 알칼리증에 다른 심각한 산-염기장애가 동반되어 있을 수도 있다. 실제로 이 환자의 최초 ABGA는 여러 가지 임상적 가능성 - 보상되지 않은 대사성 알칼리증, 만성 호흡성 산증에 급성 과환기가 동반된 경우(급성 호흡성 알칼리증), 또는 호흡성 산증을 동반한 대사성 알칼리증 - 을 시사한다. 예를 들어 일주일 전 환자의 ABGA와 폐기능소견이 정상이었고 이 기간 동안 이뇨제를 복용하였다면 일차성 대사성 알칼리증이 가장 가능성이 높다. 반면에 이 환자가 COPD환자로 만성적으로 CO_2 retention - 예를 들어 $PaCO_2$ 60 mmHg, pH 7.41 - 이 있는데 이 환자에서 폐렴이 발생하여 과환기상태에 빠져 $PaCO_2$가 60에서 50 mmHg로 감소하고 pH가 정상보다 증가하는 소견을 보였을 수 있다. 이런 경우는 일차성 대사성 알칼리증이 아닌 만성 호흡성 산증에 갑작스런 환기 증가가(호흡성 알칼리증) 원인이 될 수 있음을 보여준다. 따라서 환자는 하나의 대사성 질환일 수도 있고 아니면 단독적인 호흡성 질환 또는 이 둘이 혼재되어 있을 수도 있다. 임상적소견, 검사실결과의 상세한 검토와 만약 가능하면 과거 시행한 ABGA 소견을 종합하여 실제 원인이 무엇인지 알 수 있다. 울혈성 심부전을 치료한 후 시행한 환자의 ABGA 소견은 이 환자의 기본적인 상태가 만성 호흡성 산증임을 반영해준다. 후향적으로 생각할 때 입원 당시 환자는 기본적인 만성 호흡성 산증이 있는 상태에서 급성 과환기가 발생하였음을 추측할 수 있다.

8.5. d. 이 환자는 구토에 의한 대사성 알칼리증과 요독증(BUN 121 mg/dL)에 의한 대사성 산증을 동시에 보이고 있었다. 혈액은 알칼리성이지만(pH 7.51) AG이 증가(25 mEq/L)되어 있어 대사성 산증이 있음을 시사하는 소견이다. AG acidosis이지만 혈청 CO_2가 40 mEq/L로 증가되어 있어(bicarbonate gap = 26 mEq/L) 대사성 알칼리증도 시사한다. 이 환자에서 pH = 7.51로 알칼리증이 주된 소견이다. 주어진 정보만으로는 일차성 호흡성 산증이 부수적인 소견이라는 가능성을 배제할 수 없다(그러나 이 환자가 회복된 후 만성 폐질환의 증거는 없었다. 산-염기장애를 완전히

이해하는 데는 수일에서 수주간의 경과관찰이 필요한 경우도 가끔 있다).

8.6. 이 환자의 ABGA 소견 – 즉 매우 낮은 $PaCO_2$, 약간 증가한 pH – 은 만성 호흡성 알칼리증을 시사한다. 그러나 이 같은 판단은 어떠한 특정 진단명을 의미하는 것이 아니고 하나의 가능성을 제시하는 것이다. 정확한 진단은 임상양상과 기타 검사소견을 종합하여 얻을 수 있다. 이 환자에서 혼합 산–염기장애가 있는가? 즉 호흡성 알칼리증과 대사성 산증이 같이 있는 상태인가? 이 환자의 AG은

$$Na^{+}-(Cl^{-}+CO_2) = 142-100-18 = 24 \text{ mEq/L}$$이다.

즉 AG이 증가하였으므로 대사성 산증이 동반된 것으로 생각된다. 그러나 산–염기장애는 혈액이 알칼리성이므로 단순한 대사성 산증만은 아니다. 환자는 대사성 산증과 호흡성 알칼리증이 동반되었는데 후자는 인공호흡기의 과환기로 인하여 발생한 것으로 생각된다. 그러나 대사성 산증의 원인은 주어진 소견으로는 잘 알 수 없다. AG이 증가된 것으로 미루어 관류량의 저하로 발생한 lactic acidosis(젖산산증)나 투여된 약제에 의한 대사성 산증이 존재할 것으로 추정된다.

8.7. 환자는 수 일간 과환기 상태였기 때문에 만성 호흡성 알칼리증이었으나 신장의 보상작용에 의해 HCO_3가 배설되어 pH는 거의 정상이었다. 현재는 천식이 더욱 악화되어 환기가 감소되고 있고 이로 인해 발생한 급성 저환기상태이다. 두 번째 ABGA 결과는 만성 호흡성 알칼리증에 급성 호흡성 산증이 동반되었다. 비록 환자의 bicarbonate가 낮으나 일차적인 대사장애는 없는 것으로 생각되므로 치료목표는 천식을 호전시키는데 두어야 한다.

8.8. 초기의 계산된 bicarbonate가 21 mEq/L로 낮아져 있으므로 이 환자에서는 일차성 호흡성 산증 이외의 다른 소견이 있을 것으로 생각된다. 우선 AG이 증가되었으므로 대사성 산증이 동반되었을 것으로 생각된다. 이 환자에서 대사성 산증의 두 가지 원인 – 쇼크와 심한 저산소혈증 – 이 있다. 기관삽관 후 환자는 $PaCO_2$가 40 mmHg로 정상이 되었으나 대사장애 즉 lactic acidosis는 교정되지 않았기 때문에 환자는 계속 산증 상태이다. 마지막 ABGA 소견은 대사성 산증에 대하여 호흡성 보상작용이 불충분한 상태 또는 어떤 이들이 호흡성 산증이라고 부르는 상태임을 알 수 있다. **참고: 이 환자에서 PCO_2가 70에서 40 mmHg로 감소된 것에 대해 호흡성 알칼리증이라고 하고 대사성 산증이 있으면서 이 환자의 $PaCO_2$가 40이므로 호흡성 산증이라 하는 것이 기술적으로는 옳다.**

변화에 대해 이해하고 또 그 변화가 어떻게 일어난 것인지 알고 있다면 어떻게 부르는가는 그다지 중요하지 않다. Respiratory alkalosis를 대신해서 hyperventilation이라고 할 수 있고 respiratory acidosis를 대신해서 불충분한 respiratory compenstaion이라고 해도 된다.

8.9.

a. F
b. T
c. T
d. T
e. F
f. T
g. F
h. F

Chapter 9

모든 것을 종합하여 공부하자(I)

>> 증례들(객관식 문제)

이제 어떤 임상상황에서도 ABGA를 해석할 수 있는 만반의 준비가 되었다. 이장에서는 ABGA를 환자치료에 적용하는 실제 증례 5개를 공부하게 된다. 각각의 증례는 객관식 문제로 구성되어 있다. 각 문제에 대해 가장 적당한 답가지를 선택하라(정답과 해설은 9장 끝에 설명되어 있다). 각 문제의 답가지를 선택할 때 필요한 모든 지식을 복습하여라. 증례를 읽고 답가지를 선택한 다음 정답을 확인하기 바란다.

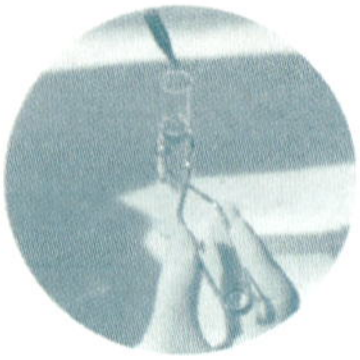

환자 A. 급성 호흡곤란의 증례

25세 남자가 호흡곤란으로 응급실에 내원하였다. 환자는 3일전부터 기침과 발열 그리고 점차 진행하는 호흡곤란이 시작되었다. 이학적 검사에서 청색증 소견을 보였고 호흡곤란이 심하였다. 좌하엽에서 흡기 시 수포음이 청진되었으며 호흡수는 40회/분이었다. 흉부엑스선에서 좌하엽에 폐렴소견을 보였다. 체온은 38.9℃였고 총 백혈구는 17,000/mm^3이였다. 혈청전해질은 CO_2가 20 mEq/L인 것을 제외하고는 정상이었다. 대기 중에서 호흡할 때 환자의 ABGA는 다음과 같았다.

FIO_2 = 0.21	%COHb = 1.5%
pH = 7.55	Hgb = 14 g/dL
$PaCO_2$ = 25 mmHg	Na^+ = 140 mEq/L
PaO_2 = 38 mmHg	K^+ = 4.2 mEq/L
SaO_2 = 78%	Cl^- = 106 mEq/L
HCO_3 = 21 mEq/L	CO_2 = 20 mEq/L

1. 환자의 심한 저산소혈증의 원인은?
   a. 저환기증과 shunt(venous admixture)
   b. 과환기로 산소해리곡선이 좌측으로 이동하여 SaO_2가 감소

c. methemoglobin의 증가
d. 환기-관류(V/Q)불균형
e. 심박출량과 oxygen transport(산소운반)의 감소

2. 동맥혈 oxygen content(mL O_2/dL)는 대략 얼마인가?
a. 10
b. 12.5
c. 14.6
d. 16
e. 18

3. $P(A-a)O_2$는 (mmHg)?
a. 15
b. 82
c. 108
d. 145
e. 662

4. PaO_2/FiO_2는?
a. 100
b. 150
c. 180
d. 230
e. 310

5. 환자의 산-염기상태를 가장 적절히 설명한 것은?
a. 심한 과환기 상태와 대사성 산증
b. 호흡성 알칼리증과 대사성 산증
c. 만성 호흡성 알칼리증
d. 과환기와 급성 호흡성 알칼리증
e. 호흡성 알칼리증과 대사성 알칼리증

6. 이 상황에서 환자를 어떻게 치료하겠는가?
   a. Bicarobiante정맥주사, 산소마스크나 비강카눌라로 저농도인 산소(FIO_2 < 0.40) 투여
   b. Venturi mask로 28% 산소투여
   c. Non-rebreathing 산소마스크로 60%이상의 산소투여
   d. pH를 낮추고 PaO_2를 80 mmHg이상 올리기 위해 산소와 이산화탄소의 혼합가스를 투여
   e. 산소마스크로 산소를 투여하고 oxygen content 증가를 위한 수혈

12시간이 경과하였는데도 환자의 증세는 호전되지 않았다. 환자를 중환자실로 옮긴 후 산소마스크를 사용하여 FIO_2를 90%로 증가시켰다. 그런데도 PaO_2는 55 mmHg였고 흉부엑스선에서 양측 폐에 심한 폐렴 소견이 보였다. 추정진단은 폐렴에 의한 ARDS (급성호흡곤란증후군)였다. 산소화장애가 심해 midazolam을 투여한 후 기관삽관을 시행하였고 인공호흡을 시작하였다. FIO_2를 1.0으로 증가시켰고 일회호흡량(tidal volume) 600 mL, 분당 14회의 호흡보조(assist-control ventilation)를 시작하였다. 환자의 호흡수는 분당 20회였고 편안해 보였다. Peak inspiratory pressure는 40 mmHg였다. 인공호흡기를 조정한 다음 30분 후 ABGA 결과는 다음과 같다.

FIO_2 = 1.00	SaO_2 = 85%
pH = 7.40	HCO_3^- = 15 mEq/L
$PaCO_2$ = 25 mmHg	Hgb = 13 g/dL
PaO_2 = 60 mmHg	

7. 이 시점에서 저산소혈증의 가장 적절한 원인은?
   a. 저환기
   b. 산소해리곡선의 변화
   c. 관류는 되나 환기가 되지 않는 부분의 증가
   c. 폐렴에 의한 확산장애
   e. 현재의 정보로는 알 수 없다.

8. 동맥혈 oxygen content는? (단위: mL O_2/dL)
   a. 12.2
   b. 14.8
   c. 16.4
   d. 17.4
   e. 알 수 없다.

9. $P(A-a)O_2$는 어느 정도인가?
   a. 250-275
   b. 350-375
   c. 400-450
   d. 500-550
   e. 600이상

10. PaO_2/FiO_2는?
    a. 60
    b. 120
    c. 180
    d. 250
    e. 300

11. 이 시점에서 환자의 산-염기상태는?
    a. 만성 대사성 산증
    b. 만성 호흡기성 알칼리증
    c. 호흡기성 알칼리증 및 대사성 산증
    d. 대사성 산증 및 호흡기성 산증
    e. 현재의 정보로는 알 수 없음

12. 이 시점에서 가장 좋은 치료방법은?
    a. 혈액 1unit를 수혈
    b. 인공호흡기에 호기말 양압(PEEP)을 추가함
    c. 산소해리곡선을 좌측으로 이동시키기 위해 과환기 시킴

d. 산소해리곡선을 우측으로 이동시키기 위해 저환기 시킴
e. Pressure-controlled ventilation을 위해 환자를 마비시킴

환자 B. 만성폐쇄성폐질환(COPD) 환자 증례

65세 남자가 중증도의 호흡곤란을 호소하며 응급실에 왔다. 환자는 45년간 하루 2갑의 담배를 피워왔고 의사와 가족의 권유에도 금연을 거부하였다. 외래에서 시행한 폐기능검사 결과는 만성폐쇄성폐질환에 합당한 소견을 보였다. 환자는 수일 전 기침 및 호흡곤란이 시작되기 전까지는 그런대로 잘 지내왔다. 호흡곤란이 시작되면서부터 환자는 흡연량을 반갑으로 줄였다고 한다.

응급실 내원 시 이학적 검사상 손가락과 입술에 청색증 소견을 보였고 양쪽 폐하엽에서 천명음과 수포음이 청진되었다. 환자의 호흡수는 30회/분이었고 호흡보조근을 사용하였다. 또 발과 다리에 부종소견이 있었으며 손은 약간 떨고 있었다. 호흡곤란을 호소했지만 환자의 의식은 명료하였다. 흉부엑스선에서 횡경막은 평편하였고 폐는 과팽창 되었으나 급성 폐침윤 소견은 없었다. 또 심전도 검사상 관상동맥질환의 소견은 보이지 않았으나 폐동맥고혈압의 증세를 보였다. 대기호흡 중 pulse oximeter로 측정한 SpO_2는 62%였다.

응급실에서 시행한 첫 번째 ABGA 소견이다.

FIO_2 = 0.21	
pH = 7.36	Hgb = 17 g/dL
$PaCO_2$ = 60 mmHg	Na^+ = 140 mEq/L
PaO_2 = 35 mmHg	K^+ = 4.2 mEq/L
SaO_2 = 51%	Cl^- = 91 mEq/L
HCO_3 = 33 mEq/L	CO_2 = 35 mEq/L

1. 저산소혈증의 가장 적절한 설명은?
   a. Rt-Lt shunt
   b. V-Q 불균형
   c. 저환기와 V-Q 불균형
   d. 저환기, V-Q 불균형, 일산화탄소의 증가
   e. 확산장애와 V-Q 불균형

2. 이 시점에서 당신의 처방은?
   a. Doxapram같은 호흡촉진제, bicarbonate투여, 흡입형 기관지확장제, 스테로이드 투여, 그러나 산소투여는 필요 없음
   b. 산소마스크를 이용한 FIO_2 40%이하의 산소공급
   c. 산소마스크를 이용한 FIO_2 100%의 산소공급
   d. FIO_2는 상관없이 우선 기관삽관 후 인공환기를 시작하여 PaO_2를 60 mmHg 이상 증가시킴
   e. 최대한 높은 산소농도를 공급하기 위하여 non-rebrething 마스크로 산소를 투여하고 1 unit의 혈액을 사혈(Plebotomy)

3. 2번 문제에서 당신이 답을 선택한 이유는?
   a. 환자의 근본적인 문제를 교정하는 것이 치료에 가장 중요하므로
   b. 산소해리곡선에서 적은 PaO_2의 증가로도 많은 SaO_2가 증가하므로
   c. 산소해리곡선에서 SaO_2를 증가시키기 위해서는 높은 FIO_2가 필요하므로
   d. 저산소혈증이 생명을 위협할 정도로 심하기 때문에 가능한 빨리 환자의 PaO_2를 증가시켜야 하므로
   e. 헤모글로빈을 제거하면서 추가적인 산소를 투여하는 것은 전체적인 산소운반을 촉진시키므로

환자는 치료에 좋은 반응을 보였다. 그렇지만 6시간 후에 의식이 약간 혼탁하며 쉽게 잠드는 것처럼 보였고 강하게 흔들어야 반응을 보였다. 다시 시행한 ABGA 결과이다.

pH = 7.10	
$PaCO_2$ = 80 mmHg	Na^+ = 140 mEq/L
PaO_2 = 40 mmHg	K^+ = 4.4 mEq/L
SaO_2 = 64%	Cl^- = 90 mEq/L
HCO_3 = 24 mEq/L	CO_2 = 26 mEq/L

당신은 의식의 변화, 저환기, 저산소혈증 그리고 산혈증을 이유로 이 환자에게 기계환기가 필요하다고 생각할 것이다.

4. 기관삽관 바로 전 ABGA 소견의 산-염기상태는?
   a. 만성 호흡성 산증에 추가된 급성 호흡성 산증과 대사성 알칼리증
   b. 만성 호흡성 산증에 추가된 급성 호흡성 산증과 대사성 산증
   c. 만성 호흡성 산증과 대사성 산증
   d. 만성 호흡성 산증과 대사성 알칼리증
   e. 이 정보로는 알 수 없다.

환자는 'blue bloater'의 예이다. 이런 환자들은 심한 만성기관지염을 앓고 있고 COPD가 악화되면 심한 저산소혈증(청색증을 보임)과 우심부전(붓거나 또는 부종증세)을 보인다. 이런 환자는 적절한 내과적 치료로 수 년간 살 수 있다. 치료는 적절한 산소공급, 기관지확장제, 필요에 따른 부신피질호르몬(steroid)제, 금연 등이다. 가능한 사인은 상기도 감염, 폐렴, 폐색전, 그외 급성 폐질환이다. 이 환자의 급성 악화의 원인은 감염으로 생각된다. 인공호흡의 회수를 16회/분, 일회호흡량(TV)을 700 mL로 조정하였다. 한 시간 후 FIO_2 40%에서 나간 ABGA 결과는 다음과 같다.

pH = 7.30	SaO_2 = 90%
$PaCO_2$ = 50 mmHg	HCO_3 = 24 mEq/L
PaO_2 = 80 mmHg	Hb = 16.8 g/dL

5. 이 시점에서 당신은?
   a. Bicarbonate 50 mEq/L를 정맥주사 후 다시 ABGA 시행
   b. FIO_2를 0.60로 증가시킴
   c. 일회호흡량(TV)를 900 mL로 증가시킴
   d. 호흡수를 20회/분으로 증가시킴
   e. 인공호흡기를 더 이상 조정하지 않음

다음 수일 간 환자는 이뇨제, 부신피질호르몬제, 항생제, 물리치료 등을 시행 받았고 임상적으로 많이 호전되었다. 입원 3일째 청진 상 천명음은 사라졌고 의식도 명료해졌으며 기분도 좋아졌다. 환자는 기관삽관을 가르키며 이것 좀 제거해 달라는 의사표시를 하였다. 이때 인공호흡기는 Intermittent Mandatory Ventilation(IMV) mode로 분당 6회, 일회호흡량(TV) 700 mL로 조정된 상태였다. 환자의 자발적인 호흡은 분

당 10회였으며 따라서 총 호흡수는 16회/분 이였다. FIO_2가 0.28인 상태에서 환자의 ABGA는 다음과 같다.

pH = 7.56	SaO_2 = 94%
$PaCO_2$ = 40 mmHg	HCO_3 = 35 mEq/L
PaO_2 = 65 mmHg	Hgb = 15 g/dL

6. 이 시점에서 당신은?
   a. 기관삽관을 제거하고 FIO_2는 그대로 유지한다.
   b. 6시간 후 ABGA를 다시 시행하여 더 나쁘지 않으면 기관삽관을 제거하며 같은 FIO_2를 유지한다.
   c. 기관삽관은 제거하지 않은 채로 인공호흡기만 이탈시켜(예를 들어 같은 FIO_2를 'T-piece'나 'blow-by'로 공급한다) 기관삽관을 통해 환자가 자발적 호흡을 계속하게 한 다음 수 시간 후 ABGA를 다시 시행하여 결과가 좋으면 기관삽관을 제거한다.
   d. 추가적인 산소공급을 중단하고 인공호흡기는 계속 사용하면서 PaO_2가 유지되면 기관삽관을 제거한다.
   e. FIO_2는 같은 상태를 유지하며 IMV횟수를 줄인다.

7. 6번 문제에서 당신이 답을 선택한 이유는?
   a. 기관삽관은 부작용이 있기 때문에 가능한 빨리 제거하여야 한다.
   b. ABGA는 특정 시간, 환자의 가스교환상태를 반영하며 환자상태는 빠르게 변한다. 그럼에도 만일 환자의 ABGA가 일정 시간동안 변화가 없다면 안정된 상태로 보아도 좋기 때문이다.
   c. 만약 환자가 기관삽관을 한 채로 자발호흡을 할 수 있다면 기관삽관 없이도 호흡할 수 있기 때문이다.
   d. 환자는 퇴원 후 대기중에서 호흡하여야 하므로 기관삽관을 제거하기 전에 대기중에서도 ABGA가 잘 유지되는지 알아야 한다.
   e. 치료의 목표는 환자가 평소처럼 가스교환이 이루어지고, 인공호흡기 보조 없이도 이러한 수준 이상이 될 때까지 기관삽관을 제거하지 않고 치료해야 한다.

8. 이 시점에서 더 검사하고 싶은 항목은? (가장 적절한 답을 골라라)
   a. 흉부 엑스선
   b. P50
   c. % carboxyhemoglobin
   d. 혈청 전해질
   e. 혈청 칼슘

9. 이 시점에서 부수적으로 필요한 치료는? (가장 적절한 답을 골라라)
   a. 항생제
   b. 수혈
   c. FIO_2를 0.40으로 증가
   d. KCl투여
   e. Calcium gluconate투여

10. 기관삽관을 제거한 후 환자가 퇴원하였고 잘 지내고 있으나 환자는 흡연을 계속하고 있다. 이 환자가 퇴원 후 상태가 가장 좋을 때의 ABGA를 추정하여 보아라(대기중에서 호흡을 하고 있다 가정할 때).
    a. PaO_2 = 80, $PaCO_2$ = 60, pH = 7.35, SaO_2 = 90
    b. PaO_2 = 58, $PaCO_2$ = 55, pH = 7.37, SaO_2 = 86
    c. PaO_2 = 90, $PaCO_2$ = 35, pH = 7.43, SaO_2 = 90
    d. PaO_2 = 38, $PaCO_2$ = 67, pH = 7.38, SaO_2 = 80
    e. PaO_2 = 72, $PaCO_2$ = 28, pH = 7.34, SaO_2 = 93

환자 C. 급성약물 중독환자

27세 남자가 의식불명으로 응급실에 실려왔다. 집에서 의식불명인 환자를 친구가 발견하였다고 한다. 환자는 과거력 상 흡연력이 있었으며 약물중독의 가능성도 있었다. 그러나 이에 대하여 믿을만한 정보를 제공할 수 있는 사람은 없었다. 이학적검사에서 의식은 없었고 호흡수는 8회/분 이였다. Vital sign(생체징후)은 정상이였으나 심박수가 100회/분으로 약간 증가되어 있었다. 심전도 소견상 심방성 빈맥이 있었으나 관상동맥질환의 증거는 없었다. ABGA(FIO_2 = 0.21) 혈청전해질 및 독성물질검사를 위해 채혈하였다. ABGA 결과가 곧 보고되었다.

pH = 7.34	SaO_2 = 93% (계산된)
$PaCO_2$ = 42 mmHg	HCO_3^- = 22 mEq/L
PaO_2 = 82 mmHg	Hgb = 16 g/dL

1. 이 시점에서 반드시 확인해야 하는 환자에 대한 정보는?
(가장 적절한 답을 골라라)
   a. Anion gap
   b. 혈청 K^+
   c. Co-oximeter로 측정한 SaO_2
   d. P50
   e. lactate(젖산)농도

2. 1번 문제에 대한 답의 근거는?
   a. Anion gap으로 대사성산증의 형태를 알 수 있다.
   b. 주어진 대사성 산증에서 고칼륨혈증의 존재와 그 정도를 아는 것이 중요하다.
   c. 계산된 산소포화도로는 실제 SaO_2의 감소를 알 수 없다.
   d. 산소해리곡선의 위치를 아는 것은 환자가 적절히 산소화되는지 평가하는데 도움이 된다.
   e. Lactate(젖산)의 농도는 관류(perfusion)장애를 아는 척도가 되며 의식불명의 진단에 도움이 된다.

추가적인 검사를 시행하였고 결과는 다음과 같다.

SaO_2 = 50%(측정치)
%COHb 47%
Lactate = 2.0 mM/L

이 검사결과가 나올 때 환자의 친구가 돌아와 환자의 아파트에서 고양이가 죽은 채로 발견되었다는 이야기를 했고 경찰과 소방관을 호출하였다. 소방관은 아파트 방의 공기에서 고장난 히터로부터 나온 것으로 추정되는 일산화탄소를 발견하였다. 담당의사는 환자의 친구에게 진단에 유익한 정보를 준 것에 고마움을 표시한 후 환자는 일산화탄소 중독이라고 말해주었다.

3. 환자의 동맥혈 oxygen content를 mL O_2/dL로 표시하자면 약?
   a. 8.0
   b. 10.9
   c. 11.6
   d. 12.8
   e. 정보가 모자라 알 수 없다.

4. 산소 해리곡선의 위치를 보면?
   a. 조직으로의 산소공급을 방해하는 상태다.
   b. 폐포모세혈관 수준에서 산소의 흡수를 방해하는 상태다.
   c. 이 환자 헤모글로빈 콘텐트의 절반을 보이는 정상인에서의 산소해리곡선과 같다.
   d. 이 증례에서는 임상적으로 일치하는 것이 없다.
   e. 정보가 모자라 알 수 없다.

5. 이 시점에서 어떤 치료를 시행하겠는가?
   a. 기관지 삽관 후 100% 산소로 인공호흡을 시작한다.
   b. 기관지 삽관 후 60% 산소로 인공호흡을 시작한다.
   c. 산소마스크로 90%의 산소를 공급한다.
   d. 산소마스크로 50%의 산소를 공급한다.
   e. 비강 카뉼라를 이용하여 분당 3L로 산소를 공급한다.

심전도 모니터에서 심장의 허혈성 변화를 보이고 있고 12전극 심전도를 통해 이를 확인하였다. 의사는 10 μg/분으로 nitroglycerin을 정맥투여 하였다. 또한 100%의 산소를 공급하였다. 1시간 후 ABGA 소견이다.

pH = 7.45	HCO_3^- = 22 mEq/L
$PaCO_2$ = 30 mmHg	COHb = 25%
PaO_2 = 525 mmHg	Hgb = 16 g/dL
SaO_2 = 75% (계산된)	

6. 이 ABGA에 대한 당신의 해석은?
   a. 일산화탄소중독으로부터 호전되고 있다.
   b. Methemoglobinemia를 의미한다.
   c. 흡인성 폐렴의 가능성을 의미한다.
   d. 환자에서 대사성 산증을 보였다.
   e. 산소독성이 발생하였다.

7. 이 시점에서 가장 적절한 치료방침은?
   a. FIO_2 100%를 계속 유지
   b. Methylprednisolone 1 gm 정맥주사
   c. Methylene blue의 정맥주사
   d. Sodium bicarbonate 100 mEq(2앰플)을 정맥주사
   e. 고압산소치료 실시

적절한 치료 후 다음날 환자의 의식이 명료해졌다. 환자는 인공호흡기를 중지한 후 기관삽관을 제거하였다. 비강 카뉼라를 통해 3 L/분의 산소를 투여하면서 ABGA를 시행하였다. 결과는 다음과 같다.

pH = 7.42	HCO_3^- = 24 mEq/L
$PaCO_2$ = 36 mmHg	COHb = 8%
PaO_2 = 124 mmHg	Hgb = 15.8 g/dL
SaO_2 = 90% (계산된)	

8. 폐포-동맥혈 산소분압의 차$(A-a)O_2D$ 는?
   a. 증가
   b. 감소
   c. 이 정보로는 알 수 없다
   d. CO가 과다한 경우 적절하지 않다
   e. c와 d 모두

3일 후 환자는 완전히 회복하여 퇴원하였다. 퇴원 2주 후 환자는 아무런 증세 없이 외래를 방문하였다. 다음은 대기호흡시 ABGA를 시행하였다.

pH = 7.41	HCO_3^- = 24 mEq/L
$PaCO_2$ = 37 mmHg	COHb = 7%
PaO_2 = 88 mmHg	Hgb = 15 g/dL
SaO_2 = 91% (계산된)	

9. Pulse oximetry로 산소포화도를 측정해 보면?
   a. 91%보다 훨씬 높다.
   b. 91%와 거의(±1-2%) 같다.
   c. 91%보다 훨씬 낮다.
   d. 몸안에 존재하는 methemoglobin의 양에 달려있다.

10. 이 시점에서 일산화탄소가 약간 증가한 이유는 무엇인가?
    a. 환자는 아직도 고장난 난방기구를 사용하고 있다.
    b. 환자는 아직도 흡연을 하고 있다.
    c. 2주 전 사건의 후유증으로 약간의 확산장애가 발생하였다.
    d. 2주 전 사건의 후유증으로 환기-관류장애가 발생하였다.
    e. 자연적으로 발생하는 일산화탄소에 의한 수준과 일치한다.

환자 D. 구토와 탈수 환자

과거 만성 췌장염 및 알코올 금단 증세로 수 차례 입원한 병력이 있는 45세 환자가 응급실에 왔다. 그녀는 수 일 동안 아무것도 먹지 않았고 구토만 하였다고 한다. 이학적 검사상 의식은 명료하였으나 탈수증세와 저혈압을 보였고 복통을 약간 호소하였다. ABGA(대기호흡 시)와 혈청 화학 검사 소견은 다음과 같다.

pH = 7.47	Na^+ = 130 mEq/L
$PaCO_2$ = 48 mmHg	K^+ = 2.9 mEq/L
PaO_2 = 78 mmHg	Cl^- = 77 mEq/L
SaO_2 = 92%	CO_2 = 33 mEq/L
HCO_3 = 34 mEq/L	BUN = 69 mg/dL
%COHb = 2%	Creatinine = 2.6 mg/dL
Hgb = 10 g/dL	

1. 환자의 산-염기상태는?
   a. 대사성 알칼리증 만 있음
   b. 대사성 산증 만 있음
   c. 대사성 알칼리증 및 대사성 산증
   d. 대사성 알칼리증 및 보상성 호흡기성 산증
   e. 보상성 호흡성 산증 및 대사성 산증

환자는 생리식염수 및 염화칼륨의 정맥주사와 NG suction(코위흡인)을 시작하였다. 6시간 후 환자의 ABGA(FIO_2 = 0.21), BUN, 전해질검사 결과는 다음과 같다.

pH = 7.51	Na^+ = 135 mEq/L
$PaCO_2$ = 43 mmHg	K^+ = 3.2 mEq/L
PaO_2 = 69 mmHg	Cl^- = 84 mEq/L
SaO_2 = 91%	CO_2 = 33 mEq/L
HCO_3^- = 33 mEq/L	BUN = 58 mg/dL

2. 두 번 검사하는 동안에 어떠한 일이 발생하였으리라 추측하는가? <u>관계없는</u> 것을 선택하라.
   a. 코위흡인 등으로 알칼리증이 계속 유지되고 있다.
   b. 생리식염수의 주입으로 산증이 호전되었다.
   c. 폐포-동맥혈 산소차이 D(A-a)O_2가 증가되었다.
   d. Anion-gap이 증가하였다.
   e. 산소해리곡선이 좌측으로 이동하였다.

NG tube(코위영양관)가 제거되었고 acetazolamide 500 mg을 정맥주사 하였다. 생리식염수 투여는 계속되었고 산소마스크를 이용하여 산소(FIO_2 = 31%)공급이 계속되었다. 12시간 후 ABGA, BUN, 혈청전해질 소견이다.

pH = 7.48	Na^+ = 137 mEq/L
$PaCO_2$ = 39 mmHg	K^+ = 3.4 mEq/L
PaO_2 = 95 mmHg	Cl^- = 88 mEq/L
SaO_2 = 96%	CO_2 = 29 mEq/L
HCO_3 = 28 mEq/L	BUN = 47 mg/dL

3. Acetazolamide는 어떤 작용을 하였는가?
   a. $PaCO_2$ 증가 없이 산소화를 호전시켰다.
   b. 혈청 Na를 증가시켰다.
   c. 대사성 산증을 약간 증가시켰다.
   d. Anion gap을 감소시켰다.
   e. 위의 아무것도 아니다.

다음날 환자는 입원 시에 비해 호전되었다. 환자의 혈압은 정상으로 회복되었고 복통도 감소하였다. 더 이상의 추가적인 산소 투여도 필요 없게 되었다. 이때 시행한 ABGA, BUN, 혈청전해질 소견이다.

pH = 7.45	Na^+ = 139 mEq/L
$PaCO_2$ = 39 mmHg	K^+ = 3.9 mEq/L
PaO_2 = 79 mmHg	Cl^- = 94 mEq/L
SaO_2 = 92%	CO_2 = 28 mEq/L
HCO_3 = 27 mEq/L	BUN = 37 mg/dL

4. 현재의 산-염기상태로 가장 가능성이 높은 것은?
   a. 정상
   b. 지속되는 경한 대사성 산증과 대사성 알칼리증
   c. 지속되는 경한 대사성 산증 만 있음

d. 경한 호흡성 알칼리증과 대사성 알칼리증
e. 더 많은 정보없이 알 수 없음

환자는 계속 증세가 호전되어 4일 후 퇴원하였다. 퇴원 전까지 ABGA 검사는 계속하지 못하였지만 혈청 전해질과 BUN을 매일 검사하였다. 퇴원 시의 검사소견이다.

Na^+ = 137 mEq/L
K^+ = 4.2 mEq/L
Cl^- = 100 mEq/L
CO_2 = 20 mEq/L
BUN = 20 mg/dL

5. 이 검사소견이 의미하는 것은?
   a. 장기의 정상적인 기능
   b. 지속되는 대사성 알칼리증
   c. 지속되는 대사성 산증
   d. 경한 호흡성 알칼리증
   e. 경한 호흡성 산증

환자 E. 인공호흡이탈이 지연되는 환자 증례

65세 환자가 폐렴과 COPD가 악화되어 2주간 병원에 입원하였다. 입원 당일 기관삽관 시행 후 기계환기를 계속하였다. 임상적으로 호전되어 인공호흡기를 이탈하려 하였으나 실패하였다. 입원 14일째 환자는 기관절개술을 시행 받았다. 주치의는 arterial line을 제거하고 비 침습적인 방법으로 환자의 혈액가스 소견을 검사하려 한다.

환자의 손가락에 pulse oximeter를 부착하였고 인공호흡기 배기호스에 capnograph를 설치하여 PCO_2($PetCO_2$)를 측정하였다. 입원 15일째 ABGA와 SpO_2, $PetCO_2$를 비교하였다. 검사소견은 다음과 같았다.

입원 15일째 ABGA 소견	**입원 15일째 SpO_2 및 $PetCO_2$ 소견**
FIO_2 = 0.40	
pH = 7.41–7.45	
$PaCO_2$ = 56–63 mmHg	$PetCO_2$ = 35–40 mmHg
PaO_2 = 70–88 mmHg	
SaO_2 = 90–93%	SpO_2 = 89–92%
HCO_3^- = 32–36 mEq/L	
%COHb = 1.5–1.8%	
MetHb = 0.8–1.0	
Hgb = 13.2–13.4 g/dL	

1. $PaCO_2$와 $PetCO_2$의 차이가 큰 이유는?
   a. 인공호흡기의 circuit에 간헐적인 leak가 있어서
   b. 높은 FIO_2에 의해 $PetCO_2$가 희석되어서
   c. 환자의 폐질환에 의해
   d. 두 수치의 차이는 정상적인 것이다.
   e. Capnograph의 에러

Arterial line은 제거하였고 비 침습적인 관찰을 계속하였다. 입원 16일째 환자는 안정적인 상태였고 비 침습적인 검사 소견은 다음과 같다.

$PetCO_2$ = 34 mmHg

SpO_2 = 93%

2. 다음의 설명 중 틀리는 것은?
   a. 적절한 oxygen content를 유지하고 있다.
   b. 아직도 과호흡을 하고 있다.
   c. 호흡성 산증이 계속되고 있다.
   d. $P(A-a)O_2$는 증가했다.
   e. 뚜렷한 methemoglobinemia는 없다.

입원 17일째 오후 pulse oximeter의 SpO_2가 한 시간 사이에 93%에서 88%로 감소하였다. 이러한 변화는 다른 pulse oximeter로 검사해도 같은 결과였다. 동시에 환자의 $PetCO_2$는 38 mmHg였다.

3. SpO_2 감소의 원인으로 틀리는 것은?
   a. V-Q 불균형의 증가
   b. PaO_2의 감소
   c. Carboxyhemoglobin 과다
   d. 산소해리곡선의 우측이동

입원 17일 동시에 시행한 ABGA 소견은 다음과 같다.

FIO_2 = 0.40	%COHb = 1.5%
pH = 7.44	MetHb = 7.8%
$PaCO_2$ = 60 mmHg	Hgb = 13.4 g/dL
PaO_2 = 92 mmHg	$PetCO_2$ = 38 mmHg
SaO_2 = 86%	SpO_2 = 88%
HCO_3^- = 36 mEq/L	

4. 이 시점에서 당신은?
   a. FIO_2를 증가시켜야 한다.
   b. 수혈을 해야 한다.
   c. 사용하는 모든 약제를 확인한다.
   d. 환원제를 투여해야 한다.
   e. 인공호흡기를 조정해야 한다.

적절한 치료 후 환자의 SpO_2가 호전되었다. 입원 18일째 비 침습적인 검사소견과 혈청 CO_2는 다음과 같았다.

$PetCO_2$ = 36 mmHg

SpO_2 = 92%

혈청 CO_2 = 33 mEq/L

5. 이틀간 관찰된 $PaCO_2$와 $PetCO_2$의 차이를 고려할 때 이 시점에서의 환자의 동맥혈 pH은 대략 얼마일까?
   a. 7.32
   b. 7.37
   c. 7.42
   d. 7.49

인공호흡기를 이탈하기 위해 인공호흡기를 점차적으로 조정하였는데도 앞의 검사 결과는 변함이 없었다. 입원 3주째 환자에게 최소한의 인공호흡 보조(4회/분, SIMV)를 시행하였고 편안해 보였다. 비 침습적인 검사 소견과 정맥혈 CO_2소견이다.

FIO_2 = 0.30	$PetCO_2$ = 34 mmHg
SpO_2 = 93%	정맥혈 CO_2 = 36 mEq/L

6. 이 시점에서 인공호흡기를 중단하고 자발호흡으로 바꾸려고 한다. 기관삽관 상태에서 기계환기를 중단하되 인공호흡기는 연결하여 백업 알람을 유지하기로 하였다. 목표는 기계환기 없이 적절한 산소화 상태를 유지하는 것인데 이를 달성하기 위해 어떤 방법이 가장 합리적인가?
   a. 인공호흡기를 제거하기 전 arterial line을 시행하여 ABGA 소견을 확인하고 적절하면 인공호흡기를 제거한다. 자발호흡 1시간 후 산소화와 환기량이 적절한지 확인하여 기관삽관을 제거한다.
   b. 자발호흡 1시간 후 한번 정도 ABGA를 시행하고 결과가 적절하면 기관삽관을 제거한다.
   c. 처음 한 시간 동안 15분은 자발호흡을 시켜보고 그 다음 한 시간은 30분, 그 다음 한 시간은 45분간, 그 다음은 한 시간 내내 자발호흡을 시켜본다. 만약 비 침습적 검사결과가 적절히 유지되면 기관삽관을 제거한다.
   d. 자발호흡을 하도록 하면서 비 침습적인 검사와 호흡수를 계속 확인하고 1시간 후에도 SpO_2와 $PetCO_2$가 안정적이면 기관삽관을 제거한다.

9장 임상문제 해답

[환자 A]

1. d. 저산소혈증의 가장 흔한 원인은 V-Q 불균형이다. 수 백만개의 폐포-모세혈관단위의 환기-관류 불균형이 저산소증의 원인이 된다. 답가지 a는 환자가 저환기 상태가 아니므로 틀렸고 답가지 b는 주어진 PaO_2에서 산소해리곡선이 좌측으로 이동하면 SaO_2는 증가하며 어떤 경우에도 낮은 PaO_2를 설명할 수 없다. 답가지 c는 methemoglobinemia를 의심할 근거가 없기 때문이다(문제의 pH와 PaO_2에서 SaO_2는 적절하다). 마지막으로 답가지 e는 이에 대한 근거가 없기 때문에 틀렸다.

2. c.

$$\begin{aligned} CaO_2 &= SaO_2 \times Hb(g/dL) \times 1.34\ mL\ O_2/g\ Hb \\ &= 0.78 \times 14 \times 1.34 \\ &= 14.36\ mL\ O_2/dL \end{aligned}$$

(PaO_2가 38 mmHg로 낮으므로 용해된 부분은 무시하여도 좋다)

3. b.

$$P(A-a)O_2 = PAO_2 - PaO_2$$

$$\begin{aligned} PAO_2 &= FIO_2(P_B - 47\ mmHg) - 1.2(PaCO_2) \\ &= 0.21(760-47) - 1.2(25) = 120\ mmHg \end{aligned}$$

$$PaO_2 = 38\ mmHg$$

따라서 $P(A-a)O_2 = 120-38 = 82\ mmHg$

4. c.

$$PaO_2/FIO_2 = 38/0.21 = 180.95$$

5. d. 낮은 $PaCO_2$는 과환기 상태임을 의미한다. 약간 낮은 bicarbonate치는 급성 과환기에 잘 맞는 소견이다. 대사성 산증에 대한 증거가 없으므로 a, b는 틀렸다. c는 만성인 경우 낮은 pH와 bicarbonate를 보이기 때문에 틀렸다. e또한 대사성 알칼리증의 근거가 없기 때문에 틀렸다.

6. c. 환자에서 CO_2 retention의 증거가 없으므로 낮은 FIO_2를 사용해야 할 이유가 없다. 따라서 a, b, e는 부적절하다. 더구나 환자가 빈혈이 없으므로 수혈할 필요 또한 없다. d는 이런 혼압가스가 $PaCO_2$를 증가시키며 work of breathing(호흡일)을 증가시키고 또 폐렴의 치료에도 아무런 도움이 되지 않는다.

7. c. 환자에서 Rt－Lt shunt가 있는데 이는 환자의 폐를 지나는 혈류 중 일부가 oxygenation(산소화)되지 못한다는 말이다. a는 환자가 저환기상태가 아니므로 틀렸고 b는 산소해리곡선의 변화가 PaO_2에 큰 영향을 주지 못하므로 틀렸으며 d는 100%산소를 투여하면 확산장애는 해결되기 때문에 틀렸고 마지막으로 e는 환자의 저산소혈증 상태가 shunt에 의한 것임이 분명하므로 틀렸다. 100% 산소를 호흡하는 정상인에서 Rt–Lt shunt가 없으면 PaO_2는 500 mmHg이상 되어야 한다.

8. b.

$$\begin{aligned} O_2 \text{ content} &= SaO_2 \times Hb \times 1.34 \\ &= 0.85 \times 13 \times 1.34 \\ &= 14.81 \text{ mL } O_2/dL \end{aligned}$$

PaO_2가 낮으므로(60 mmHg) 용해된 산소의 양은 무시하여도 된다.

9. e.

100%산소를 호흡하므로

$$\begin{aligned} PAO_2 &= FIO_2(P_B-47)-PaCO_2 \\ &= 1.0(713)-25 = 688 \text{ mmHg} \end{aligned}$$

$$P(A-a)O_2 = 688-60 = 628 \text{ mmHg}$$

100%산소를 계속 호흡하면 폐로부터 질소가 완전히 제거되기 때문에 alveolar gas equation의 상수를 1.2에서 1.0으로 바꿔야 한다(제4장 참고).

10. a.

$$PaO_2/FIO_2 = 60/1.00 = 60$$

11. c. 산–염기장애가 하나만 존재할 때(호흡성 알칼리증, 대사성 산증 등) pH가 7.4로 되기는 어렵다. 그러나 같은 환자에서 두 가지 장애가 동시에 존재할 때 각각의 장애에 의한 pH의 변화(산증에 의한 감소, 알칼리증에 의한 증가)가 서로 상쇄작용을 일으켜 정상 pH가 나올 수 있다. 이 환자는 대사성 산증의 심각도에 비해 과환기 상태임을 알 수 있고 따라서 저산소혈증, 폐렴, 인공호흡 등에 의해 일차성 호

흡성 알칼리증이 발생하였음을 추측할 수 있다.

12. b. Hemoglobin content가 정상이므로 이 환자에서 수혈해야 할 아무런 이유가 없다. c, d 환자가 정상 pH이므로 pH의 변화를 이용하여 산소해리곡선을 움직이는 것은 환자에게 예상치 못한 부작용을 일으킬 수 있다. 기계환기 중인 환자에서 환기에 문제가 있는 경우 근육마비제를 사용하기도 하나 이 환자의 $PaCO_2$는 이미 낮으므로 저환기 상태는 아니다. 따라서 이 상황에서의 가장 적절한 선택은 같은 FIO_2에서 더 많은 산소의 이동을 가능케 하는 호기말 양압(PEEP)의 적용이다.

[환자 B]

1. d. 우선 환자는 저환기 상태에 있고($PaCO_2$가 60 mmHg임) 이것이 PaO_2가 감소한 한 가지 이유이다. 둘째로 대기압이 760 mmHg이고 대기호흡을 하고 있다면 $P(A-a)O_2$는 43 mmHg로 증가된 상태인데 이는 환기-관류 불균형의 존재를 의미하며 이 환자에서는 COPD가 주된 원인이 된다.

Pulse oximetry의 SpO_2가 62%인데 co-oximeter로 측정한 SpO_2는 51%이다. 이 결과에서 혈액 내 과다한 carboxyhemoglobin의 존재를 알 수 있는 2가지 근거가 있다. 첫째로 예상보다 낮은 SaO_2로 '뭔가 다른' 원인이 있으리라 추측할 수 있고 헤모글로빈에 산소 이외의 물질이 결합하였을 가능성이 있다. 심한 흡연자에서는 흡연에 의해 발생한 과도한 일산화탄소가 적절한 원인이 될 수 있다. 둘째로 pulse oximeter는 carboxyhemoglobin을 oxyhemoglobin으로 측정하기 때문에 이 증례와 같이($SpO_2 > SaO_2$) 차이를 보이는 경우 COHb가 증가된 것을 강력히 시사한다.

환자의 헤모글로빈이 증가되어 있지만 SaO_2는 낮기 때문에 환자의 oxygen content는 11.8 mL O_2/dL로 감소되어 있다. 따라서 환자의 저산소혈증에는 세 가지 원인 즉, 저환기, 환기-관류 불균형, 과도한 혈액 내 일산화탄소가 있다.

2. b. 이 환자는 심한 환기-관류 불균형으로 인하여 CO_2가 높고 저산소혈증이 있는 환자이다. 높은 FIO_2에서 환기-관류의 불균형이 악화되고 $PaCO_2$도 증가한다(이런 효과를 '저산소증에 의해 유발되는 호흡자극이 둔화된 상태'라고 하지만 환기-관류 불균형의 악화가 더 가능성이 높은 기전이다. 왜냐하면 CO_2 retention이 있는 환자에서 산소를 투여하더라도 일회호흡량(TV)이나 호흡수는 감소하지 않기 때문이다). 그럼에도 FIO_2와 관계없이 환자를 잘 감시하면 $PaCO_2$의 증가는 임상적으로 큰 문제가 되지 않을 정도로 작다. 그리고 이런 환자에서 안전할 정도로 SaO_2를 증가시키

는데는 대부분 40% 이상의 산소농도가 필요하지 않다.

3. b. 산소해리곡선을 보면 환자의 PaO_2는 가파른 곡선에 위치한다. 따라서 작은 PaO_2증가에도 SaO_2는 크게 증가한다(산소해리곡선상 평편한 부분에 위치한 것보다). 결과적으로 높은 FIO_2를 투여하여 생길 수 있는 '저산소증에 의해 유발되는 호흡자극의 둔화'를 피하면서 oxygen content를 증가시킬 수 있다.

4. b. 이 문제에 답하기 위한 많은 정보가 있다. 첫째로 환자의 $PaCO_2$가 단 6시간 만에 60에서 80 mmHg로 증가했다는 것은 만성 호흡성 산증에 급성 호흡성 산증이 겹친 경우를 의미한다. 만일 환자의 산-염기장애가 급성 호흡성 산증이라고 한다면 HCO_3^-는 24 mEq/L 보다 높아야 하며 이 환자의 pH는 7.15가 되어야 하지 7.10은 아니다. 급성 호흡성 산증이라면 예측할 수 있는 pH, HCO_3^-보다 더 낮으므로 이 환자에서 예측된 pH보다 실제 pH를 더 낮게 한 다른 원인 즉 대사성 산증이 있을 것이다.

둘째로 혈청 CO_2가 33에서 24 mEq/L까지 떨어진 것을 주목하라. 이 정도 혈청 CO_2가 떨어지는 경우 급성 대사성 산증(특히 $PaCO_2$가 증가할 때는)을 시사한다. 셋째로 AG이 24 mEq/L로 크게 증가된 소견을 보이는데(입원 시부터) 이는 anion gap acidosis가 발생한 것을 시사한다. 이 경우 가장 흔한 원인은 lactic acidosis이다. 마지막으로 환자의 bicarbonate gap ($\Delta AG-\Delta CO_2$)이 +11 mEq/L로 증가되어 있어서 만성 호흡성 산증 과/또는 대사성 알칼리증이 동반된 것으로 생각된다. 이 환자에서 대사성 알칼리증의 요소는 있지만 기본적으로 이 증례는 만성 호흡성 산증으로 잘 설명할 수 있다.

5. e. 1시간 동안 기계환기를 시행한 후 환자의 $PaCO_2$가 80 mmHg에서 50 mmHg로 감소되었다. 환기라는 측면에서 볼 때 현재 환자는 변화하는 과정에 있고 안정상태에 도달하지는 않았다. 수 시간 동안 환자의 $PaCO_2$가 추가적으로 감소될 수 있다. 따라서 현재 상태는 인공호흡기 설정을 더 조정하지 않도록 하여 $PaCO_2$가 더 이상 빠르게 감소하지 않도록 해야 한다. c, d의 경우 이런 일이 발생할 수 있다. $PaCO_2$가 감소하면 pH는 저절로 증가하므로 추가적으로 HCO_3^-를 투여하면 나중에 $PaCO_2$가 감소할 때 원치 않게 알칼리증이 악화될 수 있으므로 a는 불필요한 과정이다. b는 두 가지 이유로 필요 없다. 환자의 PaO_2는 FIO_2 40%에도 적절히 유지되고 있고 환자의 pH가 증가하면 SaO_2도 증가한다(산소해리곡선이 좌측으로 이동하기 때문이다).

6. e. 문제 7의 해설을 보라.

7. e. 치료목표는 환자의 산-염기 및 환기상태를 환자가 대기 중에서 자발호흡할 때와 같은 상태로 회복시킨 후 인공호흡기를 떼는 것이다. 현재 이 환자는 이뇨제와 부신피질호르몬등의 사용으로 대사성 알칼리증 상태이며 이는 높은 pH와 정상적인 $PaCO_2$로 알 수 있다(결과적으로 HCO_3^-가 증가되었다). 대사성 알칼리증에 대한 보상작용으로 저환기가 일어나므로 환자의 기관삽관을 제거하면 부분적으로라도 알칼리증을 보상하기 위해 저환기 상태가 급격히 악화될 수도 있다. 기관삽관을 제거 한 후 환자가 저환기 상태로 될 수 있는 또 다른 이유는 환자의 만성적인 폐질환과 관계 있다. 환자의 병력과 ABGA 결과를 볼 때 환자는 만성적으로 CO_2 retention이 있었을 것이다.

갑작스러운 저환기의 위험성은 $PaCO_2$가 증가함에 따라 PaO_2가 갑자기 감소할 수 있기 때문이다. 이상적으로는 (1) 환자가 기계환기를 하는 동안에 환자의 본래 호흡상태로 돌아와야 한다. 그래서 기관삽관을 제거한 후에도 저환기 상태가 되지 않아야 한다. 그리고 (2) 대사성 알칼리증을 적극적으로 치료하여 저환기 상태를 유도할 수 있는 어떠한 대사장애도 제거하여야 한다. 한가지 방법은 알칼리증을 조절하면서 분당 IMV횟수를 점차 줄인다. 이러한 방법으로 환자의 산-염기 및 산소화 상태를 관찰하면서 점차적으로 기계환기를 줄여야 한다. 이러한 처치를 24시간이상 계속하면 성공적인 기관삽관의 제거가 가능하게 한다. 이런 환자에서 인공호흡기를 이탈하는데는 여러 가지 방법이 있다. 보기 중 가정 적절한 방법은 e일 것이다. 그러나 어떤 의사는 다른 적절한 방법으로 c를 선택할 수도 있다. 이렇게 선택이 애매한 경우에는 어떤 원칙에 집착하기 보다는 기본적인 생리학적인 원칙을 지키면서 치료에 대한 환자의 임상적인 반응에 따라 결정하는 것이 더욱 중요하다.

8. d. 환자가 대사성 알칼리증 상태에 있으므로 혈청 K^+를 알아야 한다. 이 시점에서 다른 검사는 필요 없다.

9. d. 환자는 이뇨제 치료로 인한 저칼륨혈증의 가능성이 가장 높다.

10. b. a는 환자가 PaO_2 80 mmHg, $PaCO_2$ 60 mmHg는 $P(A-a)O_2$치가 음수의 수치가 나오므로 실제 환자에서 가능하지 않은 결과이다. c는 환자가 만성 CO_2 retainer이므로 이런 심한 호흡부전에서 $PaCO_2$는 약간 감소하고 PaO_2가 정상인 소견은 부적절한 검사결과이다. d는 잘 지내기에는 PaO_2가 너무 낮다. 생리학적인 지식

에 비추어 보면 이 정도의 PaO_2에서 SaO_2는 80%가 아닌 75%이하이다. e는 대사성 산증을 의미하나 이 환자가 대사성 산증을 보일 이유는 없다. 그리고 이는 과호흡을 해야 나올 수 있는 수치이므로 환자가 안정적이라고는 할 수 없을 것이다.

[환자 C]

1. c. 만약 산소해리곡선이 정상에서 이동하였다면 계산된 SaO_2는 부정확하다. P50가 유용한 정보를 제공할 수 있으나 검사방법은 SaO_2측정보다 복잡하다. 다른 답가지의 검사도 유용하지만 이런 상황에서는 제일 먼저 SaO_2를 직접 측정하여야 한다.

2. c. 증례 C 문제 1의 해설참고

3. b.

$$CaO_2 = (SaO_2 \times Hb \times 1.34) + (0.003 \times 82)$$
$$= (0.50 \times 16 \times 1.34) + 0.25$$
$$= 10.97 \text{ mL } O_2/dL$$

용해된 산소의 포함 여부와 관계없이 정답은 b이다.

4. a. 환자의 산소해리곡선은 좌측으로 이동하였고 따라서 조직으로의 산소이동이 장애를 받는다.

5. a. 이 환자는 의식불명이고 심한 저산소혈증에 빠져있다. 주어진 답가지 중 가장 적절한 것은 기관삽관 후 인공호흡기를 이용하여 100% 산소를 공급하는 것이다. 고압산소치료가 적절하나 이러한 기구는 일부 병원에 국한되어 있다(역자 주; 우리나라에서는 고압산소치료가 가능한 병원이 많으므로 고압산소치료가 더욱 좋다).

6. a. 이 상태는 환자가 일산화탄소 중독에서 호전된 소견과 일치한다. 비록 환자의 SaO_2는 아직 낮지만 CO가 혈중에서 제거되면서 SaO_2는 증가한다. 환자가 nitroglycerin을 투여 받고 있으므로 methemoglobiemia의 발생 가능성이 있다. 그렇지만 SaO_2 + %COHb는 100% 이므로 methemoglobinemia의 증거는 없다. 환자의 PaO_2는 100% 산소를 투여 받는 사람과 비슷하다. 따라서 흡인성 폐렴의 가능성도 적다. 환자의 ABGA는 대사성 산증을 의미하지 않는다. 마지막으로 산소독성이 나타나기에는 아직 이르다.

7. a 또는 e. 다른 3가지 답가지의 내용을 시행할 이유가 없다. 일산화탄소를 빨리 제거하기 위해서 높은 FIO_2를 유지해야 한다. 산소독성을 생각하기에는 아직 이르다. 어떤 연구보고에서 고압산소치료가 더 좋은 장기치료 성적을 보였으므로 고압산소치료를 선택하는 것이 적절하다. 그러나 고압산소치료기는 대부분의 병원에서 가능하지 않다(역자 주: 이는 미국 상황이며 우리나라는 대부분의 종합병원에 고압산소 치료기가 있었으나 근래 우리나라도 연탄 사용의 감소로 일산화탄소 중독 증례가 줄어 점차 사라지고 있는 실정이다).

8. c. 산소를 비강으로 분당 3L 투여할 때 FIO_2는 불확실 하다. 따라서 $(A-a)O_2$ 차이를 계산할 수 없다. 만약 대기호흡 중의 PaO_2가 예측한 것보다 낮게 나온 경우 b도 맞다. e는 $(A-a)O_2D$가 확실히 관계가 있다. 이것이 증가하면 동시에 존재하는 폐질환이나 폐에 생긴 합병증(흡인성 폐렴과 같은)의 첫 번째 실마리가 되기도 한다.

9. a. Pulse oximeter는 COHb 7%와 SaO 91%를 함께 SpO_2로 측정하므로 이 경우 SpO_2 = 98%일 것이다. 따라서 d는 틀리는데 COHb 7%, SaO_2 91%라면 MetHb은 2%이상 될 수 없다.

10. b. 이 환자는 매우 높은 일산화탄소로 인하여 의식불명이 된 것이다. 현재 수치는 겨우 7%이며 흡연자의 평균농도보다 약간 높은 수준이다. 확산장애나 V-Q 불균형때문에 CO의 증가가 가능하다. Heme의 분해과정에서 생리적으로 발생하는 CO는 3%이하 이다.

[환자 D]

1. c. 증가된 CO_2와 pH는 대사성 알칼리증을 시사한다. 물론 AG = 130-(77+33) = 20 mEq/L로 증가되어 있다. 과다한 anion gap (AG)은 20-12 = 8 mEq/L이므로 anion gap metabolic acidosis도 같이 있다. 이 환자에서 알칼리증이 산증에 비해 주류를 이루므로 pH가 증가했다.

Anion gap acidosis는 탈수, 조직관류의 저하, 그리고 일부 경한 신장 장애 등이 원인일 수 있다. 탈수에 의해서 BUN, 크레아틴의 상승은 가능하다. 이 환자에서 구토와 혈관수축, 저칼륨혈증은 대사성 알칼리증의 원인이다. CO_2의 증가는 단지 대사성 알칼리증에 대한 보상작용이다.

2. d. 환자의 anaion gap은 135−(84+33) = 18 mEq/L인데 수액투여로 감소하였다. 동시에 대사성 알칼리증도 지속되고 있는데(CO_2는 33 mEq/L로 증가된 채로 유지된다) A−a PO_2의 차이도 증가하고 높은 pH 때문에 환자의 산소해리곡선은 좌측으로 이동한다.

3. c. Acetazolamide는 carbonic anhydarase억제제로 이를 투여함으로 bicarbonate의 신장 재흡수를 막아 경한 대사성 산증을 유발하며 이는 bicarbonate가 28 mEq/L (CO_2는 29 mEq/L)까지 낮아진 것을 보면 알 수 있다.

4. b. 환자의 anion gap은 아직 139−(94+28) = 17 mEq/L로 증가되어 있어 경한 대사성 산증이 계속되고 있음을 보여 준다. Excess anion gap(△AG)은 5 mEq/L이므로 약 22 mEq/L의 낮은 혈청 CO_2 소견을 보여야 한다. 이 환자의 CO_2는 계속 28 mEq/L로 증가되어 있어 경한 대사성 알칼리증도 지속되고 있다.

5. c. 환자의 anion gap은 137−(100+20) = 17 mEq/L로 이는 원래 있었던 경한 신부전으로 발생한 대사성 산증(△AG = 5 mEq/L)이 지속됨을 시사한다. 동시에 이 환자의 ΔCO_2는 27−20 = 7 mEq/L이며 bicarbonate gap은 ($\Delta AG - \Delta CO_2$) 5−(7) = −2 mEq/L이다. 이 수치는 정상범위에 있고 환자의 정맥혈 CO_2는 적절히 낮아 대사성 알칼리증이 교정되었음을 알 수 있다.

[환자 E]

1. c. 환자가 갖고 있던 폐질환으로 인해 사강이 증가되었고 이런 이유로 $PaCO_2$ −$PetCO_2$가 큰 차이를 보인다(정상적인 차이는 미미하여 0이나 수 mmHg이다). a, e도 가능한 답이며 capnograph와 그 연결관등은 자주 확인하여야 한다. FIO_2는 $PaCO_2$와 $PetCO_2$에는 직접적인 영향이 없다.

2. b. 초기의 $PaCO_2$와 $PetCO_2$의 차이는 21−23 mmHg이다. 이런 차이가 달라질 아무런 이유도 없다. 따라서 환자의 $PaCO_2$는 아직 높고 과환기 상태에 있지 않다. 다른 답가지는 모두 맞다.

3. c. Carboxyhemoglobin은 pulse oximeter로 측정이 불가능하고 pulse oximeter는 Carboxyhemoglobin을 oxyhemoglobin으로 판독한다. 따라서 Carboxyhemoglobin

증가가 SpO_2에 영향을 주지 않는다. 다른 답가지의 경우는 SaO_2와 SpO_2가 정말로 감소한다.

4. c. 이 환자는 현재 methemoglobin이 증가된 상태이다. 환자는 아세트아미노펜(타이레놀)을 복용하고 있는데 이 약제는 methemoglobin이 증가와 관계 있다. 약제 투여는 중지되었다. 그 외 답가지에 나온 조치는 현재 필요 없다.

5. b. 당신은 Henderson–Hasselbalch공식이나 그림 8.2의 산–염기 지도를 사용할 수 있다. 어쨌든 HCO_3^-, $PaCO_2$가 필요하다. HCO_3^-를 알기 위해서는 총CO_2 33 mEq/L를 사용한다. $PaCO_2$를 알기 위해 최근 측정한 $PetCO_2$(36 mEq/L)에 $PaCO_2$ –$PetCO_2$의 차이를(약 22 mEq/L) 합하여 $PaCO_2$를 추정(58 mEq/L)할 수 있다. 이 결과를 계산하면 pH는 7.37이 된다.

6. d. ABGA를 다시 측정해야 할 급박한 이유는 없다. 인공호흡기를 이탈한 후 자발호흡을 하고 있는 환자를 볼 때는 SpO_2, $PetCO_2$와 임상증세 및 호흡수 등의 관찰로 충분한 정보를 얻을 수 있다. 이 환자의 경우 답가지 c에 요약된 것처럼 단계적인 절차를 밟아 인공호흡기를 이탈할 필요가 없다.

Chapter 10

모든 것을 종합하여 공부하자(II)

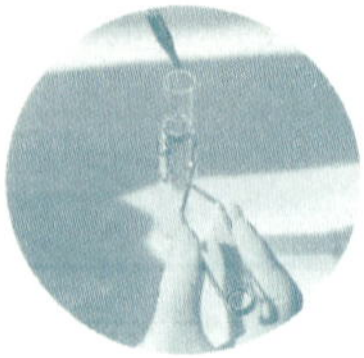

>> 증례들(주관식 문제)

이 장에는 ABGA와 함께 간단한 임상소견이 포함된 20개의 문제가 있다. 어떤 증례는 혈청 전해질 소견도 주어진다.

각각의 증례를 환기상태, 산소화 그리고 산-염기상태로 나누어 ABGA 소견을 해석하라. 해석을 위해 적절한 계산을 하며 대기압은 760 mmHg라고 가정하라.

ABGA 해석 시 원하는 용어를 사용해도 좋지만 최고의 ABGA 전문가가 의뢰된 환자에 대해 답하는 것처럼 하면 좋겠다. 마치 학생이나 주치의가 교수에게 검사결과를 보고한 것에 대해 공식적 해석을 답하는 것처럼 해보라. 정답을 보기 전 당신의 해석을 반드시 써보라. 만약 당신이 머리로만 해석하면 의미 있는 학습하는데 있어서 당신 자신을 속일 수 있다.

한, 두 문제를 끝내고 당신의 해석과 이 장의 뒷부분의 정답을 비교, 확인해 보고 그 다음 문제를 풀어보라. 한번에 20문제를 모두 끝내는 것은 좋지 않다고 생각한다.

증례 1

55세 남자가 호흡곤란 때문에 검사를 받고 있다. 환자는 고혈압으로 이뇨제와 아스피린을 각각 1일 1정 복용 중이다. 또 환자는 하루 한 갑의 담배를 피고 있다.

FIO_2 = 0.21	HCO_3^- = 30 mEq/L
pH = 7.53	COHb = 7.8%
$PaCO_2$ = 37 mmHg	MetHb = 0.8%
PaO_2 = 62 mmHg	Hb = 14 g/dL
SaO_2 = 87%	CaO_2 = 16.5 mL O_2/dL

Oxygenation(산소화)____

Ventilation(환기상태)____

Acid-base(산-염기상태)____________________________________

증례 2

23세 여자가 호흡곤란으로 응급실에 왔다. 이학적 검사와 흉부엑스선 소견은 정상이었다.

FIO_2 = 0.21
pH = 7.55
$PaCO_2$ = 25 mmHg
PaO_2 = 112 mmHg
SaO_2 = 98%
HCO_3^- = 21 mEq/L
COHb = 1.8%
MetHb = 0.6%
Hb = 13 g/dL
CaO_2 = 17.4 mL O_2/dL
Na^+ = 140 mEq/L
K^+ = 4.1 mEq/L
Cl^- = 106 mEq/L
CO_2 = 22 mEq/L

Oxygenation(산소화)____________________________________

Ventilation(환기상태)____________________________________

Acid-base(산-염기상태)____________________________________

증례 3

60세 여자가 흉통으로 심혈관계중환자실(CCU)에 입원하였다. 환자는 산소 마스크를 통해 보조 산소 요법을 시행 받고 있으며 흉부엑스선 소견에서 폐부종 소견을 보였다.

FIO_2 = 0.40
pH = 7.22
$PaCO_2$ = 38 mHg
PaO_2 = 76 mmHg
SaO_2 = 84%
HCO_3^- = 15 mEq/L
MetHb = 6.2%
Hb = 10.8 g/dL
CaO_2 = 12.2 mL O_2/dL
COHb = 2.2%

Oxygenation(산소화)______________________________

Ventilation(환기상태)______________________________

Acid–base(산–염기상태)______________________________

증례 4

46세 남자가 2일 전 폐렴으로 입원하였다. 환자는 점차 회복되다가 갑자기 식은 땀을 흘리며 호흡곤란 및 저혈압증세를 나타냈다.

FIO_2 = 비강 카뉼라로 산소 3 L/분 공급
pH = 7.40
$PaCO_2$ = 20 mmHg
PaO_2 = 80 mmHg
SaO_2 = 95%
HCO_3^- = 12 mEq/L
COHb = 1.0%
MetHb = 0.2%
Hb = 13.3 g/dL
CaO_2 = 17.2 mL O_2/dL

Oxygenation(산소화)______________________________

Ventilation(환기상태)______________________________

Acid–base(산–염기상태)______________________________

증례 5

35세 남자가 호흡곤란으로 검사 중이다.

FIO_2 = 0.21	HCO_3^- = 24 mEq/L
pH = 7.43	COHb = 1.5%
$PaCO_2$ = 37 mmHg	MetHb = 0.6%
PaO_2 = 92 mmHg	Hb = 14.8 g/dL
SaO_2 = 96%	CaO_2 = 19.3 mL O_2/dL

Oxygenation(산소화)____

Ventilation(환기상태)____

Acid-base(산-염기상태)____

증례 6

44세 남자가 의식불명으로 응급실에 실려왔다. 환자의 혈압과 맥박수는 정상이었다.

FIO_2 = 0.40	MetHb = 1.2%
pH = 7.46	Hb = 13.7 g/dL
$PaCO_2$ = 25 mmHg	CaO_2 = 10.8 mL O_2/dL
PaO_2 = 232 mmHg	Na^+ = 136 mEq/L
SaO_2 = 55%	K^+ = 3.8 mEq/L
HCO_3^- = 17 mEq/L	Cl^- = 101 mEq/L
COHb = 43%	CO_2 = 15 mEq/L

Oxygenation(산소화)____

Ventilation(환기상태)____

Acid–base(산–염기상태)____

증례 7

30세 여자가 갑자기 시작된 흉통으로 응급실에 왔다.

FIO_2 = 0.21	HCO_3^- = 23 mEq/L
pH = 7.50	COHb = 1.3%
$PaCO_2$ = 30 mmHg	MetHb = 0.3%
PaO_2 = 85 mmHg	Hb = 12 g/dL
SaO_2 = 95%	CaO_2 = 15.5 mL O_2/dL

Oxygenation(산소화)____

Ventilation(환기상태)____

Acid–base(산–염기상태)____

증례 8

23세 여자가 의식 혼탁으로 응급실에 실려왔다. 환자는 당뇨를 앓고 있다.

FIO_2 = 0.21	Na^+ = 136 mEq/L
pH = 7.02	K^+ = 3.8 mEq/L
$PaCO_2$ = 12 mmHg	Cl^- = 107 mEq/L
PaO_2 = 115 mmHg	CO_2 = 5 mEq/L
SaO_2 = 93%	Glucose = 675 mg/dL

HCO_3^- = 3 mEq/L

Oxygenation(산소화)________________________________

Ventilation(환기상태)________________________________

Acid–base(산–염기상태)________________________________

증례 9

39세 남자가 신경이 예민하여 대해 검사 중이다. 환자는 걱정이 심하였고 안절부절 못하였으며 알콜중독의 병력이 있다. 환자는 이름 모를 알약을 여러 개 복용하였다고 한다.

FIO_2 = 0.21	Hb = 8 g/dL
pH = 7.54	CaO_2 = 10.6 mL O_2/dL
$PaCO_2$ = 54 mmHg	Na^+ = 130 mEq/L
PaO_2 = 65 mmHg	K^+ = 2.8 mEq/L
SaO_2 = 97%	Cl^- = 84 mEq/L
HCO_3^- = 34 mEq/L	CO_2 = 36 mEq/L
COHb = 1.1%	

Oxygenation(산소화)________________________________

Ventilation(환기상태)________________________________

Acid–base(산–염기상태)________________________________

증례 10

58세 여자가 선혈을 토한 후 응급실로 실려 왔다. 혈압이 약간 낮고 호흡수는 36회/분으로 빈 호흡을 하고 있다.

FIO_2 = 0.21	HCO_3^- = 20 mEq/L
pH = 7.34	COHb = 6.1%
$PaCO_2$ = 35 mmHg	MetHb = 0.4%
PaO_2 = 69 mmHg	Hb = 4 g/dL
SaO_2 = 88%	CaO_2 = 4.92 mL O_2/dL

Oxygenation(산소화)________________________

Ventilation(환기상태)________________________

Acid-base(산-염기상태)________________________

증례 11

48세 남자가 급성호흡곤란으로 응급실에 왔다.

FIO_2 = 0.21	HCO_3^- = 24 mEq/L
pH = 7.19	COHb = 1.1%
$PaCO_2$ = 65 mmHg	MetHb = 0.4%
PaO_2 = 45 mmHg	Hb = 15.1 g/dL
SaO_2 = 90%	CaO_2 = 18.3 mL O_2/dL

Oxygenation(산소화)________________________

Ventilation(환기상태)________________________

Acid–base(산–염기상태)____

증례 12

65세 여자가 대퇴골 골절 수술 후 다음날 갑자기 저혈압에 빠졌다.

FIO_2 = 0.21	HCO_3^- = 23 mEq/L
pH = 7.47	COHb = 2.1%
$PaCO_2$ = 32 mmHg	MetHb = 0.5%
PaO_2 = 57 mmHg	Hb = 11.5 g/dL
SaO_2 = 83%	CaO_2 = 12.9 mL O_2/dL

이 환자가 수술 전 대기호흡 중 ABGA는 PaO_2 = 84 mmHg, $PaCO_2$ = 39 mmHg였다.

Oxygenation(산소화)____

Ventilation(환기상태)____

Acid–base(산–염기상태)____

증례 13

다음은 심폐소생술을 시행하는 환자의 ABGA 소견이다.

FIO_2 = 1.00 (manual bagging)	HCO_3^- = 20 mEq/L
pH = 7.10	COHb = 2.1%
$PaCO_2$ = 76 mmHg	MetHb = 0.5%
PaO_2 = 125 mmHg	Hb = 12 g/dL
SaO_2 = 99%	CaO_2 = 16.3 mL O_2/dL

Oxygenation(산소화)____

Ventilation(환기상태)____

Acid-base(산-염기상태)____

증례 14

28세 여자가 자살목적으로 아스피린을 과량 복용 후 응급실에 왔다.

FIO_2 = 0.40	MetHb = 0.5%
pH = 7.35	Hb = 12.6 g/dL
$PaCO_2$ = 16 mmHg	CaO_2 = 16.9 mL O_2/dL
PaO_2 = 130 mmHg	Na^+ = 140 mEq/L
SaO_2 = 98%	K^+ = 4.1 mEq/L
HCO_3^- = 15 mEq/L	Cl^- = 100 mEq/L
COHb = 1.1%	CO_2 = 16 mEq/L

Oxygenation(산소화)____

Ventilation(환기상태)____

Acid-base(산-염기상태)____

증례 15

65세 남자가 심한 비만과 고혈압에 대해 검사 중이다. 환자의 주 증상은 운동 시 호흡곤란이다.

FIO_2 = 0.21	HCO_3^- = 30 mEq/L
pH = 7.33	COHb = 4.1%
$PaCO_2$ = 59 mmHg	MetHb = 0.5%
PaO_2 = 54 mmHg	Hb = 18 g/dL
SaO_2 = 89%	CaO_2 = 21.6 mL O_2/dL

Oxygenation(산소화)____

Ventilation(환기상태)____

Acid-base(산-염기상태)____

증례 16

55세 남자가 내시경 검사직 후 호흡수가 증가하며 청색증 증세를 보이고 있다. 내시경 검사 전 환자의 ABGA는 정상이였다.

FIO_2 = 0.21	HCO_3^- = 16 mEq/L
pH = 7.34	COHb = 1.1%
$PaCO_2$ = 31 mmHg	MetHb = 18%
PaO_2 = 79 mmHg	Hb = 11.1 g/dL
SaO_2 = 75%	CaO_2 = 11.4 mL O_2/dL

Oxygenation(산소화)____

Ventilation(환기상태) ______________________________

Acid–base(산–염기상태) ______________________________

증례 17

70세 남자의 호흡부전치료를 위해 기관삽관을 하였다. 인공호흡기는 tidal volume = 700 mL, ACMV = 14회/분으로 조정되어 있다.

FIO_2 = 0.40	HCO_3^- = 25 mEq/L
pH = 7.34	COHb = 2.1%
$PaCO_2$ = 48 mmHg	MetHb = 1.1%
PaO_2 = 80 mmHg	Hb = 14.5 g/dL
SaO_2 = 95%	CaO_2 = 18.7 mL O_2/dL

Oxygenation(산소화) ______________________________

Ventilation(환기상태) ______________________________

Acid–base(산–염기상태) ______________________________

증례 18

23세 남자가 심한 폐렴으로 응급실에 왔다. 환자의 호흡수는 38회/분이며 호흡보조근을 사용하고 있다.

FIO_2 = 0.90	MetHb = 1.1%
pH = 7.29	Hb = 13 g/dL
$PaCO_2$ = 55 mmHg	CaO_2 = 15.8 mL O_2/dL

PaO_2 = 47 mmHg Na^+ = 154 mEq/L
SaO_2 = 86% K^+ = 4.1 mEq/L
HCO_3^- = 23 mEq/L Cl^- = 100 mEq/L
COHb = 2.1% CO_2 = 24 mEq/L

Oxygenation(산소화) __________

Ventilation(환기상태) __________

Acid-base(산-염기상태) __________

증례 19

호흡기 질환이 없던 39세 남자가 운동부하 검사 전, 검사 중 ABGA를 시행하였다.

측정항목	운동 전	운동 중
호흡수(회/분)	12	30
FIO_2	0.21	0.21
pH	7.43	7.41
$PaCO_2$ (mmHg)	39	37
PaO_2 (mmHg)	96	88
SaO_2 (%)	95	95
HCO_3^- (mEq/L)	24	24

Oxygenation(산소화) __________

Ventilation(환기상태) __________

Acid-base(산-염기상태) __________

증례 20

55세의 중증 COPD환자가 운동 전, 운동 중 ABGA를 시행하였다.

	운동 전	운동 중
RR	12	40
FIO_2	0.21	0.21
pH	7.38	7.32
$PaCO_2$ (mmHg)	42	51
PaO_2 (mmHg)	72	55
SaO_2 (%)	92	83
HCO_3^- (mEq/L)	24	25

Oxygenation(산소화)____________________

Ventilation(환기상태)____________________

Acid–base(산–염기상태)____________________

10장 임상문제 해답

증례 1.

Oxygenation(산소화): 대기호흡 중 PaO_2와 SaO_2가 모두 감소하였다. $P(A-a)O_2$도 약 43 mmHg로 증가하였다. 낮은 PaO_2는 V-Q 불균형이 원인이며 따라서 호흡기 문제가 있다. SaO_2는 PaO_2가 감소함에 따라 감소하였으나 이 증례에서 SaO_2가 감소된 주 원인은 흡연에 의한 carboxyhemoglobin이다. 동맥혈 oxygen content는 적절하다.

Ventilation(환기상태): 환자의 CO_2 생성능과 비교할 때 저환기, 과환기 상태가 아닌 적절한 상태이다.

Acid-base(산-염기상태): 환자의 pH와 HCO_3^-의 증가는 이뇨제가 원인일 가능성이 높으며 대사성 알칼리증 상태이다. 따라서 저칼륨혈증 여부 확인을 위해 혈정 K^+를 측정해 보아야 한다.

증례 2.

Oxygenation(산소화): 이 정도의 과환기 상태에서 대기 중 호흡할 때 PaO_2 112 mmHg는 정상이며 oxygen content 또한 적절하다.

Ventilation(환기상태): 환자는 과환기(호흡) 상태이다.

Acid-base(산-염기상태): pH가 높고, $PaCO_2$가 낮은 것은 급성 호흡성 알칼리증에 잘 맞는 소견이다. 약간 낮은 HCO_3^-는 급성 과환기에 의한 것이지 대사성 산증에 의한 것은 아니다. 혈청 전해질과 anion gap은 정상이다.

증례 3.

Oxygenation(산소화): 40% 산소 투여 상태에서 $P(A-a)O_2$는 증가되어 있고 이는 폐부종에 의한 V-Q 불균형이 원인일 것이다. 산소해리곡선의 우측이동(acidosis)과 methemoglobin의 상승으로 인해 SaO_2는 감소될 것이다. Methemoglobin의 증가는 투약과 관계있다. Nitrate를 투여하고 있는가? 환자의 oxygen content 또한 낮은 SaO_2와 빈혈로 인해 감소되어 있다.

Ventilation(환기상태): 환자는 정상적인 폐포환기 상태이며 이는 환자의 산-염기상태가 대사성 산증인 것에 비교해 볼 때 임상적으로 부적절하다.

Acid-base(산-염기상태): 낮은 pH와 정상 $PaCO_2$는 호흡성 보상작용이 부족한 심한 대사성 산증을 의미한다. 따라서 환자는 hypercapnia와 호흡부전이 발생하기 직전이다.

증례 4.

Oxygenation(산소화): 이 정도의 산소 보조요법과 과환기 상태를 고려할 때 환자의 PaO_2는 예상보다 낮은 것으로 생각되며 V-Q 불균형이 원인이다. Oxygen content는 정상이다.

Ventilation(환기상태): $PaCO_2$는 정상의 1/2이며 이는 과환기 상태임을 보여준다.

Acid-base(산-염기상태): Bicarbonate, $PaCO_2$가 낮은데도 정상 pH를 보이는 것은 대사성 산증과 호흡성 알칼리증이 혼합되어 있음을 의미한다. 이런 변화가 갑자기 발생하였고 환자에서 감염이 확인되면 폐혈증을 의심하여야 한다.

증례 5.

Oxygenation(산소화): PaO_2와 SaO_2는 정상이다. 안정 시 저산소혈증의 증거도 없다.

Ventilation(환기상태): 정상범위이다.

Acid-base(산-염기상태): 정상범위이다.

요약하면 안정 시 정상 ABGA 소견이다.

증례 6.

Oxygenation(산소화): 40% 산소를 투여중인 상태에서 이 정도의 PaO_2는 적절하므로 V-Q 불균형의 가능성은 적다. 그럼에도 환자의 SaO_2가 심하게 감소된 것은 carboxyhemoglobin이 43%로 증가되었기 때문이다. 결과적으로 oxygen content도 감소되었다. 일산화탄소의 증가와 알칼리증으로 산소전달에 심한 장애가 오며 이런 조건에서는 산소해리곡선이 좌측으로 이동하기 때문에 조직으로의 산소 공급은 더 심한 장애를 받는다(즉, 정상 시 보다 산소가 헤모글로빈에 더욱 강하게 결합한다).

Ventilation(환기상태): 환자는 과환기 상태이다.

Acid-base(산-염기상태): 낮은 $PaCO_2$, 낮은 bicarbonate와 약간 증가된 pH는 만성 호흡성 알칼리증 또는 호흡성 알칼리증+대사성 산증이 같이 있을 가능성이 있다. 환자의 anion gap이 20 mEq/L로 증가되었으므로 호흡성 알칼리증 + 대사성 산증의 가능성이 높다.

증례 7.

Oxygenation(산소화): PaO_2는 적절하나 $P(A-a)O_2$가 약 29 mmHg로 증가되어 있어

V-Q 불균형을 의미한다. 흉통은 폐경색의 가능성을 시사하는 증세이다. Oxygen content는 정상이다.
Ventilation(환기상태): 과환기 상태이다.
Acid-base(산-염기상태): 급성 호흡성 알칼리증과 일치한다.

증례 8.

Oxygenation(산소화): PaO_2는 심한 과환기 상태로 약간 증가되어 있다. 이 PaO_2에 비해 SaO_2는 약간 감소되어 있으나(산혈증으로 산소해리곡선이 우측으로 이동하였기 때문일 것이다) 그럼에도 SaO_2는 oxygen content와 마찬가지로 정상 범위에 있다.
Ventilation(환기상태): $PaCO_2$가 매우 낮아 심한 과환기상태를 시사한다. 자발호흡의 한계수준에 달하는 이러한 과환기는 심한 대사성 산증에 대한 보상적 반응일 가능성이 높다.
Acid-base(산-염기상태): pH와 $PaCO_2$가 심한 당뇨병성 케톤산증에 일치하는 소견이다. Anion gap은 24 mEq/dL로 증가되어 과다한 케톤산에 의한 anion gap acidosis를 보인다. 그러나 ΔAG(12 mEq/L)은 환자의 산증(ΔAG만으로 예상하는 CO_2는 15 mEq/L이다) 정도와 비교할 때 완전히 설명되지 않는다. Bicarbonate gap(BG) ($\Delta AG-\Delta CO_2$)은 (12−22) = −10 mEq/L negative BG인 것을 볼 때 신장질환이나 설사 등에 의해 발생한 hyperchloermic metabolic acidosis가 동시에 존재함을 시사한다.

증례 9.

Oxygenation(산소화): PaO_2는 감소되어 있으나 산소해리곡선이 좌측으로 이동하여 SaO_2는 정상이다. 환자가 심한 빈혈이 있어 oxygen content는 감소되어 있다.
Ventilation(환기상태): 과환기 상태이다.
Acid-base(산-염기상태): 증가된 pH와 $PaCO_2$는 대사성 알칼리증 및 호흡성 산증을 시사한다. 혈청전해질은 hypokalemia, hyponatremia이고 AG은 정상이므로 이뇨제 투여가 그 원인일 것이다. Hypoventilation은 대사성 알칼리증에 대한 보상작용일 것이다.

증례 10.

Oxygenation(산소화): 대기호흡 중 PaO_2는 감소되어 있어 V-Q 불균형을 시사한다. 환자의 SaO_2는 일산화탄소의 증가로 인해 추가적으로 감소되었다. 끝으로 낮은 SaO_2와 심한 빈혈 때문에 환자의 oxygen content가 심하게 감소 되어있다.
Ventilation(환기상태): $PaCO_2$는 정상의 하한치이나 대사성 산증에 대한 보상작용으로 약간 과환기상태이다.

Acid-base(산-염기상태): pH와 $PaCO_2$는 경한 대사성 산증을 시사하며 이는 환자의 저혈압 및 저산소혈증(낮은 oxygen content)과 관계있다.

증례 11.

Oxygenation(산소화): 환자의 PaO_2가 감소된 두 가지 이유는 hypercapnia, V-Q 불균형이다. V-Q 불균형은 $P(A-a)O_2$가 27 mmHg로 증가된 것에서 알 수 있다.

Ventilation(환기상태): 환자는 저환기 상태이다.

Acid-base(산-염기상태): pH와 $PaCO_2$는 급성 호흡성 산증과 대사성 산증이 같이 있다. 이는 급성 호흡성 산증만 있다고 가정할 때 예상되는 HCO_3^-보다 계산된 HCO_3^-가 더 낮기 때문이다.

증례 12.

Oxygenation(산소화): 대기 중 호흡 시 V-Q 불균형 때문에 PaO_2는 아주 낮다. 환자의 과거 정상 PaO_2와 비교해 볼 때 급성 호흡기 질환이 발생하였을 것이다. 환자가 수술 직후 상태인 것을 감안하면 가장 가능성이 있는 진단은 급성폐색전증이며 폐관류 스캔검사 또는 조영제를 사용한 흉부CT를 시행하여야 한다. 환자의 oxygen content도 약간 감소하였는데 낮은 SaO_2와 빈혈이 원인이다.

Ventilation(환기상태): 환자는 과환기 상태이다.

Acid-base(산-염기상태): 높은 pH와 낮은 $PaCO_2$는 일차성 급성 호흡성 알칼리증과 일치한다.

증례 13.

Oxygenation(산소화): Ambu bag으로 100%산소를 공급하고 있고 $P(A-a)O_2$가 증가되어 있기 때문에 심한 Rt-Lt shunt의 존재를 시사한다. Oxygen content는 ABGA 검사 시에는 적절했다.

Ventilation(환기상태): 환자는 Ambu bag으로 적절히 환기되지 않고 있다.

Acid-base(산-염기상태): pH와 $PaCO_2$는 급성 호흡성 산증과 대사성 산증이 혼합되어 있다. 급성 환기장애로 인해 $PaCO_2$가 76 mmHg으로 증가되었는데 $PaCO_2$의 변화만 작용한다면 pH 〉 7.10, HCO_3^- 〉 20 mEq/L일 것이다.

증례 14.

Oxygenation(산소화): PaO_2는 적절해 보이나 현재의 FIO_2를 고려할 때 실제로는

PaO_2가 감소된 상태이며 V-Q 불균형이 그 원인이다. 약물중독 시 V-Q 불균형이 발생하면 다른 원인 중에서 흡인성 폐렴을 먼저 생각해야 한다. Oxygen content는 적절하다.

Ventilation(환기상태): 환자는 심한 과환기 상태이다.

Acid-base(산-염기상태): pH와 $PaCO_2$는 호흡성 알칼리증과 대사성 산증이 혼재되어 있는 소견인데 이는 아스피린 중독에서 흔하다. Anion gap이 24 mEq/L로 증가되어 있어 대사성 산증도 같이 존재한다.

증례 15.

Oxygenation(산소화): 환자의 PaO_2가 낮은 2가지 이유는 V-Q 불균형(증가된 $P(A-a)O_2$를 볼 때 명백하다)과 hypercapnia이다. Polycytemia로 인해 환자의 oxygen content는 적절하며 이는 만성적으로 PaO_2가 낮은 환자에서 흔히 보는 소견이다.

Ventilation(환기상태): 아마 환자는 비만으로 인해 저환기 상태에 있다.

Acid-base(산-염기상태): 부분적으로 보상된 호흡성 산증에 일치되는 소견이다.

증례 16.

Oxygenation(산소화): 환자의 PaO_2는 약간 낮으나 SaO_2는 환자의 PaO_2로 계산한 것보다 훨씬 더 낮은데 이는 증가된 methemoglobin이 원인이다. 원인은 검사 중 사용하였던 국소마취제의 영향일 가능성이 많다(예: benzocaine). 환자의 낮은 oxygen content는 낮은 PaO_2와 빈혈 때문이다.

Ventilation(환기상태): 환자는 과환기 상태이다.

Acid-base(산-염기상태): 환자의 갑작스러운 저산소혈증에 의해 경한 대사성 산증이 발생하였다.

증례 17.

Oxygenation(산소화): 환자의 PaO_2는 적절해 보이나 FIO_2가 0.4임을 고려할 때 PaO_2는 아주 낮다. 따라서 V-Q 불균형이 존재하며 환자의 SaO_2와 oxygen content는 적절하다.

Ventilation(환기상태): 환자는 약간 저환기 상태로 인공호흡 중이다.

Acid-base(산-염기상태): 이 경우 pH와 $PaCO_2$는 경한 급성 호흡성 산증임을 시사하므로 기계환기량을 증가시켜 $PaCO_2$를 낮추고 pH를 증가시키는 쪽으로 조정하여야 한다.

증례 18.

Oxygenation(산소화): 90% 산소를 호흡하고 있으므로 PaO_2, SaO_2가 상당히 감소되어 있으며 심한 V-Q 불균형이 있음을 의미한다.

Ventilation(환기상태): 환자는 빠른호흡을 하고 있지만 저환기 상태이며 따라서 사강환기량(dead space ventilation)이 상당히 증가되어 있음을 시사한다. 이런 상태는 아주 위험하며 기계환기의 시작을 고려하여야 한다.

Acid-base(산-염기상태): 낮은 pH, 높은 $PaCO_2$ 그리고 약간 낮은 HCO_3^-(계산된 수치)는 급성 호흡성 산증과 대사성 산증이 같이 있음을 의미한다. Anion gap이 30 mEq/L로 증가되어 있어 lactic acidosis와 같은 임상적으로 의미있는 anion gap acidosis를 시사한다. Bicarbonate gap ($\Delta AG-\Delta CO_2$)은 (18-3) = 15 mEq/L로 원인은 알 수 없으나 심한 대사성 알칼리증도 존재함을 시사한다. 요약하면 이 환자는 호흡성 산증, 대사성 산증 그리고 대사성 알칼리증을 갖고 있다.

증례 19.

Oxygenation(산소화): 운동 전후 PaO_2, SaO_2는 모두 정상이다. 이 정도의 운동에서 oxygen desaturation은 일어나지 않았다.

Ventilation(환기상태): 운동부하검사 전의 폐포환기는 정상이다. 운동 중 폐포환기는 CO_2생성량과 비교할 때 적절히 증가하였다.

Acid-base(산-염기상태): 운동 전, 후 모두 정상이다. 요약하면 submaximal exercise (아최대 운동)에 대해 PaO_2, $PaCO_2$ 모두 뚜렷한 변화 없이 정상적인 ABGA의 변화를 보여준다.

증례 20.

Oxygenation(산소화): 운동 전 대기호흡 중 PaO_2, SaO_2는 약간 감소되어 있다. 운동 중 PaO_2는 심하게 감소되었고 이는 환자의 COPD에 의해 확산장애가 발생하였음을 의미한다.

Ventilation(환기상태): 운동 전에는 정상 환기 상태이다. 운동에 따라 CO_2생성량이 증가한 것에 대해 폐포환기량이 적절히 증가하지 못해 결과적으로 $PaCO_2$가 증가하였다.

Acid-base(산-염기상태): 운동 전에는 정상이다. 운동 중에는 부적절한 폐포환기로 hypercapnia가 발생하여 급성 호흡성 산증이 발생하였다.

Chapter 11

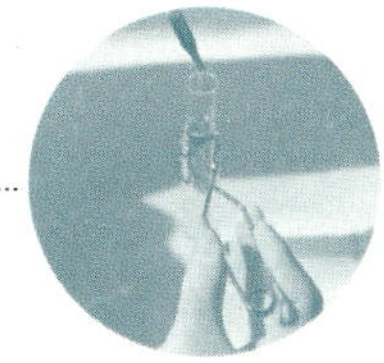

모든 것을 종합하여 공부하자(III)

>> 임상적 평가 및 검사처방하기

제9, 10장에서 ABGA 판독법을 공부했다. 그러나 더 근본적인 질문 – 'ABGA를 언제 시행해야하나?' 와 관련된 질문 – 은 다루지 못했다. ABGA를 다른 검사로 대체하면 안되는가? 가스교환에 대하여 언제, 어떤 검사를 시행하는 것을 아는 것도 검사결과를 해석하는 것만큼 중요하다.

이번 장에서 16개의 간단한 증례를 제시한다. 각 증례에 대해 어떤 검사들을 시행하는 것이 좋은지에 대한 질문을 받게 될 것이다. 기본적으로 각 증례에서 환자의 산소화, 환기, 산–염기장애를 알기 위해 ABGA나 기타 다른 검사를 시행해야 하는 충분한 근거가 있는지 설명해야 한다. 만약 그런 검사가 필요하다면 어떤 검사가 필요한지 명시해야 한다. 예를 들면 다음과 같다.

- 완전한 ABGA (보통 ABGA + co–oximetry)
- Co–oximetry를 뺀 보통 ABGA
- Co–oximetry만 시행(또는 이 검사의 어떤 부분)
- Pulse oximetry
- End–tidal CO_2
- 전해질 검사
- 어떤 다른 검사(들)

이 증례들 중에 몇 개는 (실제 상황에서 처럼) 한 가지 최적의 검사가 없을 수도 있다. 또 환자의 문제를 해결하는데 하나 이상의 검사 정보가 필요한 경우도 있다. 어떤 경우 아무런 검사도(또는 어떤 추가적인 검사도) 필요하지 않을 수 있다. **여기에 제시된 증례에 대해서 얼마나 쉽다고 느낄런지 모르지만 정답을 확인하기 전에 자신의 손으로 직접 답을 써보는 것은 아무리 강조해도 지나치지 않는다.** 이렇게 해야 문제에 대해 자신의 확고한 답을 써볼 수 있고 연습을 통해 배울 수 있는 최대한의 지식을 습득할 수 있다.

증례 1

45세 남자가 갑작스러운 호흡곤란, 흉통으로 응급실에 왔다. 환자의 얼굴은 창백하였고 혈압은 100/60 mmHg였다. EKG가 ST segment elevation을 보여 심근경색이 의심되었다.

환자의 산소화 정도, 환기 그리고 산-염기장애를 어떻게 평가하겠는가?

당신의 처방은? ____________________

____

____

____

증례 2

23세 남자가 늑막성 흉통을 호소하면서 응급실에 왔다. 임상적으로 폐색전증이 의심되었다.

가스교환 상태를 확인하기 위해 어떤 검사가 필요한가?

당신의 처방은? ____________________

____

____

____

증례 3

65세 여자가 천식의 급성악화로 병원에 입원하였다. 입원 2일 후 호흡곤란이 악화되었고 최대호기량(PEFR)은 감소하였다. 의식과 지남력은 정상이었으나 호흡곤란이 심하였고 청진 상 천명음이 계속 들렸다. 호흡수는 30회/분, 심박수는 112회/분, 혈압은 145/90 mmHg였다. 비강을 통해 3 L/분의 산소가 투여될 때 ABGA를 시행하였다.

PaO_2 = 35 mmHg $PaCO_2$ = 54 mmHg

SaO_2 = 71%(계산된)   pH = 7.31

다음으로 시행할 것은?

당신의 처방은? ________________

증례 4

27세 남자가 상점의 화재현장에서 구조되어 응급실로 이송되었다. 힘들어 보이지 않았으나 두통을 호소하였고 얼굴에 약간 그을음이 있었다. Pulse oximetry상 SpO_2는 97%였다. 환자의 vital sign은 안정적이었고 집에 돌아가 가족과 함께 있고 싶다고 간청하였다. 흉부엑스선 소견은 정상이었다.

더 이상의 다른 검사가 필요한가?

당신의 처방은? ________________

증례 5

예배를 보던 중 쓰러진 18세 남자가 응급실에 왔다. 환자의 과거력에 특이 소견은 없었다. 환자를 데리고 온 누이는 복음송을 부르는 중 "환자가 불안해 하더니 숨을 힘들게 쉬었다"라고 하였다. 진찰소견 상 환자는 젊고, 건강해 보였으나 빈호흡, 과호흡의 양상을 보였다. 손가락에 carpopedal spasm이 관찰되었다. 국소적인 신경학적 징후는 없었고 심, 폐소견은 정상이었다. Pulse oximetry는 99%의 결과를 보였다.

가스교환, 산-염기 균형을 알기 위한 더 이상의 다른 검사가 필요한가?

당신의 처방은? ________________

증례 6

35세의 비 흡연 여성이 천식으로 외래에 왔다. 약간만 움직이면 숨이 찬다고 하였다. 최대호기속도(PEFR)는 예측치의 60%다. 심박수는 100회/분, 호흡수는 24회/분이었다. 환자는 호흡보조근을 사용하지 않았다.

가스교환상태를 알기 위해 어떤 검사를 해야 하나?

당신의 처방은? ______________________________

____

____

____

증례 7

61세 남자가 호흡부전으로 입원, 지난 6일간 중환자실에서 기계환기 치료를 받고 있다. 다음에 제시한 결과는 입원 6일 째 한번 측정한 ABGA(오전 10시) 결과이며 비침습적인 검사를 몇 번 시행하였다(오전 10부터 오후 2시까지).
계속 인공호흡기를 사용하였으나 IMV에 의한 보조 호흡이 없는 상태(모든 호흡은 자발호흡이었음)에서 오후 2시에 다시 검사를 시행했다. 이 때 환자는 편안해 보였으며 기관삽관을 제거해 달라는 의사를 표시하였다.

	측정 시간			
항목	**오전 10:00**	**정오**	**오후 1:00**	**오후 2:00**
SpO_2(%)	96	96	95	95
$PetCO_2$(mmHg)	30	32	32	31
FIO_2	0.35	0.35	0.35	0.35
IMV(기계호흡수/분)	6	6	4	없음
총 호흡수	14	14	12	15
pH	7.45			
$PaCO_2$(mmHg)	35			
PaO_2(mmHg)	77			
SaO_2(%)	93			

IMV; intermittent mandatory ventilation, 총 호흡수; respiratory rate/minute (includes mechanical ventilator breaths).

기관삽관을 제거하기 전에 추가적인 다른 검사를 반드시 해야 하나?

당신의 처방은? ______

증례 8

62세 남자가 무기력과 탈수로 응급실에 왔다. 정맥혈 검사결과이다.

Na^+ = 140 mEq/L	SpO_2 = 95%(FIO_2 = 0.21)
K^+ = 4.8 mEq/L	BUN = 88 mg/dL
Cl^- = 90 mEq/L	Creatinine = 2.1 mg/dL
CO_2 = 24 mEq/L	

ABGA를 해야 하는 적응증이 있는가?

당신의 처방은? ______

증례 9

23세 IDDM환자가 피로와 불쾌감으로 응급실에 왔다. 2일 전부터 인슐린주사를 맞지 않고 있었다. 응급실에서 정맥, 동맥혈을 검사했다.

정맥혈	동맥혈 (FIO_2 = 0.21)
혈당 = 845 mg/dL	pH = 7.10
BUN = 35 mmHg	$PaCO_2$ = 10 mmHg
Creatinine = 1.1 mg/dL	PO_2 = 112 mmHg
Na^+ = 140 mmHg	HCO_3^- = 4 mEq/L
K^+ = 4.1 mEq/dL	
Cl^- = 105 mEq/dL	
CO_2 = 5 mgEq/dL	
케톤체; 양성	

인슐린과 수액제를 환자에게 정맥주사 하였다.

이 환자의 산-염기장애는?

당신의 답은? ______________________

____

____

____

증례 10

미국 포춘지(경제잡지)의 500대 기업에 속하는 회사에서 새로운 중역을 뽑고 있다. 45세 남자가 중역에 취임하기 전에 신체검사를 받게 되었다. 신체검사의 일환으로 회사는 '완벽한 폐기능 검사를 해 달라'고 요구하였다. 환자는 비흡연가로 호흡기증상은 없었다. Vital capacity(폐활량)와 다른 검사 결과는 정상이었고 대기호흡 중 SaO_2는 98%였다.

Baseline(기본적인) 검사결과를 위해 ABGA가 필요한가?

당신의 답은? ______________________

____

____

____

증례 11

만성기관지염에 대한 산재보상 때문에 검사 중인 환자가 있다. 환자는 심한 흡연가였으나 5년 전부터 금연을 시작하였다. 그러나 환자의 옷에서 아직도 담배냄새가 났다. 환자의 폐기능 결과는 심한 기류폐쇄의 소견이였다.

가스교환 상태를 확인하기 위해 어떤 검사가 필요한가?

당신의 처방은? ______________________

____

증례 12

71세 여자가 심부전때문에 발생한 급성 폐부종으로 중환자실에 입원했다. 기계환기를 시행하였고 (FIO_2 = 0.50) 다른 치료로 nitroglycerine, digoxin, furosemide가 투여되었다. Pulse oximetery와 capnograpy로 계속 모니터중이며 SpO_2는 92-96%, $PetCO_2$는 $PaCO_2$ = 30-34 mmHg정도 였다.
오전 9:00의 ABGA는 PaO_2 = 88 mmHg, $PaCO_2$ = 34 mmHg, SaO_2는 98%였다. 정오가 되어 처음으로 환자의 피부와 점막이 검푸른 색이라는 것을 알게 되었다. 그 밖에 환자의 상태는 변하지 않았고 SpO_2와 $PetCO_2$소견도 지난번 측정한 결과 범위 내에서 큰 변화가 없다.

가스교환상태에 대한 검사가 필요하다면 꼭 시행해야 할 검사는?

당신의 처방은? ______

______

______

______

증례 13

계단을 오를 때 호흡곤란을 호소하는 54세 여자가 일상적인 검사결과를 확인하고 있다. 환자의 헤모글로빈치는 18 g/dL (정상치; 12-15 g/dL)였다.

시행해야 할 추가 검사는?

당신의 처방은? ______

______

______

______

증례 14

73세 여자가 탈수와 요로감염으로 입원하였다. 환자는 양로원에서 생활하며 고혈압, 심장병, 녹내장 및 기관지염에 대한 많은 약을 복용하고 있었다. 입원 당시 검사 결과는 다음과 같았다.

Na^+ = 156 mEq/L　　Cl^- = 100 mEq/L

K^+ = 3.3 mEq/L　　CO_2 = 35 mEq/L

추가로 시행해야 할 필요가 있는 검사는?

당신의 처방은? ______________________________

____

____

____

증례 15

45세 남자가 만성적인 두통으로 신경과 외래에 검사를 위해 왔다. Brain CT와 신경학적인 검사는 정상이였다. 대기호흡 중에 시행한 검사 결과이다.

Pulse oximetry

SpO_2 = 97%

ABGA

pH = 7.43　　HCO_3^- = 24 mEq/L

$PaCO_2$ = 37 mmHg　　FIO_2 = 0.21

PO_2 = 90 mmHg

추가로 시행해야 할 필요가 있는 검사는?

당신의 처방은? ______________________________

____

____

____

증례 16

25세 여자간호사가 만성적인 호흡곤란으로 응급실에 왔다. 호흡곤란과 더불어 애매한 흉부 불쾌감을 호소하였다. 이런 증상이 3주 정도 계속되었으나 일을 계속할 수는 있었다. 환자는 비흡연자며 특별한 약도 복용하지 않았다. 이학적 검사, 흉부엑스선, 심전도는 정상이었다. Pulse oximetry상 SpO_2는 98%였다. 호흡기질환의 가능성을 생각하며 ABGA를 시행해 보았다.

pH = 7.41,	HCO_3^- = 23 mEq/L
$PaCO_2$ = 37 mmHg	FIO_2 = 0.21
PaO_2 = 94 mmHg	

ABGA 검사결과 가스교환에 별다른 문제는 없었다. 호흡곤란등에 대하여 추가로 시행한 환기-관류스캔 결과도 정상이었다.

환자에게 모든 것이 정상이라고 안심시키기 전에 추가로 더 해볼 검사는 없는가?

당신의 처방은? ______________________________

____

____

____

11장 임상문제 해답

증례 1.

환자의 상태가 위중하여 산소화, 환기, 산-염기상태에 대한 신속한 판단이 필요하므로 완전한 ABGA(co-oximeter + 일반 ABGA)와 혈청전해질검사를 시행해 보아야 한다. 더구나, 환자는 심근경색이 의심되어 이미 추가적인 산소를 투여 받고 있다. 추가적으로 투여된 산소를 감안하여 ABGA를 해석해야 한다.

증례 2.

완전한 ABGA를 시행해야 한다. 최소한 환자의 $P(A-a)O_2$를 확인할 필요가 있다. $P(A-a)O_2$가 증가된 경우에는 폐색전증을 의심할 수 있고 반면에 정상이라면 폐색전증을 완전히 배제할 수는 없지만 가능성은 매우 낮아진다. Co-oximetry결과로 일산화탄소의 증가를 확인해 볼 수 있다.

증례 3.

환자의 PaO_2가 35 mmHg일 가능성이 적으며 주어진 임상상황과 추가적인 산소투여 등을 고려할 때 정맥혈에서 채혈되었을 가능성이 높다. Pulse oximeter 측정결과는 계산된 SaO_2결과인 71%보다 더 높은 SaO_2 결과를 보였다. 비록 검체가 정맥혈이지만 pH와 $PaCO_2$는 동맥혈과 비슷하므로 악화된 환자의 천식에 대해 ICU에서 적극적인 감시와 치료가 필요하다.

증례 4.

물론 검사가 필요하다. 환자는 일산화탄소 중독일 가능성이 높다. Co-oximetry를 이용한 ABGA를 검사해야 하는데 그 이유는 가스교환장애와 CO농도를 알아야 하기 때문이다. 결과가 어떻든 이 환자의 경우 경과관찰을 위해 입원시켜야 한다. 환자는 상기도 염증과 폐부종이 발생할 가능성이 있다.

증례 5.

환자가 빠르게 호전되면 추가검사는 필요 없다. 임상 상황은 전형적인 hyper-ventilation syndrome(과환기증후군)이다. 종이봉투로 rebreathing(재호흡)시키거나, (역자 주; Hyperventilation syndrome이 발생한 환자에게 이 증상이 발생한 장소에서 즉시 종이봉투를 이용 재호흡시키는 것은 추천되지 않는다. 응급실에서 hyperventilation syndrome의 원인 - 심근경색, 폐색전증, 기흉 등 - 에 대한 감별진단이 끝난 뒤 시행하는 것이 안전하다) 환자를 안심시키거나 (때로는) 항불안제를 투여하면 대개 치료 반응을 보인다. 환자는 급성 호흡성 알칼리증을 보인다. 만약 환자가 치료로 호전되지 않는다면 ABGA가 필요하다.

증례 6.

환자의 가스교환 상태를 평가하는데 pulse oximetry면 충분하다. 일반적으로 천식 환자에서 CO_2 retention은 peak flow rate가 예측치의 50%이상이면 잘 발생하지 않는다. SaO_2는 보통 정상소견을 보이거나 아니면 천식이 악화될 때 약간 감소되는 정도이다. 환자는 비흡연자이므로 일산화탄소중독이 의심되지 않는다. 따라서 %COHb는 꼭 확인할 필요가 없다. SpO_2가 특별히 낮으면(SpO_2 < 92%) ABGA를 해보아야 하지만 그렇지 않으면 pulse oximetry로 충분하다. 물론 환자의 천식증상이 치료에도 불구하고 악화된다면 ABGA를 해보아야 한다.

증례 7.

기관삽관은 아무런 다른 추가검사 없이 제거할 수 있다. 이 경우처럼 SpO_2와 $PetCO_2$가 안정적인 경우 SaO_2와 $PaCO_2$를 대신할 수 있다. SpO_2, $PetCO_2$결과와 더불어 환자의 호흡곤란이 없다는 것은 더 이상 기계환기가 필요 없다는 것을 시사한다.

증례 8.

물론이다. 반드시 ABGA를 시행해 보아야 한다. AG은 26 mEq/L이며 이는 대사성 산증을 시사한다. 환자의 bicarbonate gap은 +11 mEq/L이며 이는 대사성 알칼리증과/또는 보상된 호흡성 산증을 시사한다. 혼합 산-염기장애를 해석하고 그 심각도를 평가하기 위해서는 pH와 $PaCO_2$를 측정하는 방법밖에 없다.

증례 9.

이 경우는 당뇨병성 케톤산증으로 인한 일차성 대사성 산증의 소견이다. 이 환자의 대사성 산증은 호흡성 보상작용에 의해 완전히 보상되어 있다(pH의 마지막 두자리와 $PaCO_2$가 같은 것을 확인해 보라). 대사성 산증에서 회복되고 있는지 확인하기 위해 정맥혈 CO_2와 anion gap(현재 30 mEq/L)을 다시 검사 해볼 필요는 있다.

증례 10.

ABGA는 적응이 되지 않는다. 이 증례에서 환자의 산소화 상태에 대하여 신경을 써야 할 필요가 별로 없다. 더구나 정상 SpO_2이므로 ABGA를 해야 할 필요는 전혀 없다.

증례 11.

Co-oximetry를 포함하여 완전한 ABGA를 시행한다. 증례의 환자는 계속 흡연하고 있고 따라서 CO농도가 증가할 것이다.

증례 12.

증례는 nitroglycerine을 정맥주사하여 갑작스럽게 methemoglobinemia가 발생한 것을 시사한다. 피부색의 청색증 변화는 methemoglobin이 일부 작용한다. %MetHb측정을 포함한 co-oximetry와 ABGA를 시행하여 완전한 ABGA를 검사하도록 해야 한다.

증례 13.

환자의 헤모글로빈이 증가한 것이 1차적인 문제이거나 저산소혈증에 의해 2차적으로 증가했을 수 있다. 우선 환자는 저산소혈증에 대한 검사가 필요하며 따라서 co-oximetry를 포함한 완전한 ABGA를 우선 선별검사로 시행해야 한다.

증례 14.

환자의 anion gap이 21 mEq/L이므로 anion gap metabolic acidosis를 시사한다. 환자가 단순 산-염기장애만 있다면 정맥혈 CO_2가 약 13 mEq/L 정도 되어야 하는데 실제 환자의 정맥혈 CO_2는 35 mEq/L이므로 대사성 알칼리증이 동반된 것을 시사한다. 환자의 전해질검사 결과는 혼합 산-염기장애의 존재를 시사하므로 혈액의 산-염기상태를 알기 위해서, 다른 (호흡성) 산-염기장애가 있는지, 또 산소화는 적당한지 알기 위해 ABGA를 해야 한다.

증례 15.

만성 두통의 가능한 원인은 저농도의 일산화탄소중독이다. ABGA나 PO_2로 이를 감별할 수 없다. 혈액샘플(동맥이든 정맥이든)을 검사실로 보내 co-oximetry로 COHb를 측정해야 한다.

증례 16.

의사는 환자의 심-폐기능장애의 가능성에 집착한 나머지 호흡곤란의 흔한 원인인 빈혈을 간과하였다. 과다한 월경때문에 환자의 헤모글로빈은 5.8g/dL이었다. Co-oximetry를 시행하였다면 co-oximetry가 hemoglobin content를 측정할 수 있으므로 쉽게 진단할 수 있는 문제이다. Co-oximetry가 아니더라도 원인불명의 호흡곤란 환자에서 반드시 hemoglobin content를 검사할 필요가 있다.

Chapter 12

정맥혈 가스 검사

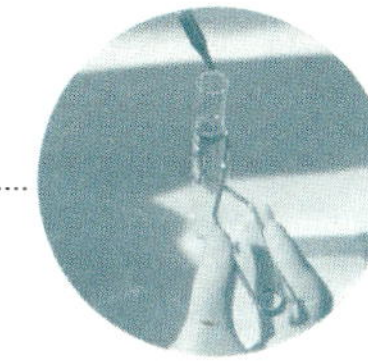

>> 반드시 알아야 할 것을 넘어선 문제

이 책의 초판을 읽어본 많은 독자들이 더 많이 알고 싶어 한 것이 있었다! 초판의 독자들은 중환자를 치료할 때 부딪히는 혈액가스검사에 대해 좀 더 많은 지식을 알고 싶다는 의견을 주었다. 어쩔 수 없는 것이지만 이 책을 쓴 목적은 대부분의 임상 상황에서 – 즉 대부분의 임상의사들이 정말 알고 싶은 모든 정보를 포함하여 – 혈액가스검사를 해석할 때 필요한 지식을 얻을 수 있도록 돕는 것이었다. 11장까지의 내용은 이 목적을 달성하기에 충분하리라 생각하며 따라서 이번 장은 부수적인 내용이라고 생각하면 되겠다. 이 장은 몇 가지 중환자 즉 폐혈증, 심한 순환장애, 심정지, mitochondrial poisoning(청산가리 중독)의 진단에서 혼합정맥혈가스 소견을 다룬다.

혼합정맥혈에서의 혈액가스

산소화를 평가할 수 있는 우리의 능력은 한계가 있어서 일반적으로 환자의 몸 전체에 대한 산소화 상태를 평가할 수밖에 없다. 즉 몇 가지 특수한 프로토콜을 제외하고는 각 장기별 산소화 상태를 구분해 평가할 수 없다. 각 장기별 저산소증은 그 장기의 손상이 – 예, shock상태에서 간이 저산소증으로 손상을 받으면 간효소 수치가 상승하거나, 뇌의 허혈성 변화로 encephalopathy가 발생하는 것 등 – 일어난 뒤 알게 된다. 이런 상황은 더 어려운데 예를 들어 폐혈증에서 환자의 전체적인 산소공급은 적절한 것처럼 보이지만 몇 몇 장기에 선택적으로 저산소증이 일어날 수 있다는 것이다.

의식상태와 심혈관 상태가 정상인 환자(병력청취, 이학적검사, 흉부엑스선 등에 기초하여)에서 arterial oxygen content(CaO_2)는 일반적으로 조직에 산소전달이 적절한지를 아는데 충분하다. 그럼에도 예를 들어 폐혈증, 쇼크, 심한 심부전등에서와 같이 혈액순환장애가 있는 경우 CaO_2만으로는 불충분하다. 이 경우 혼합정맥산소포화도(SvO_2) 이용하여 산소화를 평가하는 것이 중요할 수 있다.

혼합정맥혈은 폐동맥 내 혈액을 의미하는데 이 곳의 혈액은 몸의 모든 장기로부터 돌아온 '완전히 혼합된 정맥혈'이 있는 유일한 곳이다. 동맥혈과 비교해 볼 때 산소압과

표 12.1. 안정 시 동맥혈 및 혼합 정맥혈의 정상 가스소견

VALUE	ARTERIAL	MIXED VENOUS	TYPICAL A-V DIFFERENCE
PO_2 (mmHg)	70-100	35-40	PO_2 - 60
SO_2 (%)	93-98	65-75	SO_2 - 25
PCO_2 (mmHg)	35-45	42-52	6-8
pH	7.35-7.45	7.32-7.41	0.03-0.04
HCO_3^- (mEq/L)	22-26	24-28	2-4

산소포화도 (PaO_2와 SaO_2)를 제외하고 혼합정맥혈과 동맥혈의 가스소견은 거의 유사하다(표 12.1).

pH, PCO_2 그리고 HCO_3^-와 달리 동맥혈과 정맥혈의 산소압의 차이는 매우 다양하며 크다. 이런 이유로 산소화 과정은 정맥혈로 평가할 수 없다. 그러나 산-염기장애를 평가하기 위해 정맥혈 샘플을 이용하는 것은 종종 도움이 된다.

가벼운 호흡곤란으로 입원한 환자의 동맥혈을 채취하여 ABGA를 시행하였다. 주사기의 plunger를 뒤로 빼서 혈액을 채취하였기 때문에 담당의사는 채취된 샘플이 동맥혈인지 정맥혈인지 확신하지 못하였다. 검사 결과는 pH = 7.25, PCO_2 = 76 mmHg, PO_2 = 42 mmHg였고 산소포화도는 77%였다. 의사는 '환자 상태가 그렇게 나쁘지 않다'면서 '자기가 채취한 검체가 정맥혈임이 틀림없다'고 생각했다. 의사의 생각이 옳다면 이 검사결과로 어떤 것을 확신할 수 있는가?

이 문제에서 측정된 PO_2와 산소포화도는 동맥혈이거나 정맥혈일 수 있다. 산소포화도는 pulse oximetry를 이용하여 신속하게 측정할 수 있고 또 반드시 측정해야 한다. 그렇지만 채취된 혈액이 동맥혈이든 정맥혈이든 관계없이 pH와 PCO_2는 매우 비정상이며 호흡성 산증의 소견을 보인다. 이 환자의 정맥혈 pH와 PCO_2결과는 동맥혈과 비슷한 소견을 보인다. 심한 저관류 상태를 제외하고는 동맥(PaO_2와 SaO_2)과 정맥(PvO_2와 SvO_2)의 차이는 크지 않다(표 12.1). 이 경우 가장 큰 실수는 검사 결과가 아주 비정상적이니까 pH와 PCO_2결과를 정맥혈 소견이라고 생각할 수 있다는 것이다.

혈류역학적으로 안정적인 경우 정맥산소치는 상당히 좁은 폭(PVO_2 = 35-40 mmHg, SvO_2 = 65-75%)에 국한된다. 이는 PaO_2가 낮은 수치까지(예를 들어 50 mmHg까지)

떨어져도 정맥혈 산소치는 비슷한 수준을 유지한다. 정맥혈 산소치는 주로 심박출량(C.O.)과 조직에서 빠져 나온 산소의 양에 의해 결정되며 동맥혈 산소압, 산소포화도, 산소함유량도 어느 정도 적은 영향을 준다. PaO_2, SaO_2 그리고 CaO_2가 떨어지더라도 심박출량이나/또는 조직에서 빠져 나온 산소량이 증가되어 적절한 산소전달은 유지되며 결과적으로 정맥혈 산소치가 크게 떨어지지 않도록 유지한다.

Oxygen delivery, Oxygen uptake 그리고 Fick 방정식

앞서 설명한 것을 좀더 자세히 설명하기 위해 oxygen delivery, oxygen uptake에 대한 2가지 중요한 방정식을 설명해야 할 필요가 있다. 그림 12.1을 참고하면서 다음 설명을 읽기 바란다.

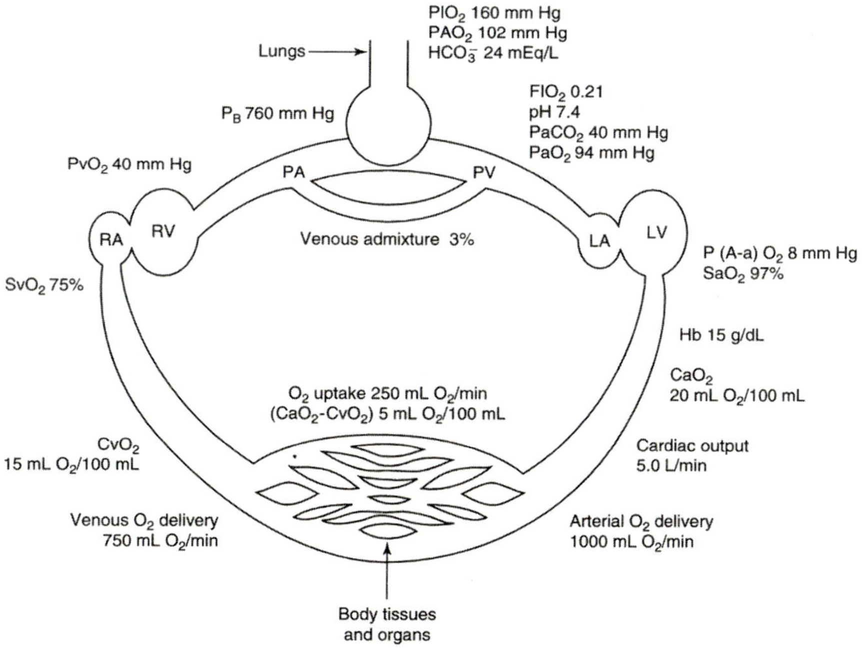

그림 12.1. 정상 동맥혈 및 정맥혈의 산소치. 정상적으로 3%정도의 폐정맥 혼합이 폐동맥과 폐정맥의 순환사이에서 존재하는 shunt(단락)를 통해 일어난다. RA: 우심방, RV: 우심실, PA: 폐동맥, PV: 폐정맥, LA: 좌심방, LV: 좌심실(Modified from Martin L. Pulmonary physiology in clinical practice. St. Louis: Mosby-Year Book, 1987).

Oxygen delivery

Oxygen delivery는 혈액순환을 통해 1분 동안 조직에 전달되는 산소의 양($mL\ O_2$/분)이다. 혈액 내 산소의 양은 oxygen content이고 전달된 혈액의 양은 심박출량(C.O.)이므로 oxygen delivery = 심박출량 × oxygen content이다. 동맥혈과 정맥혈 사이의 oxygen delivery 공식의 차이는 단지 oxygen content의 차이이다.

$$\text{Arterial } O_2 \text{ delivery} = \text{C.O.} \times CaO_2$$
$$\text{Venous } O_2 \text{ delivery} = \text{C.O.} \times CvO_2$$

정상적인 심박출량이 5 L/분이고 oxygen content가 20 $mL\ O_2/dL$이라면 동맥순환을 통해 일어나는 oxygen delivery는

O_2 delivery = 5000 $mL\ O_2$/분 × 20 $mL\ O_2/dL$ = 1000 $mL\ O_2$/분 이다.

Oxygen uptake

Oxygen uptake($\dot{V}O_2$)는 우리 몸에서 1분 동안 대사 과정에 사용하는 산소의 양이다. $\dot{V}O_2$는 동맥혈 O_2 delivery와 정맥혈 O_2 delivery의 차이로 간단히 설명할 수 있다.

$$\dot{V}O_2 = \text{동맥혈 } O_2 \text{ delivery} - \text{정맥혈 } O_2 \text{ delivery}$$

이런 개념을 갖고 oxygen delivery에 대한 Fick방정식을 쉽게 유추해 낼 수 있다.

$$\dot{V}O_2 = (\text{C.O.} \times CaO_2) - (\text{C.O.} \times CvO_2)$$
$$\dot{V}O_2 = \text{C.O.}(CaO_2 - CvO_2)$$

이 중요한 공식은 우리 몸에서 1분 동안 사용되는 산소의 양은 동맥혈 oxygen content와 정맥혈 oxygen content의 차이에 심박출량을 곱한 것과 같다는 것을 보여주고 있다.

안정 시 정상인의 수치를 보면

$$\dot{V}O_2 = 5000\ mL/\text{분} \times (20\ mL\ O_2/dL - 15\ mL\ O_2/dL) = 250\ mL\ O_2/\text{분}$$

분당 1000 mL의 산소가 조직으로 전달되고 분당 250 mL의 산소가 조직에 흡수되어 대사에 사용되므로 공급된 산소의 25%만 조직에서 사용되고 꽤 많은 양의 여유분인 분당 750 mL의 산소가 우심방으로 되돌아온다. 이는 건강한 사람에서 안정 시 볼 수 있는 전형적인 비율이다.

임상문제 12.1

다음 상황에서 동맥혈 oxygen delivery는?

a. CaO_2 = 12 mL O_2/dL, C.O. = 4 L/분
b. SaO_2 = 100%, Hb = 8 g/dL, C.O. = 6 L/분
c. PaO_2 = 60 mmHg, pH = 7.40, Hb = 10 g/dL, C.O. = 3 L/분

임상문제 12.2

다음 상황에서 oxygen uptake는?

a. C.O. = 6 L/분, SaO_2 = 100%, SvO_2 = 60%, Hb = 10 g/dL
b. C.O. = 4 L/분, CaO_2 = 20 mL O_2/dL, PvO_2 = 27 mmHg,
동맥혈 pH = 7.40, Hb = 15 g/dL
c. C.O. = 5 L/분, a−v O_2 차이 = 7 mL O_2/dL

CaO_2-CvO_2, 또는 a−v O_2차이는 total body oxygenation을 이해하는데 중요하다. a−v O_2 차이가 클수록 CvO_2가 낮을수록 혼합정맥혈 산소포화도 즉, SvO_2가 낮아진다. 매우 낮은 SvO_2는 보통 조직으로 최대한의 산소가 빠져나간 상태로 환자가 혐기성 대사상태이거나 거의 혐기성 대사 상태에 이른 것을 의미한다. 중환자에서 인지하지 못한 혐기성 대사는 보통 사망의 전조증상이다. 심한 순환장애가 있는 경우 PaO_2는 적절하더라도 SvO_2가 심하게 떨어져 있을 수 있으며 따라서 전체적인 산소화상태를 평가하는데 SvO_2가 더 신뢰할 수 있는 지표일 수 있다.

정상 심박출량, 동맥혈 oxygen content는 사람마다 다양하지만 안정 시 조직으로의 정상 O_2 extraction율은 25%로 아주 일정하다. Oxygen uptake율이 25%라는 것은 많은 여분의 산소 − total O_2 delivery의 75% − 가 정맥순환을 따라 심장으로 되돌아온다는 것을 의미한다.

이렇게 큰 여분이 존재하는 이유는 운동 시 또는 중증 질환을 앓는 동안 대처할 수 있는 능력을 유지하기 위해서이다. 동·정맥혈액 순환의 심박출량은 모두 같고 우심실로 돌아오는 산소의 양인 정맥혈 oxygen delivery는 750 mL O_2/dL이다(그림 12.1). 이 수치로부터 역으로 생각하면

$$\text{정맥혈 } O_2 \text{ delivery} = 750 \text{ mL } O_2/\text{분}\cdot\text{dL} = CvO_2 \times 5000 \text{ mL/분}$$

$$CvO_2 = \frac{750 \text{ mL } O_2/\text{분}\cdot\text{dL}}{5000 \text{ mL }/\text{분}\cdot\text{dL}} = 15 \text{ mL } O_2/\text{dL}$$

Hemoglobin content는 동·정맥순환에서 모두 같고 전달된 산소의 25%가 조직에 의해서 흡수되므로 정맥혈 O_2 content는 동맥혈 O_2 content의 75%이며 앞의 보기와 같이 15 mL O_2/분이다.

Oxygen uptake를 유지하기 위한 보상작용

생존을 위해 적절한 oxygen uptake($\dot{V}O_2$)는 필수적이다. $\dot{V}O_2$가 위협을 받으면 우리 몸은 이를 유지하기 위해 심박출량을 증가시키거나/또는 delivered O_2 중 25%이상의 산소를 조직에서 사용하게 하는 생리적인 적응을 시작한다.

심박출량이나 CaO_2의 감소는 산소의 전달을 낮춘다. 심박출량 또는 CaO_2가 감소될 때 $\dot{V}O_2$ = [C.O. ×(CaO_2−CvO_2)]공식에서 어떤 변수의 변화를 통해서든지 조직의 oxygen uptake($\dot{V}O_2$)가 유지되지 않으면 lactic acidosis가 발생하고 환자는 사망하게 된다. 우리 몸이 산소부족으로 인해 위협받을 때 oxygen uptake를 유지하기 위해 작용하는 생리학적 보상기전은 몇 가지 밖에 되지 않으며 이 경우는 Fick방정식을 따르게 된다.

산소화를 평가하기 위하여 SvO_2를 사용

몸의 전체적인 산소화정도를 평가하기 위해 SvO_2를 이용할 때 기술적, 이론적인 문제점이 있다. 기술적인 문제는 환자의 폐동맥에 카테터를 삽입해서 폐동맥 혈액을 채혈하는데 필요한 비용과 위험이 있다는 것이다. 혼합정맥혈을 채혈하여 SvO_2를 정확히 측정했다면 안정시 환자에서 다음 두 문장은 적절하다.

- 비 정상적으로 낮은 SvO_2는 우리 몸의 필요에 비해 oxygen delivery가 부족하다는 것을 의미하며 SvO_2가 낮으면 낮을수록 더 심한 부족을 의미한다.
- 정상 SvO_2는 산소화 과정이 적절한 것을 시사하나 이를 100% 보장해주지는 못한다.

비정상적으로 낮은 SvO_2는 부적절한 oxygen delivery를 시사한다.

심박출량이 감소된 경우나 CaO_2의 감소에 대해 적절하게 심박출양이 증가하지 못하는 경우 혼합정맥의 oxygen content(그리고 SvO_2와 PvO_2)가 떨어지게 된다. 보상작용으로 심박출량과 CaO_2−CvO_2는 정상의 3배 즉 C.O.은 15 L/분, CaO_2−CvO_2는 15 mL O_2/100 mL까지 증가할 수 있다.

표 12.2. 적절한 oxygen uptake를 유지하기 위한 보상 기전: CvO_2, SvO_2 및 PvO_2에 대한 영향

PROBLEM	COMPENSATORY MECHANISM	Cv_2, SvO_2, AND PvO_2
Decreased C.O.	Increase in CaO_2-CvO_2	All reduced
Decreased CaO_2[a]	Increase in C.O.	All normal
	and/or	
	Maintenance of CaO_2-CvO_2	All reduced

[a] From low SaO_2 or anemia.

CaO_2-CvO_2의 차이가 증가하는 것은 대부분 CvO_2의 감소에 의해 발생한다. 따라서 SvO_2는 우리 몸의 전체 산소 요구량에 대하여 산소전달(C.O. × CaO_2)이 적절한지를 알 수 있는 지표가 된다(보상 작용으로 CaO_2가 증가되는 것은 한계가 있다. 이는 PaO_2가 60 mmHg이상이면 산소해리곡선은 평편해지므로 과환기를 하더라도 SaO_2는 거의 증가하지 않기 때문이다. 또한 헤모글로빈 농도가 증가하는 데에는 더욱 많은 시간이 걸리기 때문이다).

SvO_2가 40% 또는 그 이하로 떨어지면(pH 7.36이면서 PvO_2가 대략 27 mmHg일 때 해당됨) 더 이상 보상작용이 일어나지 않으므로 SvO_2가 더 이상 떨어지면 혐기성대사가 시작되고 lactic acidosis가 발생한다. 신속하게 회복되지 않으면 이 상태는 반드시 '사망직전'이라고 생각해야 한다.

임상문제 12.3

다음의 조건에서 SvO_2를 계산하라. 각각 헤모글로빈 = 15 g/dL, CAO_2 = 20 mL O_2/dL

a. C.O. = 5 L/분, $\dot{V}O_2$ = 200 mL O_2/분

b. C.O. = 8 L/분, $\dot{V}O_2$ = 300 mL O_2/분

c. C.O. = 2 L/분, $\dot{V}O_2$ = 250 mL O_2/분

임상문제 12.4

중환자실 환자의 처음 검사결과는 아래와 같다.

Hb = 15 g/dL　　SaO_2 = 98%

C.O. = 5 L/분　　$\dot{V}O_2$ = 250 mL/분

SvO_2 = 75%

$\dot{V}O_2$는 일정하다고 가정할 때 다음 상태의 SvO_2를 구해보라.

a. Hb가 10 g/dL로 감소할 때

b. SaO_2가 80%로 감소할 때

c. C.O.이 3 L/분으로 감소할 때

정상 SvO_2는 산소화 과정이 적절함을 시사한다.

정상 SvO_2는 산소화 과정이 적절한 것을 시사하나 이를 100% 보장할 수 없는데 그 이유는 다음과 같다.

- 국소적으로 관류가 감소된 경우 몸의 나머지 부분의 적절한 혈액순환으로 인해 그 변화가 보이지 않을 수 있다. 따라서 한 장기의 산소는 부족할 수 있으나 이 장기를 통과해 산소가 부족한 정맥혈이 전체 혼합정맥혈의 oxygen content를 뚜렷하게 감소시키지 못한다.
- Lt-Rt shunt는 국소적인 저관류상태와 거의 비슷한 효과를 낸다. 이런 shunt는 폐혈증이나 혈류역학적으로 쇼크상태에서 관찰된다. 만약 산소화된 혈액이 동맥에서 정맥으로(따라서 모세혈관을 bypass함) shunt가 되면 정상(또는 심지어 증가된) SvO_2를 나타낼 수 있다.
- 어떤 경우 예를 들어 청산가리 중독에서처럼 oxygen delivery는 적절하나 미토콘드리아의 기능이 마비되면 체순환 중 모세혈관에서 세포로 산소 전달이 장애를 받는다. 다시 말해 SvO_2는 정상이거나 정상 이상이다. 실제로 높은 SvO_2는 청산가리 중독의 진단에 실마리가 된다.

요약하면, SVO_2는 중환자에서 전체적으로 산소화 과정이 적절한지를 평가하기에 가장 좋은 검사가 될 수 있다. 만약 SvO_2가 감소하였으면 환자는 자신의 모든 장기를 효과적으로 산소화 시킬 수 있는 능력이 감소되었거나 심한 장애에 빠진 것이다. 국소적인 저관류 상태가 없거나, Lt-Rt shunt가 없거나, 또는 청산가리 중독이 없는 경우이면서 SvO_2가 정상이면 산소화 과정은 아마 적절한 상태일 것이다.

SvO_2를 대신하여 혼합정맥 PO_2(PvO_2)를 사용할 수 있다. 그럼에도 두 결과 중에서는 SvO_2가 더 신뢰할 만 한데 그 이유는 SvO_2가 동맥혈 oxygen delivery와 oxygen uptake를 더 잘 반영하기 때문이다. 이와 달리 PvO_2는 SvO_2에 따라 달라지며 또한 산소해리곡선의 위치에 따라서도 달라진다.

정맥혈이 동맥혈 보다 산성이다. 따라서 정맥혈의 산소해리곡선은 동맥혈의 해리곡선에 비해 우측으로 이동한다. 그러므로 주어진 SvO_2에서 산소해리곡선이 우측으로 이동하면 PvO_2는 더 높게 된다. pH를 제외하고도 다른 요소들이 산소 해리 곡선에 영향을 줄 수 있는데 적혈구내 2,3-DPG농도 같은 것이 있다. 따라서 중환자에서 SvO_2와 PvO_2의 정확한 관계를 예측할 수 없다. 만약 PvO_2를 산소화지표로 사용하려면 반드시 측정하여야 하며 단순히 SvO_2로부터 추정, 계산해서 사용하면 안 된다. 그 이유는 SvO_2가 75%일 때도 산소해리곡선의 위치에 따라 광범위한 PvO_2치를 나타낼 수 있기 때문이다.

임상문제 12.5

중환자실에 입원한 30세 환자에서 각각의 다음 상황에서 SvO_2와 PvO_2는 얼마인가? 환자의 폐와, 산-염기상태, 폐포-동맥혈 PO_2 차이[$(A-a)O_2D$)]는 정상이다. 대기압은 760 mmHg이다.

a. C.O. = 5 L/분, FIO_2 = 0.21, Hb = 15g/dL, $\dot{V}O_2$ = 250 mL O_2/분, pH = 7.40
b. C.O. = 2.5 L/분, pH = 7.30, 나머지는 a와 같음.
c. FIO_2 = 1.00, pH = 7.50, 나머지는 a와 같음.
d. Hb = 8 g/dL, pH = 7.30, 나머지는 a와 같음.

분명히 할 것은 SvO_2(혼합정맥산소)의 측정은 부적절한 oxygen delivery가 일어날 만한 이유가 있는 환자에 한해서 시행해야 한다. 우측 심장 카테터가 적절히 삽입되더라도 폐동맥에서 채혈할 때 기술적인 문제가 있을 수 있다. 어떤 특수 우심장 카테터에는 광섬유센서가 끝에 장치되어 있어 SvO_2를 연속적으로 측정할 수 있다.

임상문제 12.6

심한 심부전을 앓고 있는 69세 남자가 중환자실에서 치료를 받고 있다. 소변량 감소에 대한 우려 때문에 환자의 폐동맥에 우심도자를 시행하였다. 다음은 심박출량, 혼합정맥산소 소견이며 동시에 ABGA를 시행하였다.

C.O. = 2.9 L/분	CaO_2 = 14.5 vol%
PaO_2 = 74 mmHg	SvO_2 = 54%
SaO_2 = 92%	PvO_2 = 26 mmHg

환자는 심박출량을 증가시키려고 도부타민 정맥주사를 투여받고 있으며 3시간 후 다음의 결과를 보였다.

C.O. = 3.8 L/분	CaO_2 = 14.5 vol%
PaO_2 = 76 mmHg	SvO_2 = 65%
SaO_2 = 93%	PvO_2 = 26 mmHg

혼합정맥혈 검사(SvO_2, PvO_2)가 동맥혈 산소측정($PaCO_2$, SaO_2)치를 반영하는가? 환자의 혼합정맥혈의 산소의 변화를 어떻게 설명할 수 있는가?

전반적으로 산소화 과정이 적절한지 답하기 어려운 문제가 가끔 있는데 이에 대해 답하려고 혼합정맥혈 가스소견을 측정하는 것은 과도한 노력이다. 대부분의 환자에서 산소화 과정을 평가하는 데는 ABGA와 이학적 검사 및 임상경과 관찰만으로 충분하다.

심폐정지 시 정맥혈 가스

심폐정지 시의 정맥혈가스(VBGA)에 대한 연구는 심한 중환자에 대한 우리의 이해를 증진시킬 뿐 아니라 CPR 시행시 bicarbonate를 일상적으로 투여하지 않게 된 것과 같은 진료지침의 변화를 일으키기도 한다.

1980년 중반까지 CPR시 bicarbonate를 투여하는 것은 일상화 되어 있었다. 그 이유는 CPR시 lactic acidosis가 예외 없이 존재하므로 lactic acid를 완충시키는 것이 성공적인 심폐기능 소생 (cardiac defibrillation을 포함하여)의 기회를 높일 수 있다고 생각했다.

Weil등(1986)이 시행한 중요한 연구 이전까지는 정맥혈가스소견에 대부분 관심을 갖지 않았다. 이들은 기관삽관 상태의 심정지 환자에서 동맥혈과 정맥혈 가스소견을 측정하여 이 둘 사이에 큰 차이가 있음을 밝혀냈다. CPR을 하는 동안 동맥혈의 평균적인 pH는 7.41, PCO_2는 32 mmHg로써 대사성 산증과 호흡성 알칼리증 소견을 보였다. 그러나 혼합정맥혈의 평균적인 pH는 7.15, PCO_2는 74 mmHg로 호흡성 산증이였다. '동맥혈은 호흡성 알칼리증이 있는 상태'인데 반해 '정맥혈은 호흡성 산증인 상태'를 'venoarterial paradox'라고 정의하였다.

사람을 대상으로 한 이 연구는 기존의 동물실험 연구결과가 옳았음을 확인해 주었다. Weil등(1986)이 돼지를 CPR할 때 동맥혈(pH = 7.56, $PaCO_2$ = 21 mmHg)과 혼합정맥혈(pH = 7.29, $PaCO_2$ = 54 mmHg)사이에 '현저한 ABGA 소견의 차이'가 있음을 발견하였다. 사람과 동물에 대한 연구 모두에서 CPR시에 동맥혈은 호흡성 알칼리증을 보이나 혼합정맥혈은 호흡성 산증을 보인다는 사실을 알게 되었다. 이에 저자들은 CPR시 혼합정맥혈 소견에 대해 다음과 같은 결론을 내렸다.

> 혼합정맥혈이 CPR시, 특히 PCO_2가 빠르게 증가하는 경우에는 산-염기상태를 가장 정확하게 반영한다. ABGA는 혼합정맥혈(따라서 조직)의 pH가 심하게 낮아지는 것을 반영하지 못한다. 따라서 이런 응급상황에서 산-염기치료를 시행할 때 ABGA를 기준으로 하는 것은 잘못될 수 있다.

'Venoarterial paradox'의 기전으로는 CPR당시 폐의 관류가 잘 되지 않기 때문에 발생하는 것으로 생각된다. 생성된 많은 양의 CO_2가 포함된 혈액이 가스교환을 위해 폐포로 충분히 관류되지 않기 때문이다. 동맥혈 $PaCO_2$는 낮은데 그 이유는 CPR시 Ambu를 통해 환기가 되는데 CO_2가 제거되는 것은 혈액순환 중 동맥혈에 국한되기 때문이다. 따라서 본질적으로 정맥혈 순환에는 CO_2가 남아 있고 동맥혈 순환에는 CO_2가 남아있지 않는 상태인 것이다.

이런 사실을 알게 됨으로써 CPR에서 sodium bicarbonate를 일상적 투여해야 한다는 지침이 바뀌게 되었다. 따라서 bicarbonate는 CPR시행 시 일상적 치료로는 더 이상 추천되지 않는다. 이는 bicarbonate에 의해 생성된 CO_2가 환기를 통해 제거되지 않고 정맥혈의 호흡성 산증만 악화시키는 결과를 초래하기 때문이다(더구나 sodium bicarbonate는 성공적인 제세동의 기회도 증가시키지 못한다).

Venoarterial paradox는 또한 제3장에 언급된 증례를 설명하는데도 도움이 된다. 심정지 상태에서는 $PetCO_2$(호기말 CO_2)가 급격히 떨어지고 혈액순환이 회복되기 시작하면 $PetCO_2$는 정상화 된다. CPR하는 동안에 Ambu, 또는 기계환기로 폐모세혈관 내 PCO_2가 신속하게 낮아지면 폐포 PCO_2도 아주 낮아져서 10 mmHg 이하가 된다. 이런 상황에서 대사작용으로 발생한 CO_2는 매우 작은 양이고 폐순환을 통해 폐포로 전달되지만 $PetCO_2$(호기말 CO_2)는 혈액순환이 재개되기 전까지는 매우 낮아져 있는 상태가 된다.

요약 : 정맥혈 가스 소견

요약하면 정맥혈가스 결과를 통해 산소화 과정에 대한 이해가 증가되었고 중환자 치료 시 산-염기 및 환기상태를 명확히 이해하는데 큰 도움이 되었다. 또 이런 지식은 일상적으로 ABGA를 시행하고 결과를 해석하는 대부분의 의사들에게는 필요하지 않을 수 있지만 그럼에도 흥미롭고 또 교훈적인 것이다.

임상문제 12.7

다음 각각의 상황에서 SvO_2가 정상, 정상보다 증가, 또는 정상보다 감소 중 어떤 것을 예측할 수 있나?

a. 심정지가 오고 심폐소생술을 시행한지 10분 정도 지나서
b. 빈혈 = 10 g/dL
c. 심장박출량의 2.5배에 해당하는 심한 운동을 하면
d. 혈액 내 lactate가 증가하는 청산가리에 의한 mitochondrial poisioning
e. 일산화탄소 중독되었고 COHb = 50%
f. 급성호흡성 산증, pH = 7.30, $PaCO_2$ = 55 mmHg

12장 임상문제 해답

12.1.

상황 a:

$$O_2 \text{ delivery} = CaO_2 \times \text{C.O.}$$
$$= 12 \text{ mL } O_2/\text{dL} \times 4 \text{ L/min}$$
$$= 480 \text{ mL } O_2/\text{min}$$

상황 b: 우선 CaO_2를 계산한다:

$CaO_2 = (1.00 \times 8 \times 1.34) + 0.003\ (600) = 12.5 \text{ mL } O_2/\text{dL}$

그리고 나서

$O_2 \text{ delivery} = CaO_2 \times \text{C.O.}$

$= 12.5 \text{ mL } O_2/\text{dL} \times 6 \text{ L/min} = 750 \text{ mL } O_2/\text{min}$

상황 c: SaO_2가 주어지지 않았으므로 PaO_2로 부터 SaO_2를 구해야 한다. 헤모글로빈 결합에 이상이 없다고 가정하면 정상 pH에서 SaO_2는 ~ 90%정도이다. PO_2에 의한 SaO_2기여도는 무시하기로 한다.

$$CaO_2 = 0.90 \times 1.34 \times 10 = 12.06 \text{ mL } O_2/\text{dL}$$
$$O_2 \text{ delivery} = 12.06 \text{ mL } O_2/\text{dL} \times 3 \text{ L/min} = 361.8 \text{ mL } O_2/\text{min}$$

12.2.

상황 a:

$\dot{V}O_2 = \text{C.O.} \times (CaO_2\ \ CvO_2)$

$= 6 \text{ L/min } [(1.00 \times 1.34 \times 10) - (0.60 \times 1.34 \times 10)]$

$= 6000 \text{ mL/min} \times 5.4 \text{ mL } O_2/\text{dL}$

$= 324 \text{ mL } O_2/\text{min}$

상황 b: 정맥혈 산소포화도는 정맥 PO_2 = 27 mmHg에 의해 결정된다. pH 7.4에서 약 50%의 정맥혈 산소포화도를 나타낸다.

$$\dot{V}O_2 = 4 \text{ L/min } [20 - (0.50 \times 1.34 \times 15)]$$
$$= 4000 \text{ mL/min} \times 10 \text{ mL } O_2/\text{dL}$$
$$= 400 \text{ mL } O_2/\text{min}$$

상황 c:

$$\dot{V}O_2 = 5\ L/min \times 7\ mL\ O_2/dL = 350\ mL\ O_2/min$$

12.3.

상황 a:

$$\dot{V}O_2 = C.O. \times (CaO_2 - CvO_2)$$

$$200\ mL\ O_2/min \times 5\ L/min \times (CaO_2 - CvO_2)$$

$$CaO_2 - CvO_2 = \frac{200\ mL\ O_2/min}{5\ L/min} = 5\ mL\ O_2/dL$$

$CaO_2 = 20\ mL\ O_2/dL$이므로

$(CaO_2 - CvO_2) = 5\ mL\ O_2/dL$,

그리고 $CvO_2 = 15\ mL\ O_2/dL = SvO_2 \times 1.34 \times 15$

$SvO_2 = 75\%$

상황 b:

$$\dot{V}O_2 = C.O. \times (CaO_2 - CvO_2)$$

$$300\ mL\ O_2/min \times 8\ L/min \times (CaO_2 - CvO_2)$$

$$CaO_2 - CvO_2 = \frac{300\ mL\ O_2/min}{8\ L/min} = 3.75\ mL\ O_2/dL$$

$CaO_2 = 20\ mL\ O_2/dL$ 이므로

그리고 $(CaO_2 - CvO_2) = 3.75\ mL\ O_2/dL$,

$CvO_2 = 16.25\ mL\ O_2/dL = SvO_2 \times 1.34 \times 15$

$SvO_2 = 81\%$

상황 c:

$$\dot{V}O_2 = C.O. \times (CaO_2 - CvO_2)$$

$$250\ mL\ O_2/min \times 2\ L/min \times (CaO_2 - CvO_2)$$

$$CaO_2 - CvO_2 = \frac{250\ mL\ O_2/min}{2\ L/min} = 12.5\ mL\ O_2/dL$$

$CaO_2 = 20\ mL\ O_2/dL$ 이므로

$(CaO_2 - CvO_2) = 12.5\ mL\ O_2/dL$,

$CvO_2 = 7.5\ mL\ O_2/dL = SvO_2 \times 1.34 \times 15$

$SvO_2 = 37\%$

12.4.

상황 a:

CaO_2 = 10×1.34×0.98 = 13.1 mL O_2/dL

$\dot{V}O_2$ = 250 mL O_2/min = 5 L/min×(CaO_2−CvO_2)

CaO_2 CvO_2 = 5 mL O_2/dL

CvO_2 = 13.1−5 = 8.2 mL O_2/dL

8.1 mL O_2/dL = SvO_2×1.34×10

SvO_2 = 60%

상황 b:

CaO_2 = 15×1.34×0.80 = 16.1 mL O_2/dL

$\dot{V}O_2$ = 250 mL O_2/min = 5 L/min×(CaO_2−CvO_2)

CaO_2−CvO_2 = 5 mL O_2/dL

CvO_2 = 16.1−5 = 11.1 mL O_2/dL

11.1 mL O_2/dL = SvO_2×1.34×15

SvO_2 = 55%

상황 c:

CaO_2 = 10×1.34×0.98 = 19.7 mL O_2/dL

$\dot{V}O_2$ = 250 mL O_2/min = 3 L/min×(CaO_2−CvO_2)

CaO_2−CvO_2 = 8.3 mL O_2/dL

CvO_2 = 19.7−8.3 = 11.4 mL O_2/dL

11.4 mL O_2/dL = SvO_2×1.34×15

SvO_2 = 57%

12.5.

상황 a:

Hb = 15 gm/dL 이고 폐는 해수면압에서 정상이므로

PaO_2 는 ~ 100 mmHg 이며 SaO_2 는 ~ 98%; 그러므로

CaO_2 = (15×1.34×0.98) + 0.003 (100) = 20 mL O_2/dL

$\dot{V}O_2$ = 250 mL O_2/min = 5 L/min×(CaO_2−CvO_2)

CaO_2−CvO_2 = 5 mL O_2/dL

CaO_2 = 20 mL O_2/dL

CvO_2 = 15 mL O_2/dL = 15×1.34×SvO_2

$$SvO_2 = \frac{15}{15 \times 1.34} = 75\%$$

$PvO_2 = \sim 40$ mmHg

상황 b:

$CaO_2 = (15 \times 1.34 \times 0.98) + 0.003\ (100) = 20$ mL O_2/dL

$\dot{V}O_2 = 250$ mL O_2/min $= 2.5$ L/min $\times (CaO_2 - CvO_2)$

$CaO_2\ CvO_2 = 10$ mL O_2/dL

$CaO_2 = 20$ mL O_2/dL

$CvO_2 = 10$ mL O_2/dL

10 mL O_2/dL $= 15 \times 1.34 \times SvO_2$

$$SvO_2 = \frac{10}{15 \times 1.34} = 50\%$$

$PvO_2 = \sim 29$ mmHg

상황 c:

$CaO_2 = (15 \times 1.34 \times 1) + 0.003\ (600) = 21.9$ mL O_2/dL

$\dot{V}O_2 = 250$ mL O_2/min $= 5$ L/min $\times (CaO_2 - CvO_2)$

$CaO_2 - CvO_2 = 5$ mL O_2/dL

$CaO_2 = 21.9$ mL O_2/dL

$CvO_2 = 16.9$ mL O_2/dL

16.9 mL O_2/dL $= 15 \times 1.34 \times SvO_2$

$$SvO_2 = \frac{16.9}{15 \times 1.34} = 84\%$$

$PvO_2 = \sim 55$ mmHg

상황 d:

$CaO_2 = (7.8 \times 1.34 \times 0.98) + 0.003\ (100) = 10.8$ mL O_2/dL

$\dot{V}O_2 = 250$ mL O_2/min $= 5$ L/min $(CaO_2 - CvO_2)$

$CaO_2\ CvO_2 = 5$ mL O_2/dL

$CaO_2 = 10.8$ mL O_2/dL

$CvO_2 = 5.8$ mL O_2/dL

5.8 mL O_2/dL $= 8 \times 1.34 \times SvO_2$

$$SvO_2 = \frac{5.8}{8 \times 1.34} = 54\%$$

$$PvO_2 = \sim 30\ mmHg$$

12.6. 혼합정맥산소측정치 (SvO_2, PvO_2)는 동맥혈 측정결과를 반영하지 못한다. 여기에서 동맥혈산소측정치는 거의 변하지 않지만 혼합정맥혈 산소측정치는 dobutamine을 추가하면 증가한다. 심박출량이 뚜렷하게 증가하면 (2.9에서 3.8 L/분) 전반적인 산소화는 호전된다. 그러나 만약 동맥혈산소결과만 측정하면 이것은 알 수 없다.

12.7.

a. 정상보다 감소
b. 정상
c. 정상보다 감소
d. 정상
e. 정상보다 증가
f. 정상보다 감소
g. 정상

Chapter 13

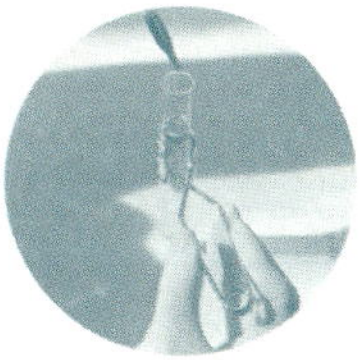

ABGA 해석 시 흔히 빠지는 함정

다른 모든 검사와 마찬가지로 ABGA 결과를 해석할 때 빠지기 쉬운 함정이 있다. 이번 장은 채혈 시 발생하는 문제부터 검사결과를 무시하는 것에 이르기까지 ABGA 검사 시 흔히 빠지기 쉬운 함정에 대해 간단히 기술하려 한다. 동맥혈 채혈방법 및 검사의 기술적인 점은 이 책의 범위를 넘는다. 그러나 이런 것들이 ABGA 해석 시 오류를 일으킬 가능성이 있기 때문에 이에 대한 이해가 필요하다. 기술적, 방법론적인 문제를 다루고 있는 여러 종류의 좋은 참고서적이 있으며 더 관심 있는 독자들은 이것을(부록 E에 있음) 읽어 보기 바란다. ABGA 해석 시 흔히 발생하는 15가지의 함정을 살펴보자.

1. 동맥혈에서 채혈되지 않았다.

어떤 경우 ABGA 소견이 동맥혈인지 정맥혈인지 알 수 있는 방법이 없을 수도 있다. 채혈을 한 사람은 구별할 수 있을지 모른다. 만약 주사기 안으로 혈액이 맥박 박동과 함께 들어오고 주사기의 plunger가 저절로 움직였다면 동맥혈이 채혈 되었을 가능성이 높다. 정맥압은 그 자체가 주사기를 채울 정도의 압력이 되지 못한다. 반대로 만약 주사기내 혈액이 plunger를 당겨서 채워졌고 PaO_2가 매우 낮다면 정맥혈이 채혈되었을 것이다. 말초정맥의 PO_2는 항상 40 mmHg이하이며 30 mmHg이하인 경우도 많다. **PO_2가 40 mmHg이상이거나 산소포화도가 75%이상이라면 순수한 정맥혈은 아니다. 정맥혈 PO_2, 산소포화도와 달리 정맥혈 pH, PCO_2는 동맥혈과 종종 비슷하다. 따라서 비정상적인 pH와 PCO_2를 정맥혈 여부를 구별하는 기준으로 사용하면 안 된다(제12장 참고).**

때로는 동맥혈에 정맥혈이 섞일 수 있다. 동맥혈 검체에 정맥혈이 섞이면 순수한 동맥혈보다 낮은 PO_2를 소견을 보인다. 주사바늘을 여러 차례 찌른 경우나 큰 femoral vein이 가까이 있는 femoral artery에서 채혈하는 경우 정맥혈이 섞이는 경우가 많다. 따라서 한번 혈관을 찌른 뒤 주사기가 빨리 채워지면 동맥혈이 채혈된 것을 확신할 수 있다. 그러나 채혈과정이 의심스러운 경우 다시 채혈하거나 pulse oximetry를 시행해 보는 것이 좋다.

2. 환자가 아직 안정된 상태가 아니다.

환자치료에 ABGA를 이용하기 위해서는 환자의 산소화 및 환기상태가 안정된 상태에 있어야 한다. 이러한 함정은 가) 인공 호흡기를 새로 연결한 후나 나) FIO_2를 변경한 후 곧 바로 동맥혈 채혈을 한 경우에 발생한다. 건강한 사람에게 산소를 추가로 투여하였을 때는 3분 이내로 안정된 상태에 도달하나 COPD환자에서는 20분 정도 걸린다. **일반적으로 FIO_2를 변경하였다면 20분 정도 기다렸다 채혈하는 것이 좋다. 기계환기로 치료하는 환자들은 인공호흡기를 조정한 후 PaO_2, $PaCO_2$가 안정되는 최소한 30분 정도 기다렸다 채혈하는 것이 좋다.**

3. 채혈 주사기에 너무 많은 항응고제가 들어 있다.

항응고제가 ABGA 결과에 미치는 영향에 대한 여러 연구들이 있다. 항응고제가 미치는 영향은 항응고제의 종류에 따라(역자 주; 대부분 lithium heparin을 쓰나 sodium heparin을 쓰기도 한다. 우리나라의 대부분의 병원은 sodium heparin을 사용한다), 항응고제의 농도에 따라(1000, 5000, 및 25000 units/mL) 그리고 주사기 안의 항응고제와 동맥혈의 비율에 따라 달라진다. **헤파린은 가장 널리 사용되는 항응고제로 주사기 속에 너무 많이 들어 간 경우 $PaCO_2$가 감소된다. 이 문제는 동맥에 유치되어 있는 catheter에서 채혈하는 경우 자주 발생하는 문제이다.** 이러한 catheter는 일상적으로 헤파린을 flushing하게 되며 flushing 후 처음으로 뽑은 수 mL의 혈액을 버리지 않고 검사하면 검체에 헤파린이 많이 섞인다.

과량의 항응고제에 의한 pH 변화는 헤파린이 약간 산성 pH이나 과량의 헤파린에 의해 $PaCO_2$가 떨어지면 혈액 pH는 상승하여 헤파린의 산성 pH를 상쇄할 수도 있기 때문에 다양한 결과를 보일 수 있다. 따라서 이런 여러 변수가 작용하므로 헤파린이 너무 많이 섞인 경우는 측정된 검사결과를 신뢰하기가 어렵다. ABGA 채혈을 위한 주사기가 상용화된 제품이라면 제조회사의 사용법에 따라 주사기에 포함된 항응고제의 양을 조절하여야 한다. 상용화된 제품이 아니라면 주사기와 주사바늘을 헤파린으로 코팅한 후 주사기 안에 남아있는 보이는 모든 헤파린을 제거한 뒤 사용한다.

4. 채혈된 동맥혈 내 공기방울이 있거나 검체가 대기에 노출된 경우

해수면에서 대기 중 PO_2는 160 mmHg(= 0.21×760 mmHg)이다. **따라서 만약 환자의 PO_2가 160 mmHg이하이고 채혈 시 검체 내에 공기방울이 있거나 또는 검체가 공기 중에 노출된다면 검체의 PO_2는 상승하게 될 것이다.** PO_2가 어느 정도 상승하는가는 환자의 PaO_2와 검체가 얼마나 오랫동안 공기에 노출되었는가에 달려 있다. $P(A-a)O_2$가 음수(-)로 나오는 한가지 가능한 이유는 검체가 공기 중에 노출되는 것이다. 반대로 환자의 PaO_2가 160 mmHg이상이라면 검체 내 PO_2는 감소하게 될 것이다. **공기 중에는 CO_2가 거의 없기 때문에 검체가 공기 중에 노출되면 $PaCO_2$는 당연히 떨어지고 pH는 상승할 것이다.**

간혹 ABGA 기계의 속으로 공기방울이 들어가 결과가 잘못 측정 되는 경우도 있다. 이때 나올 수 있는 한가지 결과는 $P(A-a)O_2$가 음수로 나오는 것이다. 만약에 ABGA 검체 중 일부가 별도로 co-oximeter로 측정되었다면 이 문제는 쉽게 발견될 수 있다. 예를 들어서 대기호흡하는 환자의 PaO_2가 149 mmHg이고 측정된 SaO_2가 82%, %COHb, %MetHb이 정상이라면 PaO_2가 잘못, 높게 측정된 것은 ABGA 기계의 산소측정 전극으로 공기방울이 흡입되어 발생한 결과일 가능성이 높다.

5. 검체가 얼음 속에 저장 운반되지 않았다.

ABGA 검체는 항상 얼음을 채운 가방 등을 이용 검사실로 운반 해야 한다. 왜냐하면 혈액 내 세포의 대사작용으로 PaO_2가 주로 변화될 수 있기 때문이다. 이는 특히 정상체온(37℃)에서 크게 나타나고 0℃에서는 상당히 억제된다. **검체를 냉장하는 경우 최소한 한 시간 정도는 안정적인 결과를 얻을 수 있다. 그러나 냉장되지 않은 검체는 채혈 후 수 분 이내 검사를 해야 하고 그 이상 경과하면 검체를 폐기해야 한다.** 세포의 대사작용의 주된 결과는 PO_2의 감소이다. 만약 혈액 내 백혈구가 100,000/mm^3이상 존재한다면(leukocyte larceny) 얼음 속에 보관하여도 PaO_2가 상당히 감소된다는 연구보고가 많이 있다. 이런 정도의 백혈구수(대게 백혈병 환자들)를 보이면, 예를 들어 채혈 즉시 검사하는 등 검체를 특별히 처리하여야 한다. 다른 방법으로는 심한 백혈구증다증에도 영향을 받지 않는 pulse oximetry를 통해 환자의 산소포화도를 검사할 수도 있다(Sacchetti 1990).

6. 잘못된 FIO_2인 경우

ABGA 결과는 항상 FIO_2와 같이 보고 되어야 한다. 만약 FIO_2가 정확하지 않다면 ABGA 결과를 생리적인 상태로 생각하고 해석하여 결과적으로 잘못된 해석을 할 수 있다. 예를 들면 환자가 마스크로 40% 산소를 투여하고 있다고 보고하였는데 실제로는 마스크가 벗겨진 상태에서 채혈이 되었다면 산소화 상태는 실제보다 더 나쁜 상황으로 평가될 것이다. 다행히 흔치 않은 경우이기는 하지만 다른 예로는 환자가 산소흡입도

구를 정확히 착용하고 있는데 산소공급 튜브가 떨어지거나 아니면 산소밸브가 잠겨있는 경우이다. 추가적인 산소를 투여 받고 있는 환자가 예상 외로 낮은 PaO_2를 보이면 산소 공급원을 확인하여야 한다.

7. 계산된 SaO_2를 측정한 SaO_2로 해석하는 경우

이런 함정은 제5장에서 충분히 논의 하였고 검사실에서 SaO_2를 어떻게 보고하는지를 알고 있으면 피할 수 있는 실수이다. 이상적인 것은 계산된 SaO_2는 보고하지 않거나 아니면 계산된 SaO_2이며 실제 측정된 결과가 아니라고 보고하여야 한다. 이런 정보가 제공되어야 ABGA를 해석하는 의사가 일산화탄소중독이나 methemoglobinemia에서는 계산된 SaO_2가 실제(측정된) SaO_2보다 상당히 높을 수 있는 것을 알 수 있다.

8. 생리학적으로 잘못된 소견

이런 문제는 예를 들어 P(A−a)가 음수로 나오거나, 측정된 $PaCO_2$, pH로는 불가능한, 계산된 HCO_3^- 가 나올 때 발생한다. 앞의 문제는 환자가 실제 산소를 공급받고 있는데 대기를 호흡하고 있는 것으로 착각하는 경우 발생한다(6번 함정과는 반대이다). 생리학적으로 잘 맞지 않는 bicarbonate는 대게 검사 결과를 기입할 때 잘못 써서 발생하는 문제이다. 예를 들자면 검사실 직원이 pH = 7.42, $PaCO_2$ = 38, HCO_3^- = 34라고 기입하였다면 당신은 바로 검사실 직원이 HCO_3^-를 쓸 때 잘못 기입하였다고 생각할 수 있고 따라서 이런 잘못된 수치를 가지고 판단을 내려서는 안 될 것이다.

9. 환자체온에 의한 영향을 혼동하는 경우

ABGA 검사는 항상 환자의 체온을 37℃로 가정하고 검사를 진행한다. 만약 환자가 열이 있다면 측정된 PaO_2, $PaCO_2$는 실제 수치보다 낮게될 것이다. 왜냐하면 가스 분자는 ABGA 기계의 낮은 온도에 의해 느리게 움직이며 따라서 낮은 압력을 나타내게 된다. 반대로 환자가 저체온 상태라면 PaO_2, $PaCO_2$는 실제수치보다 높게 측정될 것이다. 가스 분자는 ABGA 기계의 상대적으로 높은 온도에 의해 빠르게 움직이며 따라서 높은 압력을 나타내게 된다. 37℃이상 또는 이하로 섭씨 1℃ 상승 시 PaO_2는 약 5 mmHg 변하고 $PaCO_2$는 약 2 mmHg정도 증가한다. 따라서 환자의 체온이 39℃라면 측정된 PaO_2, $PaCO_2$는 각각 90 mmHg, 44 mmHg이여야 한다.

어떤 검사실은 환자의 체온을 자동적으로 보정하기도 하나 어떤 검사실에서는 일부러 그렇게 하지 않는다. 모든 것을 고려할 때, 대부분의 의사들은 온도보정이 필요 없는 것으로 생각하고 모든 검사결과를 37℃ 정상치를 기준으로 해석한다. 저체온의 환자에서 (PaO_2가 낮은 것은 대사가 감소하므로) 낮은 PaO_2란 말은 정상체온의 환자에서 정상 PaO_2와 같은 의미이다.

실제적으로 체온이 비 정상적일 때의 ABGA 소견에 대해 알 필요는 없다. ABGA를 해석할 때 흔히 빠지는 함정은 의도적으로 환자의 체온을 무시하는데 있는 것이 아니라 환자의 체온을 기준으로 너무 많이 보정을 하는데 있다. 대부분의 임상적인 상황에서 체온으로 인한 보정은 필요 없다. 만약 검사 소견이 이미 보정된 것이라면 다시 원래대로 보정할 필요는 없고 정상치와 비교하여 해석하면 된다.

마지막으로 주어진 환자에서 연속적으로 검사한 ABGA 소견은 항상 같은 방법으로 처리해야 한다. 어떤 검사는 체온을 보정하고 어떤 검사는 보정하지 않는다면 예를 들어 PaO_2의 변화는 보정에 의한 것이지 실제 환자의 상태가 변한 것은 아닐 수 있다.

10. 검사결과보고 시 환자의 이름이나 병록번호가 바뀌는 경우

이런 함정은 만약 과거에 시행한 ABGA 소견과 현재의 결과가 너무 차이가 나든지, 또 임상적인 상황과 너무 다르다면 쉽게 피할 수 있는 문제다. 그러나 전에 시행한 검사소견이 없다든지 잘못된 결과가 환자의 상황에 비슷한 결과라면 발견하기 어렵다.

11. 구두로 결과보고를 받을 때의 실수

어떤 경우 ABGA 소견을 잘못 기억하여 다른 의사에게 잘못 보고하는 수도 있다. 바쁜 병동의 주치의는 많은 환자의 ABGA 소견을 기억해야 하고 이 과정에서 혼동을 일으킬 수 있다. 잘못 보고한 검사소견이 생리학적인 의미가 있을 수 있고 환자의 상황에 부합될 수도 있으나 이를 근거로 치료를 한다면 이는 잘못된 것이다. ABGA를 근거로 환자를 치료해야 하는 주치의는 ABGA 결과가 정확한 것인지 확실히 해야 한다. 이 말은 기억에 근거한 ABGA 결과의 구두 보고를 믿지 말라는 것이다.

12. 검사소견이 임상적 상황에 맞지 않는 경우

비록 우리들이 임상적으로 ABGA 소견을 추측할 수 없지만 어떤 경우 환자의 임상적인 상황과 너무나 동떨어진 경우가 있다. 예를 들어서 환자는 의식이 명료하고, 심한 호흡곤란 소견을 보이지 않으며, 심한 대사성 산증을 의심할 만한 임상상황이 아닌데 ABGA가 pH 7.21, $PaCO_2$ 23 mmHg라면 검사결과를 의심해 보아야 한다. 만약 검사소견이 임상적인 상황과 너무 동 떨어 졌다면 재검사를 시행해야 한다. 반대의 경우도 가능하다(다음 13번의 함정).

13. 제대로 나온 검사 소견을 무시하는 경우

이런 함정은 실제로는 정확히 측정된 검사결과를 가지고 담당의사가 환자에 비해 너무나 비정상적이라고 생각하여 검사실 또는 채혈 시 오류라 생각 하는 것이다. 예를 들어 보통 환자들은 안정 시 아주 낮은 PaO_2에서도 호흡곤란을 호소하지 않는다. 이러한 경우 의사들은 검사실 또는 채혈 시 오류라고만 생각하지 말고 다시 한번 검사하거나 pulse oximeter를 이용하여 SaO_2를 검사해야 한다. 모든 검사와 마찬가지로 검사를 믿어야 할지, 무시해야 할지 아니면 다시 검사해 보아야 하는지는 의사의 경험과 임상적 판단에 의지해야 한다.

14. 환자를 치료하지 않고 ABGA 소견을 치료하는(검사 결과만 좋게 하는) 함정이 있다.

12번째 함정의 변형된 형태로 의사가 환자의 ABGA 결과를 좋게 하려고 필요 없는 치료를 시작할 때 발생한다. 가장 흔한 예는 의식이 명료하고 비교적 덜 침습적인 방법으로도 치료할 수 있는 심한 호흡성 산증환자에서 기관삽관을 하는 것이다. 아주 비정상적인 ABGA 소견을 보이더라도 의식이 명료한 경우 응급 기관삽관(역자 주; 마스크를 이용한 비침습적 양압기계환기(Non-invasive positive pressure ventilation, NIPPV)를 시도할 수 있다)은 보통 필요하지 않다. 이런 상황에 필요한 격언은 "환자에게 삽관을 하지 ABGA에 삽관하지 말라"는 것이다. 항상 ABGA 결과를 임상적인 상황과 함께 생각하고 "원인질환을 어떻게 치료하면 ABGA 소견이 좋아질 수 있겠는가?" 하고 고민해야 한다.

15. ABGA를 시행해야 하는데 검사를 하지 않은 경우

이는 ABGA를 해석할 때 만나는 함정은 아니나 임상적으로 산소화, 환기, 산-염기 장애를 평가하기 위해 ABGA를 측정해야 하는데 검사를 하지 않아 발생한 문제이다. 이런 함정에 빠지지 않기 위해 제11장을 잘 읽어보아야 한다.

부록 A

Post-test

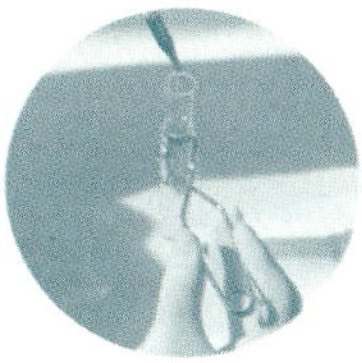

당신이 이 Post-test의 90%이상을 맞추면 ABGA 해석에 정말 필요한 지식을 다 배웠다는 것을 의미한다. 축하한다!

방법: 다음에 제시된 10개의 문장이나 문제들에 대한 설명에 대해 맞는 답가지를 선택하는데 맞는 답가지가 없을 수도 하나일 수도 또 여러 개일 수도 있다. 반드시 답을 먼저 표시하고 부록 B에서 정답을 확인하라.

1. 일산화탄소는?
    - a. 산소해리곡선을 좌측으로 이동시킨다.
    - b. PaO_2를 낮춘다.
    - c. P50을 증가시킨다.
    - d. CaO_2를 낮춘다.
    - e. 높은 FIO_2로 치료할 수 있다.

2. $PaCO_2$ 75 mmHg, HCO_3^- 23 mEq/L의 소견을 보이는 환자에게 가장 적절한 것은?
    - a. 일차성 산-염기장애로 급성 호흡성 산증
    - b. 호흡성 산증과 대사성 산증의 혼재
    - c. 만일 환자가 대기 중에 호흡한다면 $PaO_2 < 70$ mmHg일 것이다.
    - d. 낮은 동맥혈 pH
    - e. 낮은 혈청 Na

3. Pulse oximetry는 일반적으로 다음의 환자에서 부정확하다.
    - a. 일산화탄소 중독환자
    - b. 사지에 혈류상태가 좋지 않은 환자
    - c. 아프리카 흑인의 후예
    - d. 급성환기상태에 있는 환자

e. 보조적 산소 공급을 받고 있는 환자

4. 헤모글로빈에 대한 다음의 설명 중 옳은 것은?
   a. 산화된 헤모글로빈은 Fe^{+++}로 구성되거나 산화된 상태이므로 산소와 결합할 수 없다.
   b. De-oxygenized 헤모글로빈은 Fe^{++}로 구성되거나 ferrous상태이므로 산소와 결합되어있지 않다.
   c. 산화된 헤모글로빈은 Fe^{++}로 구성되거나 ferrous상태이므로 산소와 결합되어 있다.
   d. Carboxyhemoglobin은 Fe^{++}나 ferrous상태이며 Fe^{+++}나 ferric상태가 아니다.
   e. SaO_2 95%는 Heme의 산소결합부위의 95%에 산소가 결합되어 있다는 뜻이다.

5. 49세 알코올 중독자가 3일간 계속 구토를 하여 입원하였다. 다음은 ABGA(대기 호흡 시)와 전해질 소견이다.

pH = 7.50	Na^+ = 130 mEq/L
$PaCO_2$ = 53 mmHg	K^+ = 2.3 mEq/L
PaO_2 = 55 mmHg	CO_2 = 42 mEq/L
SaO_2 = 88%	Cl^- = 74 mEq/L

   다음의 산-염기장애(들)중 이 환자에 해당되는 것은?
   a. 대사성 산증
   b. 대사성 알칼리증
   c. 호흡성 알칼리증
   d. 호흡성 산증
   e. 환기-관류 불균형

6. 심한 폐기종을 앓고 있는 65세 남자환자가 분당 23회로 호흡하면서 침대에 앉아 있다. 이때 시행한 ABGA 소견이다.

pH = 7.35	SaO_2 = 78%
$PaCO_2$ = 65 mmHg	hemoglobin = 10 g/dL
PaO_2 = 45 mmHg	FIO_2 = 0.21

다음 중 oxygen content의 감소에 대한 가장 적절한 설명은?

a. 환기-관류 불균형
b. 빈혈
c. 심한 일산화탄소
d. hypercapnia
e. 산소해리곡선의 좌측 이동

7. 임상 상황에서의 다음의 혈액가스 생리에 대한 설명 중 적절한 것은?
   a. 호기말 PCO_2($PetCO_2$)는 동맥혈 PCO_2 ($PaCO_2$)보다 항상 높다.
   b. 폐포 PO_2(PAO_2)는 동맥혈 PO_2(PaO_2)보다 항상 높다.
   c. %oxyhemoglobin + %carboxyhemoglobin + %methemoglobin은 절대 100%를 초과할 수 없다.
   d. Dead space volume(사강량)과 tidal volume(일회호흡량)의 비는 절대 1.0을 넘을 수 없다.
   e. 자발호흡을 하는 환자의 평균 기도압은 대기압을 초과하지 않는다.

8. PaO_2에 대한 설명으로 다음(들) 중 옳은 것은?
   a. 폐와 심장이 정상이라면 PaO_2는 폐포 PO_2에 영향을 주는 인자에 의해서 만 변한다.
   b. 폐와 심장이 정상인 사람에서 빈혈이 PaO_2에 절대 영향을 줄 수 없다.
   c. 적혈구가 용혈 된 환자에서 용혈이 일어날 때 산소가 떨어져 나와 PaO_2는 증가한다.
   d. 산소해리곡선이 왼쪽으로 이동하면 헤모글로빈에 산소가 더 많이 결합하므로 PaO_2는 감소한다.
   e. 고도가 상승하면 PaO_2는 감소하는데 그 이유는 FIO_2가 감소하기 때문이다.

9. 해수면의 높이에서 컵에 담긴 물에 대한 다음의 설명(들)은 옳은가?
   a. PO_2는 컵 위의 공기와 같다.
   b. PCO_2는 컵 위의 공기와 같다.
   c. PN2는 컵 위의 공기와 같다.
   d. SO_2 (산소포화도)는 0인데 그 이유는 헤모글로빈이 없기 때문이다.
   e. CaO_2 (oxygen content)는 0인데 그 이유는 헤모글로빈이 없기 때문이다.

10. 다음은 혈청 전해질 소견이다. 만일 있다면, 이 전해질 결과와 잘 맞는 ABGA 결과를 선택하라.

Na^+ = 150 mEq/L

K^+ = 4.3 mEq/L

CO_2 = 24 mEq/L

Cl^- = 100 mEq/L

a. pH = 7.20

b. pH = 7.50

c. $PaCO_2$ = 78 mmHg

d. pH = 7.23, $PaCO_2$ = 15 mmHg, PaO_2 = 106 mmHg

e. pH = 7.40, PCO_2 = 20 mmHg, PaO_2 = 67 mmHg

부록 B

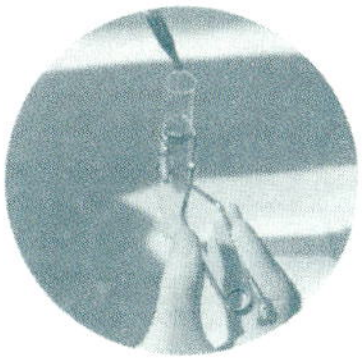

정답

Pre-test에 대한 정답

1. a, b

틀린 점;

c. 환자가 정상보다 심호흡을 하여 과환기 상태에 있거나 또는 CO_2생성량의 감소하면 정상 호흡수, 정상 호흡의 깊이라도 과환기 하는 것처럼 보일 수 있다.

d. 환자는 대사성 산증일 수 있다.

e. 급성 과환기 상태이고 환자의 가스교환이 아직 안정적인 상태에 들어서지 못했다.

2. a, b, c, e

틀린 점;

d. 폐질환이 있는 환자에서 $PaCO_2$의 높낮이를 결정할 수 있는 유용한 bedside parameter는 없다.

3. b, c, e

틀린 점;

a. 빈혈은 PaO_2가 아니라 oxygen content를 감소시킨다.

b. 일산화탄소는 PaO_2를 감소시키는 것이 아니라 SaO_2와 CaO_2를 감소시킨다.

4. a, d

틀린 점;

b.,c.,e. 환자의 산-염기상태를 알기 위해서는 Henderson-Hasselbalch공식의 3가지 변수 중 최소한 2가지는 알아야 한다.

5. a, b, c, d

e. 이론적으로 ABGA 결과 중 계산된 혈장 HCO_3^-는 정맥혈에서 생화학적 검사로 측정된 CO_2에 비해 2-4 mEq/L정도 작은 소견을 보인다. 그 이유는 bicarbonate가 정맥혈에서 동맥혈보다 높고 또한 혈청 CO_2측정은 용해된 CO_2에 의한 양까지 포함하여 측정하기 때문이다.

6. a, c, d, e

틀린 점;

b. 다른 요소들은 모두 산소해리곡선의 위치에 영향을 주는 요소들이다. 예: 체온, pH, $PaCO_2$, 2,3 DPG.등

7. c, d, e

틀린 점;

a. hemoglobin 1 g은 1.34 mL의 산소와 결합한다.

b. 정상 CaO_2는 16-22 mL O_2/dL이다.

8. a, c, e

틀린 점;

b. 동맥혈 PO_2와 pH는 어떤 공식과도 직접 연관이 없다.

d. 동맥혈 PO_2와 SaO_2의 관계는 S자 형태의 산소해리곡선으로 표현된다.

9. b, d

틀린 점;

a. $PaCO_2$와 관련해 과환기나 저환기는 임상적으로만 사용해야 한다.

c. 정상적인 폐를 갖고 있는 사람은 과환기 시 PO_2가 100 mmHg이상 증가할 수 있다.

e. 심한 산-염기장애를 보이는 환자에서 반대되는 산-염기장애가 공존하면 정상 pH를 보일 수 있다(예: 대사성 산증과 대사성 알칼리증이 같이 있을 때).

10. a, b, e

틀린 점;

c. pulse oximeter는 co-oximeter와 같이 정확하지 않다. 왜냐하면 co-oximeter는 4가지 파장의 광원을 이용하여 헤모글로빈 분자를 구별하나 pulse oximeter는 단 2가지 파장의 광원을 이용하므로 carboxyhemoglobin과 oxyhemoglobin을 같은 것으로 판단한다.

d. end-tidal CO_2는 $PaCO_2$보다 같거나 낮다. V-Q 불균형을 보이는 폐질환에서 과다한 dead space(사강)는 호기 말의 호기가스 샘플 내 PCO_2를 낮게 하거나 0으로 만들어 end-tidal PCO_2가 $PaCO_2$보다 낮게 만든다.

Post-test에 대한 정답

1. a, d, e

틀린 점;

b. PaO_2는 영향 받지 않는다.

c. P50은 해리곡선이 좌측으로 이동할 때 작아진다

2. b, c, d

틀린 점;

a. 약간 감소한 bicarbonate는 대사성 산증을 의미한다.

e. 혈청 Na과 산-염기상태와 예측할만한 연관관계가 없다.

3. a, b

틀린 점;

c, d, e. 피부색, 급성과환기 상태, 추가적인 산소는 최신형 pulse oximeter의 SaO_2결과에는 영향을 주지 않는다.

4. 모두 정답

5. a, b, d, e.

c. 환자는 저환기 상태이며 호흡성 알칼리증와 같은 과환기 상태는 아니다.

6. a, b, d

c. SaO_2 78%는 PaO_2 45 mmHg와 pH 7.35에는 적당한 수치이다. 따라서 심한 일산화탄소의 존재를 의미하지 않는다.

e. 낮은 pH, 높은 CO_2에서 산소해리곡선은 우측으로 이동한다.

7. b, c, d, e.

a. 호기말 CO_2($PetCO_2$)는 동맥혈 PCO_2($PaCO_2$)보다 항상 같거나 낮다.

8. a, b

틀린 점;

c. 헤모글로빈에서 떨어져 나온 어떤 산소분자들이라도 대기와 빠른 평형을 이루기 때문에 PaO_2는 증가하지 않는다.

d. 산소해리곡선의 이동은 산소포화도에 영향을 주나 PaO_2에는 영향이 없다.

e. 호흡할 수 있는 대기는 고도와 관계없이 어디나 FIO_2가 일정하다. 고도상승에 따라 감소하는 것은 기압이다.

9. a, b, c, d

틀린 점;

e. 용해된 산소가 존재하므로 CaO_2는 0이 될 수 없다.

10. a, b, c

틀린 점;

d. 낮은 pH와 $PaCO_2$는 CO_2를 낮게 한다. 정상치인 24 mEq/L는 될 수 없다.

e. 정상 pH와 낮은 $PaCO_2$는 CO_2를 낮게 한다. 정상치인 24 mEq/L는 될 수 없다.

부록 C

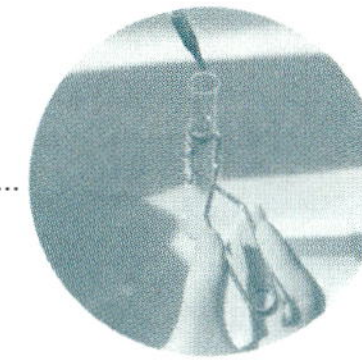

심볼과 약자

A = Alveolar

a = Arterial

AG = Anion gap

AG = Delta anion gap; 정상AG와 측정된 AG의 차이

ABG = Arterial blood gas

BB = Buffer base

BG = Bicarbonate gap

BE = Base excess

BUN = Blood urea nitrogen, 신기능의 지표로써

CaO_2 = Content of oxygen in arterial blood, in mL O_2/dL

Cl^- = Chloride ion

CO = Carbon monoxide

CO_2 = Carbon dioxide; CO_2 는 혈액가스로써의 CO_2와 (PCO_2로 측정되며 단위는 mmHg) 단백질에 결합되지 않는 CO_2 (혈청 전해질과 함께 측정되면 단위는 mEq/L)

CO_2 = Delta CO_2; 계산된 혈청CO_2와 측정된 혈청 CO_2의 차이

COHb = Carboxyhemoblobin, 전체 헤모글로빈 중 몇 %라고 표현됨 (e.g., 10% COHb)

CvO_2 = Mixed venous oxygen content

dL = Deciliter, 100 mL과 같은

DPG = Diphosphoglycerate

Fe = Iron

FEV-1 = 1초간 강제호기량

FIO_2 = 흡입된 산소의 Fraction이며 소수점이나(0.21, 1.00) 퍼센트로(21%, 100%) 표시된다.

FVC = Forced vital capacity

G	=	Gram
H	=	hours
$[H^+]$	=	Hydrogen ion concentration, in nmol/L
Hb	=	Hemoglobin
HCl	=	Hydrochloric acid
HCO_3^-	=	Bicarbonate
H–H	=	Henderson–Hasselbalch
K^+	=	Potassium ion
L	=	liter, equals 1000 mL
mEq/L	=	milliequivalents/liter
MetHb	=	Methemoglobin
mg	=	Milligram
min	=	Minute
mL	=	Milliliter
mmHg	=	Millimeters of mercury; 압력의 표준단위 어떤 교과서는 토르(torr)를 사용하며 1 torr = 1 mmHg이다.
N_2	=	Nitrogen
Na^+	=	Sodium ion
O_2	=	Oxygen
P or P	=	Pressure
P50	=	헤모글로빈의 산소가 결합부위의 50%가 산소와 결합했을 때의 PaO_2
$P(A-a)O_2$	=	계산된 폐포 PO_2와 측정된 PaO_2의 차이
P_B	=	Barometric pressure
$PetCO_2$	=	호기말가스에서 측정된 CO_2분압
pH	=	수소이온농도의 Negative logarithm이며 단위는 nano-moles/liter이다.
PH_2O	=	Water vapor pressure
PIO_2	=	Pressure of inspired oxygen
pK	=	carbonic acid의 해리상수를 negative logarithm으로 계산한 것이다(6.1과 같다).
$P\bar{v}O_2$	=	Mixed venous partial pressure of oxygen

QT	=	Cardiac output
R or RQ	=	Respiratory quotient
SaO_2	=	Saturation of hemoglobin with oxygen in arterial blood
SpO_2	=	pulse oximeter로 측정한 동맥혈의 산소로 포화된 헤모글로빈의 비율
torr	=	Unit of pressure; 1 torr = 1 mmHg
V	=	Volume (e.g., VD = volume of dead space), in mL or L
$\dot{V}$	=	Volume per unit of time (e.g., see $\dot{V}O_2$)
VA	=	Alveolar volume, in mL or L
$\dot{V}A$	=	Alveolar ventilation, in L/min
VD	=	Dead space volume, in mL or L
$\dot{V}D$	=	Dead space ventilation, in L/min
$\dot{V}E$	=	Minute ventilation (보통 호기가스 샘플로 측정하며 따라서 E를 뒤에 쓴다) in L/min
$\dot{V}O_2$	=	조직에 의한 oxygen uptake 단위는 mL/min
V–Q	=	Ventilation–perfusion; 여기서는 생략되어 있으나 어떤 교과서에는 글자 위에 점이 찍혀있다.
VT	=	tidal volume, mL or L

부록 D

용어풀이

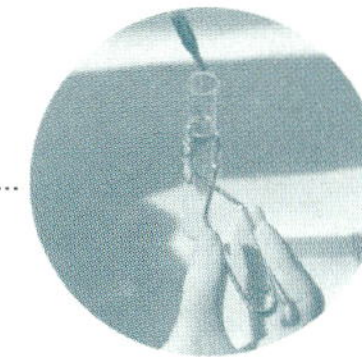

Acetazolamide. Carbonic anhydarase inhibitor로 신세뇨관에서 HCO_3^-의 재흡수를 막는다. 일부 metabolic alkalosis에서 혈청 HCO_3^-를 낮추기 위하여 사용한다. 또한 고산병을 예방하기 위하여 사용된다.

Acidemia. 혈액 내 산: 동맥혈 $pH < 7.35$이다.

Acidosis. 단독으로 발생하여 acidemia를 일으키는 생리학적 과정. 원인은 저-관류에 의한 lactic acidosis(metabolic acidosis)와 저환기증(respiratory acidosis)이 포함된다.

Air. 지구의 대기를 이루는 가스의 집합체. 질소 78%, 산소 21% 그리고 기타 가스 1%로 구성된다.

Alkalemia. 혈액 내 알칼리: 동맥혈 $pH > 7.45$이다.

Alkalosis. 단독으로 발생하여 alkalemia를 일으키는 생리학적 과정. 원인은 이뇨제 투여(metabolic alkalosis)와 급성 과환기증(respiratory alkalosis)이 포함된다.

Alveolar gas equation. PAO_2를 계산하는 공식, 평균 폐포 PO_2: $PAO_2 = PIO_2 - 1.2(PaCO_2)$

Alveolar ventilation (VA). 1분간 폐포로 들어가 가스교환을 일으키는 공기의 용적. 총(분시) 환기량 – 사강환기량과 같다.

Alveolar-arterial PO_2 difference [$P(A-a)O_2$]. 계산된 폐포 PO_2와 측정된 동맥혈 PO_2의 차이. 통상 'A-a gradient'로 불리운다. 이 것이 증가하면 폐의 환기-관류 불균형이 발생하였음을 시사한다.

Anion gap. 혈청 bicarbonate와 chloride의 농도의 합에서 혈청 Na을 뺀 차이 = $(HCO_3^- + Cl) - Na$. 정상 AG = 12±4 mEq/L이다. 이것이 증가하는 경우 측정되지 않는 anion의 과잉을 의미하고 대사성 산증인 상태이다.

Atmosphere. 대기. 지구표면을 감싸고 있는 기체로 깊이는 대략 150마일이며, 그 외부는 우주공간이다.

Barometric pressure (PB). 대기압. 주어진 고도에서의 대기압력. 해수면에서의 대기압은 760 mmHg으로 수은주가 760 mm 높이를 유지하게 한다.

Base excess. 과잉염기. 정상 총 염기완충제와 채혈된 혈액내 염기완충제값의 차이. 정상 과잉염기값은 0±2 mEq/L로, 상승은 혈청 bicarbonate의 증가. 감소는 bicarbonate의 감소와 관련있다.

Bicarbonate gap. anion gap의 변화와 혈청 이산화탄소변화의 차이. Anion gap이 증가한 상태에서 비정상적인 bicarbonate gap(± 6mEq/L이상)은 혼합 산-염기장애를 의미한다.

Bicarbonate(HCO_3^-). 중탄산염. bicarbonate 완충체계의 하나. 정상 HCO_3^-는 22~26 mEq/L이다.

Blood gas. 혈액가스. 혈액 속에 용해되어 있는 모든 가스를 의미 (산소, 질소, 탄소, 이산화물, 일산화탄소 등). 산소분압, 이산화탄소분압, pH 측정검사에 이용된다.

Bronchitis. 기관지염. 기도의 염증으로 급성과 만성이 있다. 만성기관지염은 흡연과 관련이 있으며 만성폐쇄성폐질환을 유발한다.

Carbon dioxide(CO_2). 이산화탄소. 동물의 대사산물이며, 혈액의 pH도 결정에 주요인자이다. 이산화탄소분압은 ABGA에서 일상적으로 측정된다.

Carbon monoxide(CO). 일산화탄소. 무색, 무취의 가스로 헤모글로빈과 결합하여 일산화탄소혈색소(carboxyhemoglobin)를 형성하며. 흡입된 소량의 CO는 심각한 저산소증을 유발한다. 일산화탄소 중독증은 일반적으로 일산화탄소혈색소값이 10%를 넘으면 발생한다.

Carboxyhemoglobin. 일산화탄소혈색소. 일산화탄소와 결합된 헤모글로빈

Chronic obstructive pulmonary disease(COPD). 만성폐쇄성폐질환. 직경이 2mm보다 큰 기도의 폐쇄를 보이는 질환으로 치료에도 불구하고 정상으로 회복되지 않는다. 만성 기관지염과 폐기종의 두 가지가 있으며, 장기간의 흡연과 관계가 있다.

Compensation. 보상. 일차적인 산-염기장해에 대한 HCO_3^-또는 $PaCO_2$의 변화. 과환기(hyperventilation)는 대사성 산증(metabolic acidosis)에 대한 보상이다.

Confidence band. 4가지의 산-염기장애들 중 한 가지의 보상반응의 95%를 포함하는 산-염기 지도의 구역

Co-oximeter. 한 개의 혈액샘플에서 빛의 4가지 파장을 이용하여 SaO_2, carboxyhemoglobin, methemoglobin, hemoglobin을 측정할 수 있는 기기. PO_2, PCO_2, pH를 측정하는 혈액가스분석기에 추가적으로 혈액가스분석실에서 이용된다.

Cyanosis. 피부와 점막의 푸른빛으로 모세혈관의 불포화헤모글로빈이 5g/dL를 초과하면 명백해진다.

Dead space ventilation. 폐포를 포함한 기도에 들어가서 가스교환에 참여하지 않는 분당 공기의 양으로 생리적 사강에 들어가는 분당 공기의 양. 사강환기는 총(분시)환기량-폐포환기량과 같다.

Dead space. 공기를 포함하지만 가스교환은 하지 않는 공간. 해부학적 사강은 비폐포성의 모든 공간 (상기도, 말단세기관지를 포함한 모든 기관지)이다. 생리학적 사강은 해부학적 사강과 가스교환에 참여하지 않는 폐포사강의 합이다. 해부학적 사강은 각 환자에서 고정되어 있으나, 생리적 사강은 환기-관류불균형의 중증도에 따라 변화한다.

Denitrogenation. 100% 흡입산소에 의해 nitrogen이 혈액에서 제거되는 과정

Diffusion. 확산. 호흡가스가 세포막을 통해 교환되는 생리적 과정. 호흡기에서 모든 확산은 높은 압력에서 낮은 압력으로 세포막을 투과하여 발생한다.

Electrolytes. 전해질. 양성, 음성을 띄는 혈액 내 이온들. 가장 흔하게 측정되는 전해질들은 sodium(Na^+), potassium(K^+), bicarbonate(HCO_3^-), chloride(Cl^-)이다.

Emphysema. 만성폐쇄성폐질환의 일종; 폐포-모세혈관 막의 파괴 및 환기-관류 불균형의 증가로 발현됨.

End-capillary. 폐순환 중, 폐포에서 가스교환이 일어나는 모세혈관 말단부; 정상 폐의 가스교환 단위에서의 모세혈관 말단 내 PO_2와 PCO_2는 각각 폐포PO_2 및 PCO_2와 일치하는 것으로 간주된다.

End-tidal. 호기량의 마지막 부분; 정상 폐에서 마지막 호기PCO_2는 폐포PCO_2와 동일한 것으로 간주된다. 폐포 내 가스는 호기 동안 폐에 남은 마지막 부분이기 때문이다.

Ferric Iron(Fe^{+++}). 산화상태의 철. 산화철을 함유한 heme group은 산소와 결합하지 못한다.

Ferrous iron(Fe^{++}). 헤모글로빈과 결합된 정상상태의 철.

Flow. 단위시간 당 측정된 부피. 예를 들어, L/min 또는 L/s

Forced expiratory volume in the first second(FEV-1). 노력에 의해 처음 1초 동안 호기된 강제호기폐활량.

Forced vital capacity(FVC). 최대흡입 이후 빠르게 강제로 배출시킬 수 있는 공기량.

Gas. 3차원 공간을 확산시켜 채울 수 있는 어떤 물질.

Helium. 경량, 비활성의 가스; 헬륨-희석 폐기능검사에서 폐의 용량을 측정하기 위해 쓰임.

Hemoglobin. 철-포르피린-단백질 복합체. 화학적으로 산소와 결합함으로써 용해산소 단독으로 달성할 수 있는 양보다 훨씬 많은 산소운반능을 획득함.

Henderson-Hasselbalch equation. pH와 HCO_3^-:$PaCO_2$ 비와의 상관관계를 나타냄.

Hypercapnia. 상승된 $PaCO_2$(〉45 mmHg)

Hypercarbia. 상승된 HCO_3^-(혈장 HCO_3^- 〉 26 mEq/L).

Hyperventilation. CO_2생산량에 비해 과도해진 폐포환기; 과환기는 $PaCO_2$의 저하를 유발한다.

Hypocapnia. 감소한 $PaCO_2$(〈 35mmHg)

Hypocarbia. 감소한 HCO_3^-(HCO_3^- 〈 22mEq/L)

Hypoventilation. CO_2생산량에 비해 감소한 폐포환기; 저환기는 $PaCO_2$의 상승을 유발한다.

Hypoxemia. PaO_2 그리고/또는 동맥혈산소함유량의 감소. (PaO_2 〈 60mmHg 또는 SaO_2 〈 90%)

Hypoxia. 산소운반의 전반적 감소. 저산소혈증 및 심박출량 저하 또는 전신모세혈관에서의 산소 섭취의 감소 때문에 생김.

Inert gas. 다른 물질과 어떠한 화학적 반응도 일으키지 않는 기체. 수소, 헬륨, 질소, 아르곤 등이 이에 속한다.

Metabolic acidosis. 원발성 생리과정에서 단독으로 발생하며 HCO_3^-를 저하시켜 산혈증을 유발한다. 원인에는 젖산 산증, 케톤산증, 아스피린 과다사용 등이 있다.

Metabolic alkalosis. 원발성 생리과정에서 단독으로 발생하며 HCO_3^-를 상승시켜 알칼리혈증을 유발한다. 원인에는 이뇨제, 코르티코스테로이드, 코위흡인(N-G suction) 등이 있다.

Methemoglobin. 산화상태의 철을 함유한 헤모글로빈. 이 상태에서는, 헤모글로빈은 산소와 결합할 수 없다.

Minute ventilation($\dot{V}E$). 총환기량과 같다; 분당 흡기 또는 호기되는 량. 통상적으로, 분당환기량은 호기량에 의해 측정된다.

Mixed venous blood. 폐동맥 내의 혈액. 즉, 우측 심장으로 가는 총 폐정맥 환류의 혼합된 혈액.

Nanomole. 10억분의 1몰.(One-billionth of a mole.); 수소이온은 나노몰로 정량한다. 예, 7.40 pH는 40 나노몰의 $[H^+]$를 나타낸다.

Nitrogen. 공기의 78%를 차지하는 불활성기체.

Obstructive impairment. 기관지를 통한 공기흐름의 감소에 의해 유발됨. 대개 FEV_1 :

FVC 비의 감소로 나타남.

Oxidized hemoglobin. 산화된 형태의 철(Fe^{+++})을 함유한 헤모글로빈 ; Methemoglobin과 동의어.

Oximetry. 동맥혈 산소 포화도를 측정하는 비침습적 방법.

Oxygen content. 혈액내의 산소의 양 (mL O_2/dL)

Oxygen dissociation curve. 산소 해리 곡선. 주어진 PaO_2값에 대한 SaO_2의 값을 도표화했을 때 만들어지는 S자 형태의 곡선. 산소 해리 곡선의 좌측 또는 우측 이동은 조직 산소 운반에 영향을 미친다.

Oxygen saturation. 화학적으로 산소와 결합한 헤모글로빈의 비율. 최대값은 100%이며 정상은 95~98%임.

Oxygen. 생명유지에 필수적인 호흡가스. 대기 중에서 산소는 21%을 차지함.

Partial pressure. 한 가스에 의해 발생하는 압력(분압). 분압은 다른 종류의 가스에 의해 영향을 받지 않음. 모든 분압의 합은 총 가스 압력과 같음.

Peak flow. 최대 흡입 후 강제 호기 시에 발생하는 최대 유속 (단위, L/min 혹은 L/s)

Perfusion. 한 장기 혹은 그 일부분에 흐르는 분당 혈류량

Physiologic dead space. 환기는 되지만 실질적인 가스 교환이 이루어지지 않는 모든 기도 공간

Pressure. 기체 분자에 의해 발생하는 힘. 가스 압력은 그 가스를 구성하는 분자의 수와 속도에 의해 결정된다. 모든 기체는 기체가 아닌 분자와 결합하지 않을 때 압력을 발생시킨다. 산소와 이산화탄소는 화학적으로 헤모글로빈과 결합할 때, 더 이상의 압력을 발생시키지 못한다.

Pulse oxymeter. 손가락 혹은 귓볼에 두 가지 파형의 빛을 조사해서 비침습적으로 헤모글로빈의 산소 포화도를 측정하는 장치. Co-oxymeter와 비교할 것

Reduced hemoglobin. 산소와 결합하지 않은 헤모글로빈이며 정상적으로 2가 철이온(Ferrous sulfate, Fe^{++})을 포함하고 있다.

Respiratory acidosis. 상승된 $PaCO_2$와 감소된 pH에 의한 산-염기상태

Reapiratory alkalosis. $PaCO_2$의 감소와 상승된 pH에 의한 산-염기상태

Respiratory failure. 호흡기의 장애로 인해서 낮은 PaO_2와 높은 $PaCO_2$인 상태. 해수면 상의 대기호흡시 PaO_2 〈 60 mmHg 혹은 $PaCO_2$ 〉 50 mmHg인 상태.

Restrictive impairement. 최대 흡기능의 장애로 인한 호흡장애로 총 폐용량(Total lung capacity)의 감소를 초래한다. 폐내 병변 혹은 폐외 병변에 의해 발생하며 흉수, 폐 섬유화, 울혈성 심부전, 신경근육질환 및 비만 등이 대표적인 예다.

Shunt. 가스 교환이 일어나지 않는 폐내 혈액의 흐름으로 해부학적 원인 (예, 동정맥루, ateriovenous fistula) 혹은 생리적인 원인에 의해 발생한다. 생리적인 원인으로는 폐포에서 혈류의 흐름이 있으나 환기가 되지 않는 경우이다 (예, atelectasis)

Spirometry. 폐활량 및 그에 관련된 parameter을 알기 위한 호흡검사법

Supplemetal oxygen. 대기보다 높은 분압으로 환자에게 공급되는 산소; FiO_2 〉 21%

Tidal volume. 일회 호흡량. 정상 호흡에서 흡입 혹은 배출되는 공기의 양

Torr. 압력의 단위로: 1 torr = 1 mmHg

Ventilation. 분당 폐로 들어오는 공기의 양; 총환기량 (Total ventilation or minute ventilation)은 사강(dead space)과 폐포환기량의 합이다.

Ventilation-Perfusion(ventilation/perfusion). 폐포, 폐의 일부분, 혹은 양쪽폐에서 이루어지는 환기와 관류의 비

Ventilation-Perfusion imbalance. 폐포의 관류량에 대해 환기가 정상보다 많거나 적은 상태. 이는 PaO_2가 감소하게 되는 주요한 생리적 원인이다. 폐의 일부가 비정상적으로 저환기되거나 과환기되어 발생하며 많은 폐질환은 환기-관류 불균형을 초래한다.

부록 E

참고문헌

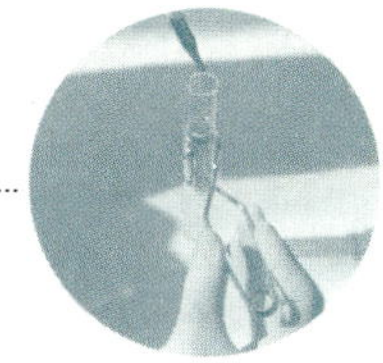

Preface

Clark LC Jr. Monitoring and control of blood and tissue O_2 tensions. Trans Am Soc Artif Intern Organs 1956;2:41.

Clark LC Jr, Wolf R, Granger D, Taylor Z. Continuous recording of blood oxygen tensions by polarography. J Appl Physiol 1953;6:189.

Comroe JH Jr. Physiology of respiration. 2nd ed. Chicago: Mosby-Year Book, 1974.

Severinghaus JW. AHA! Chapter XVIII in Astrup P, Severinghaus JW. The history of blood gases, acids and bases. Copenhagen: Radiometer A/S, Copenhagen 1986.

Stadie WC. The oxygen of the arterial and venous blood in pneumonia and its relation to cyanosis. J Exp Med 1919;30:215.

Chapter 3

Callaham M, Barton C. Prediction of outcome of cardiopulmonary resuscitation from end-tidal carbon dioxide concentration. Crit Care Med 1990;18:358.

Clark JS, Votteri B, Ariagno R, et al. Noninvasive assessment of blood gases: state of the art. Am Rev Respir Dis 1992;145:220.

Eriksson L, Wollmer P, Olsson CG, et al. Diagnosis of pulmonary embolism based upon alveolar dead space analysis. Chest 1989;96:357.

Hatle L, Rokseth R. The arterial to end-expiratory carbon dioxide tension gradient in acute pulmonary embolism and other cardiopulmonary diseases. Chest 1974;66:352.

Isserles S, Breen PH. Can changes in end-tidal PCO_2 measure changes in cardiac output? Anesth Analg 1991;73:808.

Levine RL, Wayne MA, Miller CC. End-tidal carbon dioxide and outcome of out-of-hospital cardiac arrest. New Engl J Med 1997;337:301.

Liu SY, Lee TS, Bongard F. Accuracy of capnography in nonintubated surgical patients. Chest 1992;102:1512.

Moorthy SS, Losasso AM, Wilcox J. End-tidal PCO_2 greater than $PaCO_2$. Chest 1984;12:534.

Sanders AB, Kern KB, Otto CW, et al. End-tidal carbon dioxide monitoring during cardiopulmonary resuscitation: a prognostic indicator for survival. JAMA 1989;262:1347.

Shibutani K, Muraoka M, Shirasaki S. Do changes in end-tidal PCO_2 quantitatively reflect changes in cardiac output? Anesth Analg 1994;79:829.

Shibutani K, Shirasaki S, Braaz T, et al. Changes in cardiac output affect $PETco_2$, CO_2 transport, and O_2 uptake during unsteady state in humans. J Clin Monit 1992;8:175–176.

Stock MC. Capnography for adults. Crit Care Clinics 1995;11:219.

Wright SW. Conscious sedation in the emergency department: the value of capnography and pulse oximetry. Ann Emerg Med 1992;21:93.

Chapter 4

Cinel D, Markwell K, Lee R, Szidon P. Variability of the respiratory gas exchange ratio during arterial puncture. Am Rev Respir Dis 1991;143:217.

Gowda M, Klocke RA. Variability of indices of hypoxemia in adult respiratory distress syndrome. Crit Care Med 1997;25:41. See also Letters. Crit Care Med 1997;25:1612, 1437.

Martin L. Abbreviating the alveolar gas equation. An argument for simplicity. Respir Care 1986;31:40.

Sorbini CA, Grassi V, Solinas E, Muiesan G. Arterial oxygen tension in relation to age in healthy subjects. Respiration 1968;25:3.

West JB, Hackett PH, Maret KH, et al. Pulmonary gas exchange on the summit of Mt. Everest, J Appl Physiol 1983;55:678.

Chapter 5

Comroe JH Jr, Botelho S. The unreliability of cyanosis in the recognition of arterial hypoxemia. Am J Med Sci 1947;214:1.

Lundsgaard C, Van Slyke DD. Cyanosis. Medicine 1923;2:1.

Martin L, Khalil H. How much reduced hemoglobin is necessary to generate central cyanosis? Chest 1990;97:182.

Chapter 6

Ayas N, Bergstrom LR, Schwab TR, et al. Unrecognized severe postoperative hypercapnia: a case of apneic oxygenation. Mayo Clin Proc 1998;73:51.

Barker SJ, Tremper KK. The effect of carbon monoxide inhalation on pulse oximetry and transcutaneous PO_2. Anesthesiology 1987;66:677.

Barker SJ, Tremper KK, Hyatt J. Effects of methemoglobinemia on pulse oximetry and mixed venous oximetry. Anesthesiology 1989;70:112.

Clark JS, Votteri B, Ariagno R, et al. Noninvasive assessment of blood gases: state of the art. Am Rev Respir Dis 1992;145:220.

Coté CJ, Goldstein A, Fuchsman WH, et al. The effect of nail polish on pulse oximetry. Anesth Analg 1988;67:683.

Council on Scientific Affairs, American Medical Association. The use of pulse oximetry during conscious sedation. JAMA 1993;270:1463.

Davidson JAH, Hosie HE. Limitations of pulse oximetry: respiratory insufficiency—a failure of detection. Brit Med J 1993;307:372.

Eisenkraft JB. Pulse oximeter desaturation due to methemoglobinemia. Anesthesiology 1988;68:279.

Ernst A, Zibrak JD. Carbon monoxide poisoning. New Engl J Med 1998; 339:1603–1608.

Hampson NB. Pulse oximetry in severe carbon monoxide poisoning. Chest 1998;144:1036–1041.

Hanning CD, Alexander-Williams JM. Pulse oximetry: a practical review. Brit Med J 1995;311:367.

Hutton P, Clutton-Brock T. The benefits and pitfalls of pulse oximetry. Brit Med J 1993;307:457.

Leasa DJ, Technology Subcommittee of the Working Group on Critical Care. Noninvasive blood gas monitoring: a review of the use in the adult critical care unit. Can Med Assoc J 1992;146:703.

Lindberg LG, Lennmarken C, Vegfors M. Pulse oximetry—clinical implications and recent technical developments. Acta Anaesth Scand 1995;39:279.

Raemer DN, Elliott WR, Topulos G, et al. The theoretical effect of carboxyhemoglobin on the pulse oximeter. J Clin Monit 1989;5:246.

Ralston AC, Webb RK, Runciman WB. Potential errors in pulse oximetry. III: Effects of interference, dyes, dyshaemoglobins and other pigments. Anaesthesia 1991;46:291.

Ries AL, Prewitt LM, Johnson JJ. Skin color and ear oximetry. Chest 1989;96:287.

Schnapp LM, Cohen NH. Pulse oximetry: uses and abuses. Chest 1990; 98:1244.

Severinghaus JW, Astrup PB. History of blood gas analysis. VI. Oximetry. J Clin Monit 1986;2:270–188.

Severinghaus JW, Kelleher JF. Recent developments in pulse oximetry. Anesthesiology 1992;76:1018.

Stoneham MD, Saville GM, Wilson IH. Knowledge about pulse oximetry among medical and nursing staff. Lancet 1994;344:1339.

Veyckemans F, Baele P, Guillaume JE, et al. Hyperbilirubinemia does not interfere with hemoglobin saturation measured by pulse oximetry. Anesthesiology 1989;70:118.

Wahr JA, Tremper KK. Noninvasive oxygen monitoring techniques. Crit Care Clin 1995;11:199.

Watcha MF, Connor MT, Hing AV. Pulse oximetry in met-hemoglobinemia. Am J Dis Child 1989;143:845.

Zeballos RJ, Weisman IM. Reliability of noninvasive oximetry in black subjects during exercise and hypoxia. Am Rev Resp Dis 1991;144:1240.

Chapter 7

Campbell EJM. RipH. Lancet 1962;1:681.

Emmett M, Narins RG. Clinical use of the anion gap. Medicine (Baltimore) 1977;56:38.

Gabow PA, principal discussant. Disorders associated with an altered anion gap. Kidney Int 1985;27:472.

Gabow PA, Kaehny WD, Fennessy PV, et al. Diagnostic importance of an increased serum anion gap. N Engl J Med 1980; 303:854.

Haber RJ. A practical approach to acid-base disorders. West J Med 1991;155:146.

Hills AG. pH and the Henderson-Hasselbalch equation. Am J Med 1973;55:131.

Hood I, Campbell EJM. Is pK OK? (Editorial) N Engl J Med 1982;306:864.

Lennon EJ, Lemann J Jr. pH—is it defensible? Ann Intern Med 1966;65:1151.

Narins RG, Emmett M. Simple and mixed acid-base disorders: a practical approach. Medicine (Baltimore) 1980;59:161.

Oh MS, Carroll HJ. The anion gap. N Engl J Med 1977;297:814.

Oster JR, Perez GO, Materson BJ. Use of the anion gap in clinical medicine. South Med J 1988;81:229.

Paulson WD, Gadallah MF. Diagnosis of mixed acid-base disorders in diabetic ketoacidosis. Am J Med Sci 1993;306:295.

Sadjadi SA. A new range for the anion gap. Ann Intern Med 1995;123:807.

Winter SD, Pearson JR, Gabow PA, et al. The fall of the serum anion gap. Arch Intern Med 1990;150:311.

Wrenn K. The delta (Δ) gap: an approach to mixed acid-base disorders. Ann Emerg Med 1990;19:1310.

Chapter 8

Arbus GS, Hebert LA, Levesque PR, et al. Characterization and clinical application of the "significance band" for acute respiratory alkalosis. N Engl J Med 1969;280:117.

Asch MJ, Dell RB, Williams GS, et al. Time course for development of respiratory compensation in metabolic acidosis. J Lab Clin Med 1969;73:610.

Brackett NC Jr, Cohen JJ, Schwartz WB. Carbon dioxide titration curve of normal man. N Engl J Med 1965;272:6.

Javaheri S. Compensatory hypoventilation in metabolic alkalosis. Chest 1982;81:296.

Javaheri S, Kazemi H. Metabolic alkalosis and hypoventilation in humans. Am Rev Respir Dis 1987:136;1011.

Narins RG, Emmett M. Simple and mixed acid-base disorders: a practical approach. Medicine (Baltimore) 1980;59:161.

Pierce NF, Fedson DS, Brigham KL, et al. The ventilatory response to acute acid-base deficit in humans. Ann Intern Med 1970;72:633.

Winters RW. Terminology of acid-base disorders. Ann Intern Med 1965;63:873.

Chapter 12

Martin L. Pulmonary physiology in clinical practice. St. Louis: Mosby-Year Book, 1987.

Weil MH, Rackow EC, Trevino R, et al. Difference in acid-base state between venous and arterial blood during cardiopulmonary resuscitation. N Engl J Med 1986;315:153.

Chapter 13

Sacchetti A, Grynn J, Pope A, Vasso S. Leukocyte larceny: spurious hypoxemia confirmed with pulse oximetry. J Emerg Med 1990;8:567.

Suggested Reading

Journal Articles

Androgue HJ, Madias NE. Management of life-threatening acid-base disorders. New Engl J Med 1998;338:26, 107.

Clark LC Jr. Measurement of oxygen tension: a historical perspective. Crit Care Med 1981;9:690.

Hsia CCW. Respiratory function of hemoglobin. New Engl J Med 1998;338:239.

Mizock BA. Utility of standard base excess in acid-base analysis. Crit Care Med 1998;26:1146–1147.

Pilon CS, Leathley M, London R, et al. Practice guidelines for arterial blood gas measurement in the intensive care unit decreases numbers and increases appropriateness of tests. Crit Care Med 1997;25:1308.

Schwartz WB, Relman AS. A critique of the parameters used in evaluation of acid-base disorders. N Engl J Med 1963;268:1382.

Schlichtig R, Grogono AW, Severinghaus JW. Human $PaCO_2$ compensation and standard base excess compensation for acid-base imbalance. Crit Care Med 1998;26:1173–1179.

Severinghaus JW, Astrup P. History of blood gas analysis. Int Anesth Clin 1987;25:1–224.

Severinghaus JW, Astrup P, Murray JF. Blood gas analysis and critical care medicine. Am J Resp Crit Care Med 1998;157:S114.

Statement on acid-base terminology. Report of the ad hoc committee of the New York Academy of Sciences Conference, November 23–24, 1964. Ann Intern Med 1965;63:885.

Wahr JA, Tremper KK. Noninvasive oxygen monitoring techniques. Crit Care Clin 1995;11:199.

West JB. State of the art. Ventilation-perfusion relationships. Am Rev Respir Dis 1977;116:919.

Zimmerman JL, Dellinger RP. Blood gas monitoring. Crit Care Clinics 1996;12:865.

Books

Astrup P, Severinghaus JW. The history of blood gases, acids and bases. Copenhagen: Radiometer A/S, 1986.

Berne RM, Levy MN. Physiology. 4th ed. St. Louis: Mosby-Year Book, 1998.

Ganong WF. Review of medial physiology. Norwalk, CN: Appleton & Lange, 1995.

Guyton AC, Hall JE. Textbook of medical physiology. 9th ed. Philadelphia: Saunders, 1996.

Kokko JP, Tannen RL, eds. Fluids and electrolytes. 3rd ed. Philadelphia: Saunders, 1996.

Malley WJ. Clinical blood gases. application and non-invasive alternatives. Philadelphia: Saunders, 1990.

Prange HD. Respiratory physiology: understanding gas exchange. New York: Chapman & Hall, 1995.

Rose, BD. Clinical physiology of acid-base and electrolytes. 4th ed. New York: McGraw Hill, 1994.

Shapiro BA, Peruzzi WT, Kozelowski-Templin RL. Clinical application of blood gases. 5th ed. Chicago: Mosby-Year Book, 1994.

Tisi GM. Pulmonary physiology in clinical medicine. 3rd ed. Baltimore, MD: Williams & Wilkins, 1992.

West JB. Respiratory physiology—the essentials. 5th ed. Baltimore, MD: Williams & Wilkins, 1998.

West JB. Ventilation/blood flow and gas exchange. 5th ed. Philadelphia: Lippincott, 1990.

찾아보기

Index

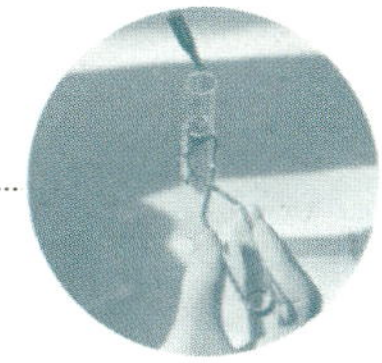

[국문]

venoarterial paradox _ 218